中国慈善文化与养生

刘少雄 周淑华 刘晓俊 编著

U0314438

中医古籍出版社
Publishing House of Ancient Chinese Medical Books

图书在版编目（CIP）数据

中国慈善文化与养生/刘少雄，周淑华，刘晓俊编著. -- 北京：中医古籍出版社, 2016.11

ISBN 978-7-5152-1309-5

Ⅰ.①中… Ⅱ.①刘… ②周… ③刘… Ⅲ.①养生（中医）—基本知识 Ⅳ.①R212

中国版本图书馆CIP数据核字(2016)第198734号

中国慈善文化与养生

刘少雄 周淑华 刘晓俊 编著

责任编辑	赵东升　王益军	
出版发行	中医古籍出版社	
社　　址	北京市东直门内南小街16号（100700）	
经　　销	全国各地新华书店	
印　　刷	廊坊市三友印刷装订有限公司	
开　　本	889×1194mm　　　1/16	
印　　张	19	
字　　数	418千字	
版　　次	2016年11月第1版　2016年11月第1版第1次印刷	
书　　号	ISBN 978-7-5152-1309-5	
印　　数	0001~3000册	
定　　价	98.00元	

读者服务部电话：010-84027448

作者简介

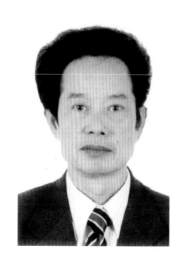

刘少雄，中医主任医师，安徽省人民政府资深参事、安徽省文史研究馆馆员、世界教科文卫组织专家成员、香港华夏中医学院名誉院长、澳门中西医结合研究会名誉会长、安徽省医学保健养生研究会副会长、安徽中医药大学学术顾问、安徽省刘少雄博爱基金会会长。

在五十年的从医生涯中，刘少雄融会百家，汇归经义，为继承、研究中国传统医学作出了不懈的努力，发表论文 60 多篇。他编著的《中国天柱医药养生文化》丛书 12 册、《中国膳食养生文化》《中国慈善文化与养生》、以及其主编的《农村医疗实用手册》《社区医疗实用手册》等由人民卫生出版社出版。自八十年代初，先后应邀访问讲学到 19 个国家和地区，受到国内外专家学者的重视和好评。医学上他博采众长，融中医、针灸、民间医学、养生保健为一体，治疗常见病、疑难杂症有丰富的临床经验，疗效独特。在"治未病"保健养生、抗衰老、提高人体免疫力等方面深受海外华人、华桥、台港澳同胞的欢迎，曾先后为党和国家领导人及多国政府高层官员、国际知名人士医疗保健，享有较高的社会知名度。

全国政协副主席马万祺多次教导刘少雄要"弘扬祖国医药文化，服务于人类的健康事业。"并书赠"悬壶联谊，造福桑梓"以致鼓励其大医精诚、慈善奉献的思想。《中国当代高级医师大全》《中国高级医师咨询辞典》《中华传统医学文库》《世界名人录》

《中华人民共和国年鉴·医药卷》《世界教科文卫组织专家年鉴》《中国纪录年鉴》《中国政府参事工作制度》《中国侨界模范人物名典》《中国专家学者辞典》《共和国建设者》《中华儿女·国医大师》专刊、《侨之光》《安徽省人民政府参事风采录》《安徽省政协委员风采录》等20余部辞书将他收编入录。国内外数十家报刊杂志、人民日报海外版、电台、电视台多次报道，中国华侨出版社2006年出版的《记——刘少雄悬壶联谊》书中记录了其服务社会的事迹。

　　多年来，他把握出席国际学术会、讲学的机遇，以学术交流、亲情、友情的友好交往，在欧美、澳洲、东南亚等19个国家和地区建立了友好协作点，为安徽招商引资20多亿元。刘少雄博爱基金会为"科技扶贫、抗洪赈灾、捐资助学、医药文化"等捐款1000多万元，在贫困山区兴建33所侨心小学，结对救助贫困学生3800多人，资助灾区（宿松县、望江县的水灾重灾区）建房工程69户重建家园，资助太湖县、岳西县修通扶贫公路2条，受到社会各界的好评。1999年、2004年7月被国务院侨办、国家人事部、中国侨联在北京人民大会堂授予全国侨务工作先进工作者光荣称号，受到党和国家领导人的亲切接见和颁奖。

安徽省刘少雄博爱基金会

2016年3月

内容提要

　　《中国慈善文化与养生》立足于弘扬中华优秀传统文化，在中国特色社会主义理论指引下，慈善文化事业增添了时代的内涵，体现在民族传统伦理道德的教育及精神文明的身心修养。其善行的语言行为习惯，慈善文化的仁爱思想观念，以及为人处事的情感等方面，旨在树立社会的文明风尚，弘扬爱国主义精神之中。慈善文化的传承，让人们进一步了解慈善文化对社会公德的责任和义务，使她不断透射出人性淳厚与舍已助人的高尚情操，使人的身心修养不断完善和升华。慈善文化的精神凝聚着中华民族的道德修养、思想品格和价值取向，是涵养社会主义核心价值观的重要源泉，是中华民族自立于世界传统文化之林的智慧和文明昌盛的基础。

　　慈善文化论述的本质是人道主义精神，是国家倡导造福人民，有益社会文明发展的阳光事业。本书旨在做社会健康文明发展的宣传员，以慈善文化深入浅出、朴实浅显的方式阐述慈善爱心的哲理。将儒家慈善仁爱与养生，道家慈善的修养观，佛家慈悲为怀的修心养生观，以及传统家庭教育的慈爱理念和道德文化的传承等方面，用通俗的言论解释各家传统修养的内涵，为人们身心健康的幸福生活进行导航。

　　本书是社会民众、学校、家庭、道德伦常的通俗文化读本，也是社区、新农村书屋人们精神生活、社会文明与进步的思想文化参考书。

弘揚中医

九十三歲老人

倡导养生理念
共创健康家园

彭珮云

聖人心日月
仁者壽山河

樸初

深切的关怀

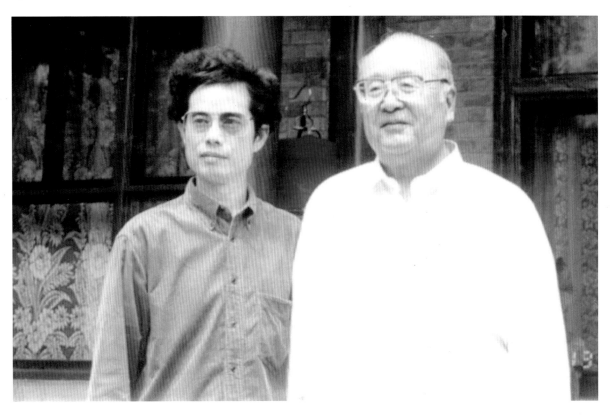

王光英副委员长（图右）、刘少雄（图左）。
（1993 年于北京）

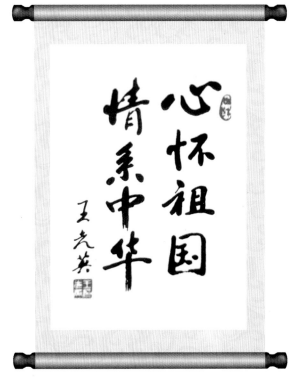

心怀祖国
情系中华
王光英

　　全国人大副委员长王光英关心重视社会公益事业的健康发展。刘少雄多次聆听教诲，他说：国家强盛、社会和谐匹夫有责。古人云："圣人敛福，君子考祥。作德日休，为善最乐。"博爱基金会资助社会弱势群体，支助科技、文化、教育的公益事业，要做好、做善，使之发扬光大。将心怀祖国的崇高理想的热忱，为科教兴国作出无私的奉献。

高瞻远瞩

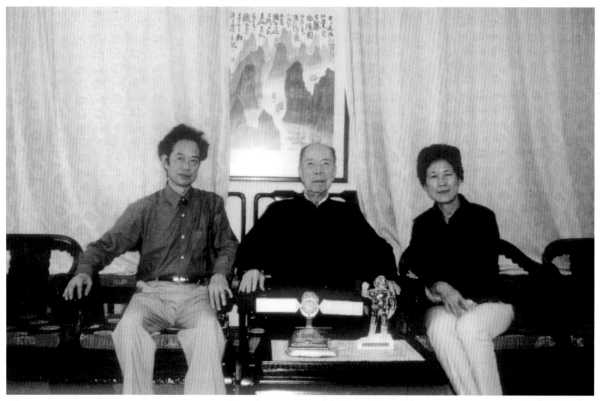

全国政协副主席马万祺（图中）、刘少雄（图左）、周淑华（图右）。（1993年于澳门）

全国政协副主席、澳门中华总商会会长马万祺先生历来关心中医药的科学发展。多年来教导刘少雄要将"悬壶联谊"海内、海外的平台搭建为建设和谐社会做贡献。对博爱基金会的义举，他说："善为至宝，一生用之不尽。心作良田，百世耕之有余。"要用实际行动、无私的奉献谱写弘扬爱国主义精神的新篇章。

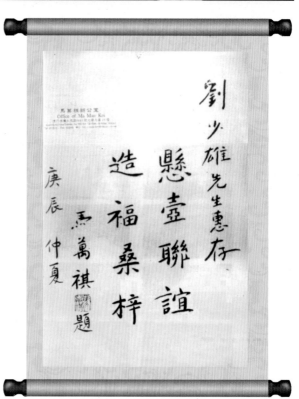

刘少雄先生惠存

懸壺聯誼

造福桑梓

庚辰 仲夏

馬萬祺題

前　言

　　慈善文化是人类社会文明进化的能量元素，中国特色社会主义理论，为慈善文化增添了新的时代内涵。不论生活在古代或当代，其时空、地域与文化都是社会发展的文明源泉。随着社会的发展，以仁爱为核心的慈善理念，更是愈加显示出其不朽的传世精神。

　　党的十八大在文化强国战略中指出："中华优秀传统文化是中华民族的突出优势，是我们最深厚的文化软实力。"在构建社会主义和谐社会的历史进程中，营造"以人为本""助人为乐"人文关怀的社会环境，是慈善文化的重要内涵。在新时期慈善的力量将透射出人性淳厚与舍己助人的高尚情操，使人类道德修养不断完善和升华。弘扬中华传统文化的美德，习近平总书记指出：**"要通过研读优秀传统文化书籍，吸收前人在修身处事、治国理政等方面的智慧和经验，养浩然之气，塑高尚人格，不断提高人文素质和精神境界"**。因慈善文化论述的本质是人道主义精神，是国家倡导造福人民，有益社会文明发展的阳光事业。践行慈善，不论贫富，男女老少，只要有心而为之，都能随时躬行。当你奉献社会公益事业、慈善爱心活动时，人体有一种祥和的气息使心灵得益净化。在爱与被爱、受助与被助的爱心传递过程中，我们会感触到慈善的元素有利于身心的健康，"心能化物""厚德载福"。故儒家言"仁者爱人"，道家谓"损有余，补不足"，佛家讲"慈悲为怀"，这一慈爱的理念形成了中国传统文化的瑰宝之一。

　　本书旨在做促进社会和谐崇高事业责任的宣传者，书中对慈善文化以朴实浅显的方式阐述慈善文化的哲学思想，将儒家慈善仁爱与养生、道家慈善的修养观念，以及佛家慈悲为怀的修心养生观深入浅出的探究各家传统文献的概念。

　　《中国慈善文化与养生》的出版问世，在安徽省政府参事室、安徽省文史之馆的领导关心重视下，编写过程中得到了刘少雄博爱基金会专家学者及汇源珠宝集团的鼎力相助，以及编委会成员积极参与，对他们辛苦劳作表示由衷的感谢。同时，对中医古籍出版社为本书出版给予的大力支持，深表诚挚的谢意。由于本书内涵涉及面广，所引用的各家资料不再一一标明，在此谨对相关作者致以诚挚的谢意。因编辑《中国慈善文化与养生》的工作量大，难免有不完善或疏漏之处，恳请专家、学者及读者斧正，以期再版时修正！

刘少雄博爱基金会

2015 年 9 月

序　言

　　中华民族是一个热情仁爱、乐善好施的民族。在灿若星河的中国慈善文化中，儒、释、道三家在论"立身处世、慈善与养生"方面，衍生出众多支派，开枝散叶，犹如三枝奇葩，各彰异彩，相互辉映。如，儒家将"仁者爱人""尚仁爱、重仁本"，纳入了道德情感的伦理规范。故在《春秋繁露》中推行"存孤幼、矜寡独、养长老"等对社会弱势群体以仁政关爱的慈善政策，形成了我国古代社会的慈善思想。道家称"损有余，补不足""以道治身"是慈善修养的本性。在《易经·坤卦》里云："积善之家，必有余庆；积不善之家，必有余殃。"其意是积善的行为与慈爱的家族必能庇护子孙，而恶行多者的家族必然会祸延后代。故《老子》书中提出："圣人常无心，以百姓心为心。善者，吾善之；不善者，吾亦善之；德善，信者，吾信之；不信者，吾亦信之"的观点。认为德善就要以善良对待不善良的人，引导这些人变得善良，社会则会走向至善和祥。佛家奉行"慈悲为怀"，倡导"诸恶莫作，众善奉行"。佛教修善、慈悲、因缘的理念，则伴随着佛教的慈善思想与养生日渐丰富。而"昼夜常念善法，昼夜思维善法，昼夜观察善法"这一观念，确成为中华民族的社会福祉，是长期发展而永不熄灭的智慧之光。

　　慈善之心是人之本性，也是人类社会文明与进步的思想文化。古往今来，慈善行为就是人民道德伦常的一种观念，在人们心中慈善的思想、言语、行为和方式形成了中国传统文化的瑰宝之一。因此，传统慈善思想不仅培育出淳朴、善良、富于爱心的中华民族精神，而且为中华民族慈善思想的形成与丰富增添了绚丽风采。先哲云：慈善是有大爱的仁者，奉献给社会的一颗爱心。心有多大，世界就有多大。在善行的征程中，我们并不一定能达到某种高尚的境界，但是我们在生命中回望过去的日子时，会发现我们曾给予他人的爱和关怀，我想，那时社会上那些受益的人也会加入到慈善爱心的队伍，则充实壮大了献爱心的力量。你也会发现自己的人生是没有愧疚和负担，是坦然愉悦完满幸福的人生。特别是在做好事、善事的各项活动中，你已进入一种良好的心理活动，对健康的体魄是一种锻炼，对精神的修养输入了正能量。这一养生的奥妙是在助人为乐中，处于心情欣慰与欢悦之中，当我们去每做一件善事，就会感觉到自己尽了对社会的一份责任。经医学研究表明：健康的心理是健康身体的保障，乐观大度的情怀可使人体气血和畅，营卫通调，有益于人体的身心健康。笔者认为慈善事业的发展进程是社会文明进步的展现，也是社会主义核心价值体系建设的重要力量。慈善的捐赠凝聚着义举人士大爱无私奉献的精神，也是"损有余，补不足"的第三次分配的具体践行。在中国特色社会慈善事业发展新的时期，慈善的力量将透射出人性淳厚与舍己助人的高尚情操，展现出人类道德的升华和完善。正如英国诗人莎士比亚所说："慈悲不是出于勉强，它是像甘露一样从天上降下尘世；它不但给幸福于受施的人，也同样给幸福于施于的人。"慈善与养生犹如一缕阳光，它能给社会博爱善良的人带来身心健康的光明，让世间充满温暖。随着志愿者队伍的兴起壮大，他们服务于公益慈善的爱心活动，犹如一束盛开的鲜花，它在给人送去芳芬的同时，也给自己留有余香。慈善犹如优良的种子，它能够将爱播撒人间，让爱在人们心田繁衍。慈善犹如一簇火苗，它能够让善的星火燎原，使善的薪火在人们心间传递。慈善与文明社会有着不可割舍的渊源，让她在中国特色社会慈善事业的园林中茁壮成长，愿它充满活力，泽被中华，福佑民生，服务社会。

在党的十八精神指引下，和国务院的决策部署下，我们要以邓小平理论、"三个代表"重要思想、科学发展观为指导，为扶贫济困、改善民生、弘扬中华民族传统美德、充分发挥慈善与养生的作用。为促进和谐社会的发展，为全面建成小康社会做出积极的贡献。

安徽省人民政府资深参事

安徽省文史研究馆馆员

安徽省医学保健养生研究会副会长　　**刘少雄**

2013 年于北京普渡寺东巷瑞草堂

目　录

第一章　党政各界领导的重视，深切的关怀 ………………………………… 1

第二章　中国慈善文化的内涵 ……………………………… 21
　　一、中国古代慈善思想的基本特性 ……………………………… 22
　　二、以"仁"为核心的慈善理念 ……………………… 23
　　三、资助他人的慈善观 ……………………… 23

第三章　慈善文化的探析 ……………………………… 25

第四章　儒家慈善仁爱的理念与养生 ……………………… 29
　　一、儒学的慈善观 ……………………………… 30
　　二、孔子 ……………………………………… 31
　　三、孟子——养生善养浩然之气 ……………… 33

第五章　道家的慈善修养观念 ……………………… 35
　　一、老子 ……………………………………… 36
　　二、庄子 ……………………………………… 39

第六章　佛家的慈善思想与养生 ……………………… 43
　　一、慈爱众生的慈悲理念 ……………………… 44
　　二、断恶行善的修善理念 ……………………… 44
　　三、报众生恩的因缘理念 ……………………… 45
　　四、佛教养生要义 ……………………………… 46

第七章　墨家、法家的慈善思想 ……………………… 49
　　一、法家"惟法惟治"的济贫思想 ……………… 50
　　二、管仲——法、德惠教互助的观念 …………… 51
　　三、墨子——济世助民的兼爱理念 ……………… 55

第八章　慈善文化经验的感悟 ……………………… 57
　　一、慈善是社会文明的元素 ……………………… 58
　　二、儒家仁爱思想的重要内容 …………………… 58
　　三、传统慈善理念的凝聚力 ……………………… 59

第九章 儒、道将仁爱、以道治身为养生 …… 63

一、贤孝与养生 …… 64

二、老实做人，规矩做事 …… 64

三、慈俭不为先，老子传"三宝" …… 65

四、上善若水，其用不穷 …… 66

五、达生先养心的学问 …… 66

六、孝是有爱有敬的安家智慧 …… 67

七、对父母的爱随时可以表达 …… 68

八、记住父母生日的孝文化 …… 69

九、要灵巧地与父母沟通尽孝 …… 70

十、孝悌是人的一种本能 …… 71

十一、能听三分唠叨，可做一等孝子 …… 72

十二、游必有方，带着孝心去游荡 …… 72

十三、敬爱父母自己要有健康体魄 …… 73

十四、照顾父母须要竭尽全力 …… 74

十五、孝是向下传递爱心的教育 …… 74

十六、谦虚是最高深的学问 …… 75

第十章 佛家慈悲为怀的修心养生观 …… 77

一、心旷为福门，心狭路艰难 …… 78

二、身处泥泞，遥看满山花开 …… 78

三、养生——心里放下，才是真放下 …… 80

四、在纷繁世界中，心静如水乃为养生 …… 80

五、与人为善，与己为善是一种修养 …… 81

六、养生奉献是慈悲与大爱 …… 82

七、有爱心、行善事乃修身养性 …… 82

八、做一件好事容易，一辈子行善事才是觉悟 …… 83

九、以坦荡心境面对诽谤，树立养生之正气 …… 84

十、助人为乐，得助亦乐的养生观 …… 84

十一、能屈能伸，能进能退的修身养性 …… 85

十二、健康是人生最大的财富 …… 85

第十一章 慈善养生古籍棒喝（辑录） …… 87

一、传统文化"五伦与健康" …… 120

二、老年的呼声 …… 121

三、仁爱——认识自我 …… 121

第十二章 修德养生行善篇 …… 125

一、法于阴阳 动静养生 ……………………………… 127

二、养身立德 修身养性 ……………………………… 128

三、调三关，安五脏，养六余 ……………………… 128

四、形体养生之宜 ……………………………………… 130

五、净心缘起以调心为法本 ………………………… 130

六、修性保神节情 ……………………………………… 131

七、五德养五脏 ………………………………………… 132

八、友人专访养生家 ………………………………… 133

九、返朴归真 …………………………………………… 133

十、养身八宝——孝、悌、忠、信、礼、仪、廉、耻 … 134

十一、行善养生 ………………………………………… 136

十二、养生行善格言 ………………………………… 137

十三、醉笔堂养生善联 ……………………………… 139

第十三章 中医与儒、释、道各家养生术 ……………… 143

一、天竺保健按摩法 ………………………………… 144

二、老子按摩与养生法 ……………………………… 145

三、左洞真经按摩导引诀 …………………………… 147

四、延年九转法 ………………………………………… 149

五、揉法——保健养生功 …………………………… 151

六、陈朴养生内丹诀 ………………………………… 160

七、东坡养生诀 ………………………………………… 160

八、养生十六字妙诀 ………………………………… 162

九、通周天的任督脉修炼法 ………………………… 163

十、养生运功规法 …………………………………… 164

十一、小周天的修炼法 ……………………………… 167

十二、行立坐卧四禅图说 …………………………… 168

十三、养生延年六字诀 ……………………………… 172

十四、智顗论调和与养生 …………………………… 173

十五、保健养生——调心 …………………………… 175

十六、调息与养生 …………………………………… 177

十七、佛教四禅八定修炼法 ………………………… 181

第十四章 慈善文化与养生诗词 ……………………… 187

一、六字善歌 …………………………………………… 188

二、十要歌 ……………………………………………… 188

三、百孝歌 ……………………………………………… 189

四、忍字歌 ……………………………………………… 190

五、知足歌 ……………………………………………… 190

六、邵康节养心歌 …………………………………… 191

七、祝枝山乐志歌 …………………………………… 191

八、王心斋乐学歌 …………………………………… 191

九、大慧禅师心佛歌 ………………………………… 191

十、知福歌 …………………………………………… 191

十一、陈希夷爱睡歌 ………………………………… 192

十二、喜睡歌 ………………………………………… 192

十三、沈石田安庆歌 ………………………………… 192

十四、刘伯温扯淡歌 ………………………………… 192

十五、唐伯虎爱菜歌 ………………………………… 193

十六、祛病歌 ………………………………………… 193

十七、莫愁歌 ………………………………………… 193

十八、莫恼歌 ………………………………………… 193

十九、乐志歌 ………………………………………… 193

二十、养心歌 ………………………………………… 194

二十一、爱书歌 ……………………………………… 194

二十二、知福歌 ……………………………………… 194

二十三、忍耐歌 ……………………………………… 194

二十四、养心歌 ……………………………………… 194

二十五、耐气性歌 …………………………………… 194

二十六、谨言语歌 …………………………………… 195

二十七、节饮食歌 …………………………………… 195

二十八、长寿歌 ……………………………………… 195

二十九、百春歌 ……………………………………… 195

三十、不气歌 ………………………………………… 195

三十一、食疗歌 ……………………………………… 195

三十二、老君说百病歌 ……………………………… 196

三十三、老君崇百药歌 ……………………………… 197

三十四、谨言语歌 …………………………………… 198

三十五、十年歌 ……………………………………… 198

三十六、添福歌 ……………………………………… 199

第十五章 养生寿老歌诀 …………………………… 201

一、十二少与十二多 ………………………………… 202

二、二十八禁忌 ……………………………………… 202

三、保生铭 …………………………………………… 202

四、对御歌 …………………………………………… 203

五、百忍歌 …………………………………………… 204

六、饮食箴 …………………………………………… 205

七、色欲篇 ··· 205

　　八、却病延年十六句 ······································· 206

　　九、摄养诗 ··· 207

　　十、延年良箴 ··· 207

　　十一、十六宜 ··· 208

　　十二、摄生要语三则 ······························· 208

　　十三、金丹秘诀 ······································· 209

　　十四、寿养五则 ······································· 209

　　十五、《瞿仙》八段锦诀 ····················· 209

　　十六、十寿歌 ··· 210

第十六章 慈善文化与养生辑要选 ·············· 211

　　一、五福六极与养生 ······························· 212

　　二、身名利与养生 ··································· 212

　　三、重己与保健 ······································· 213

　　四、贵生与保健 ······································· 215

　　五、龟虽寿的养生理念 ··························· 216

　　六、嵇康与养生论 ··································· 217

　　七、中医养生说 ······································· 222

　　八、怡养天年 ··· 224

　　九、上古天真论的养生主旨 ··················· 226

　　十、三叟论养生 ······································· 230

　　十一、孙真人卫生歌 ······························· 230

　　十二、真西山先生卫生歌 ······················· 233

　　十三、修真之要 ······································· 235

第十七章 家庭爱心教育的智慧——《弟子规》 ·············· 237

记者专访——刘少雄畅谈博爱基金会发展 ··········· 269

悬壶联谊的壮阔情怀 ································· 271

　　一、精研岐黄术 ······································· 272

　　二、诚奉博爱心 ······································· 275

后 记 ··· 281

第一章 党政各界领导的重视，深切的关怀

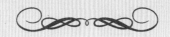

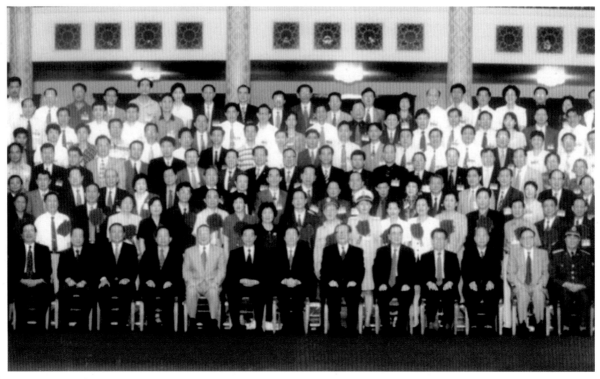

1999年7月，第六次全国归侨侨眷代表大会在北京人民大会堂隆重召开。
江泽民、李鹏、朱镕基、李瑞环、胡锦涛、尉健行、李岚清等党和国家领导人亲切接见出席"六代会"的全体代表和侨界先进集体、先进个人，并和代表们合影留念。

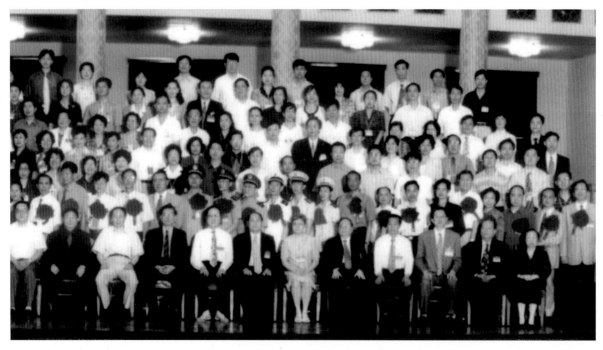

中共中央政治局常委、中华人民共和国副主席胡锦涛在开幕式上，代表党中央向中国侨联和国务院侨办联合表彰的侨界先进集体、先进个人代表颁奖。（第二排右六为刘少雄）

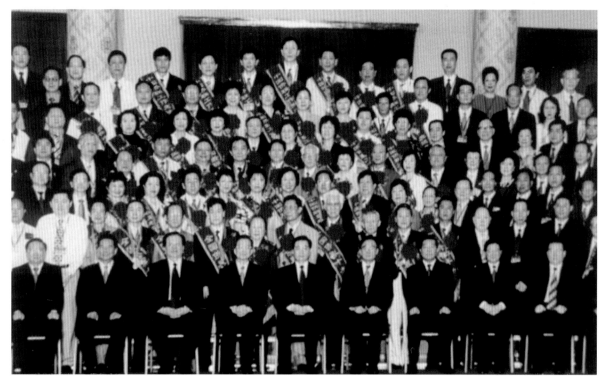

2004年7月20日，第七次全国归侨眷代表大会在人民大会堂隆重开幕。

上午9时，胡锦涛、吴邦国、温家宝、贾庆林、曾庆红、黄菊、吴官正、李长春、罗干等党和国家领导人亲切接见出席会议的代表和应邀列席大会的国内外嘉宾，给受表彰的先进集体与先进个人代表颁发了荣誉证书和奖牌。（第二排左三为刘少雄）

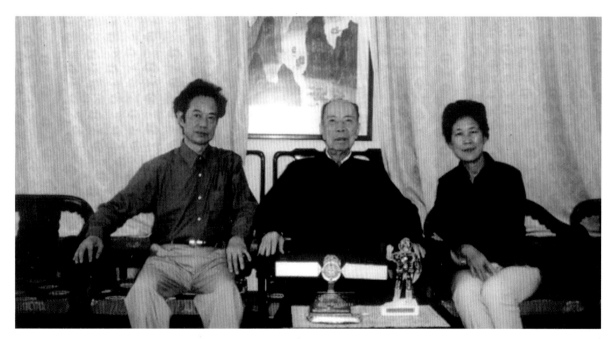

全国政协副主席、澳门中华总商会会长马万祺先生历来关心中医药的科学发展。多年来教导刘少雄要将"悬壶联谊"海内、海外的平台搭建为建设和谐社会做贡献。对博爱基金会的义举，他说："善为至宝，一生用之不尽。心作良田，百世耕之有余。"要用实际行动、无私的奉献谱写弘扬爱国主义精神的新篇章。

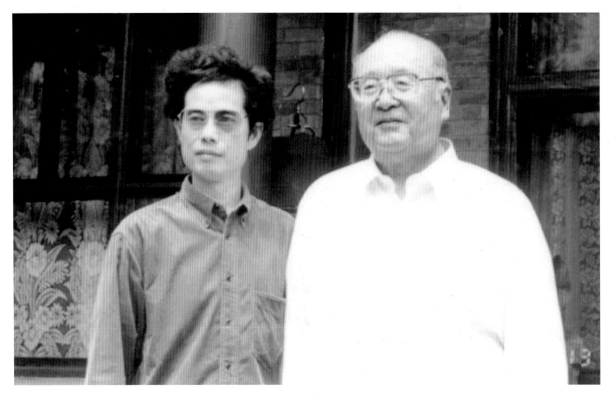

全国人大副委员长王光英关心重视社会公益事业的健康发展。刘少雄多次聆听教诲，他说：国家强盛、社会和谐匹夫有责。王光英副委员长（右）、刘少雄（左）。（1993年于北京）

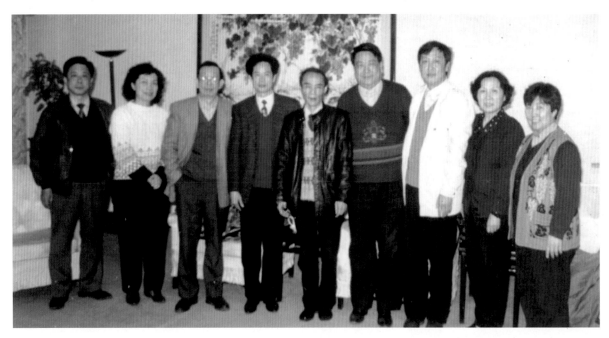

《人民日报》副总编兼海外版总编武春河、记者部主任丛林中、海外版记者部主任魏玉琴等高级记者在人民日报社采访出席加拿大国际养生会议的中国代表团代表刘少雄同志，他们指出要用现代科学的方法对中国传统养生文化加以研究，为增进国际间的学术交流作出有益的贡献。（1995年于北京）

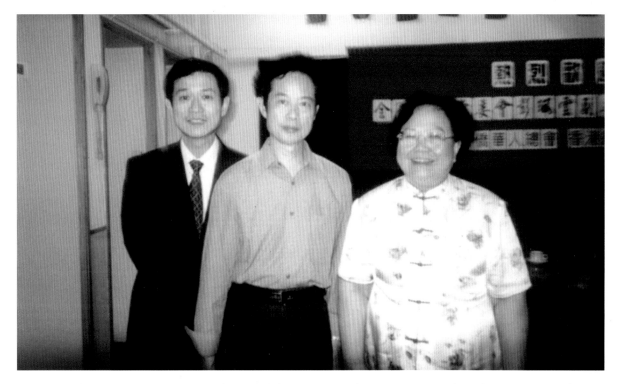

全国人大常委会副委员长彭佩云在香港华人华侨总会勉励刘少雄要以中医养生保健科学技术联谊海外，为祖国的经济建设服务，为增进世界的友好交往做出贡献。

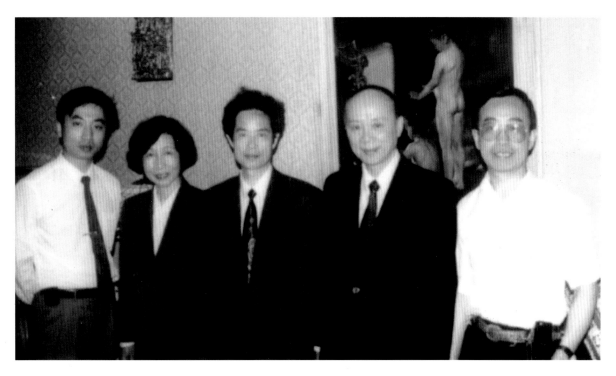

亚洲太平洋法律协会副主席、国家司法部部长周瑜关注保护中医药保健文化资源。他认为中医是世界上唯一保存完整、迄今仍发挥着巨大的保健、疗疾作用，要运用现代科学加以研究，发扬光大。

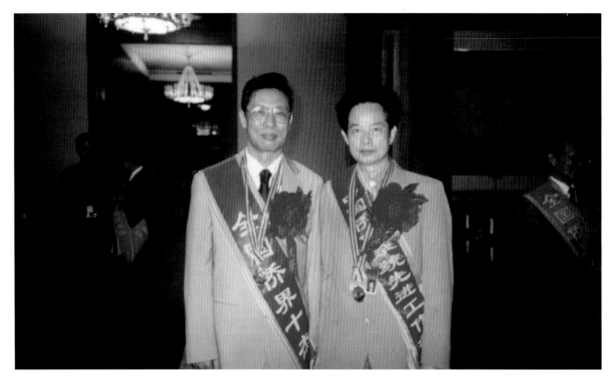

2004年7月20日，第七次全国归侨侨眷代表大会期间，中国工程院院士、呼吸病学专家、教授、博士生导师钟南山（图片左）在人民大会堂对刘少雄博爱基金会为医疗进社区、新农村医疗卫生事业的调研资助，给予深切关心和支持。（图片右刘少雄）

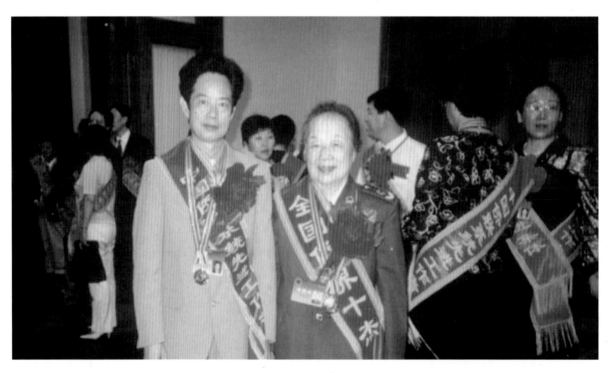

2004年7月20日，第七次全国归侨侨眷代表大会期间，中国著名微生物学家、分子遗传学家、中国工程院院士、博士生导士黄翠芬（图片右）在人民大会堂对刘少雄博爱基金会为医疗进社区、新农村医疗卫生事业的调研资助，给予深切关心和支持。（图片右刘少雄）

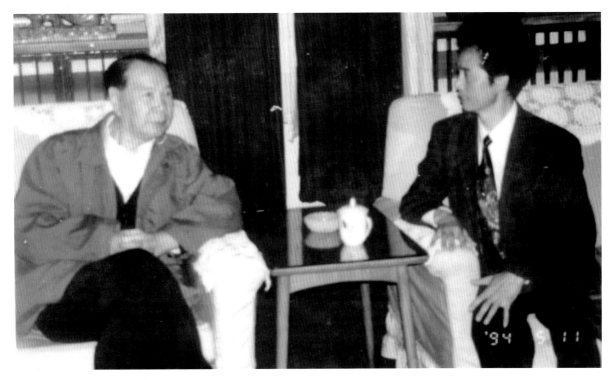

杨成武将军关心中医养生保健科学的健康发展。他教导刘少雄要将祖国医学的养生保健科学理念，用现代科学去论证，在继承、发展应用实践中，总结经验，服务于人类健康事业。（图片：左杨成武将军，右刘少雄，1994年）

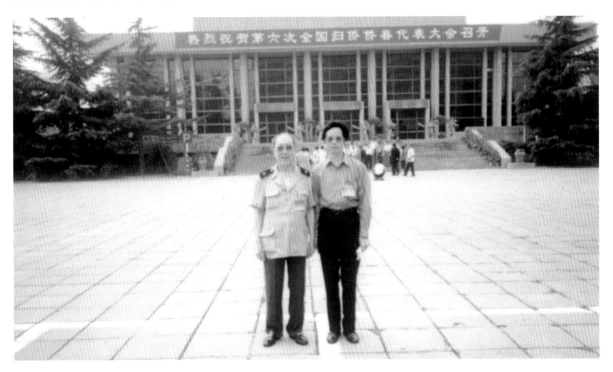

"模范医学专家"（中央军委授予）、中科院院士、博士生导士吴孟超教授（图片左），在第六届全国侨代会勉励刘少雄医师（图片右）要取中医养生保健之长，发挥优势，联谊海内外，技术上勇于攀登，服务上要讲奉献。

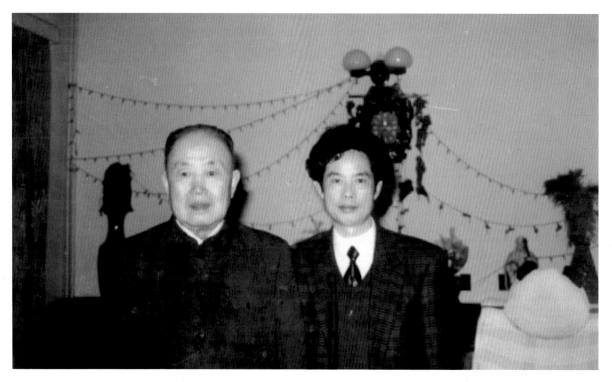

全国政协副主席马文瑞（图片左）关怀刘少雄中医养生保健科学的发展。并指出：要将中国医学服务于人类的健康事业，结合侨联群众工作的特点，将党的侨务政策宣传贯彻好，把群众的利益实现好、维护好、发展好，有机的结合在一起。为全面建设小康社会作出新的更大贡献。

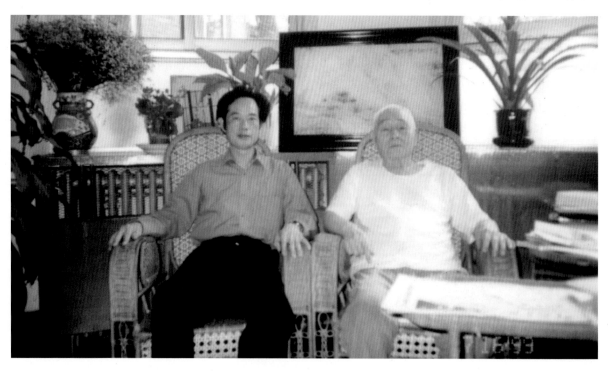

钱信忠博士（原卫生部部长）说：中华民族文化宝库中有一颗璀璨的明珠——中国传统医药保健。随着我国医疗保健体制改革的不断深化，人们的自我保健意识日益增强，就医观念也发生很大的变化。教导刘少雄医师中医保健大有可为，要为人民的卫生保健事业做出积极的贡献。（图片：右钱信忠，左刘少雄）

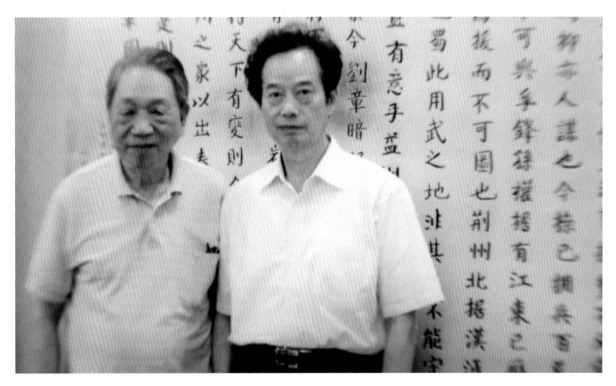

中国科学院院士、我国著名中西医结合专家、教授、博士研究生导师陈可冀（图片左）对刘少雄博爱基金会为医疗进社区、新农村医疗卫生事业的调研资助，给予深切关心和支持。（图片右刘少雄）

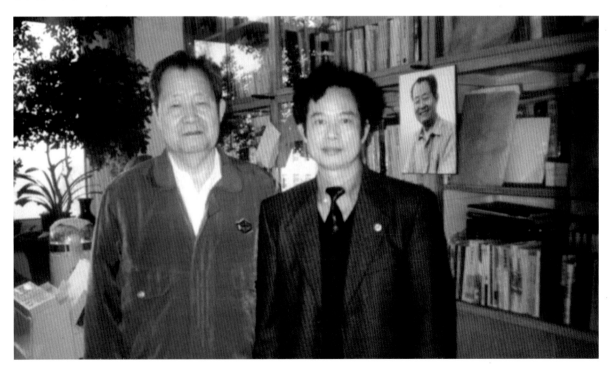

中国中医研究院博士生导师、著名医学专家李经纬教授（图片左）教导刘少雄（图片右）医师要整理、发掘、继承中国医药的宝贵遗产。用现代科学知识加以论证，去芜存精，使之发扬光大。（1998年北京）

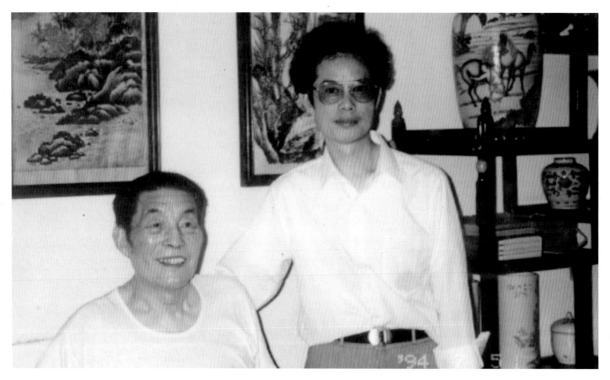

全国人大常委、中医泰斗董建华教授关心中医养生保健科学的健康发展，对传统的保健方法要与现代科学应用相结合。他提出要发挥中医养生保健的优势服务于社会。（图片：左董建华教授，右刘少雄，1993年于北京）

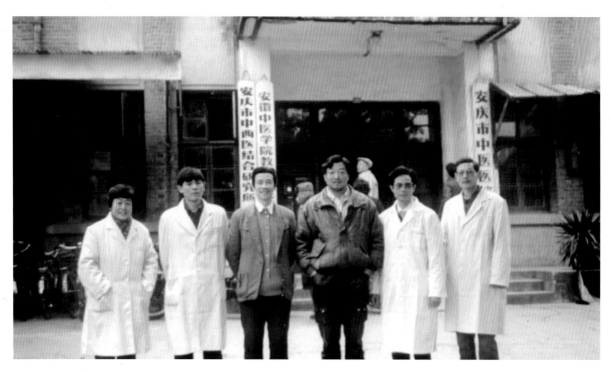

在第十一届亚运会他荣获四枚金牌，许海峰（右三）。1991年冬，他代表国家队专程来安庆市中医院、中医研究所，看望感谢在大赛期间为他们做医疗保健的刘少雄（右二）、中医院汪得来院长（左三）

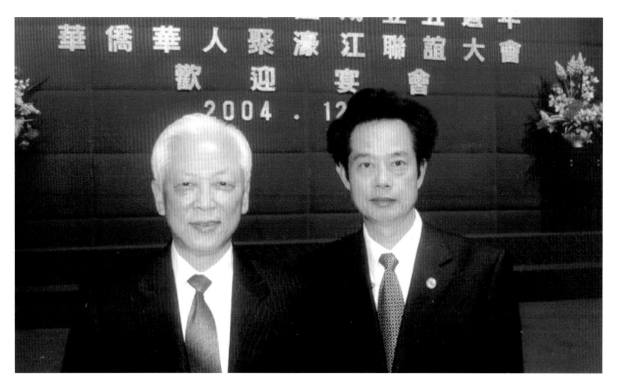

全国人大副委员长周铁农（时任全国政协副主席，图片左），在庆祝澳门特区成立五周年，华侨华人聚濠江联谊大会上，接见刘少雄（图片右）时指出，要运用中国医学科学平台，联谊海内外，为经济建设服务。

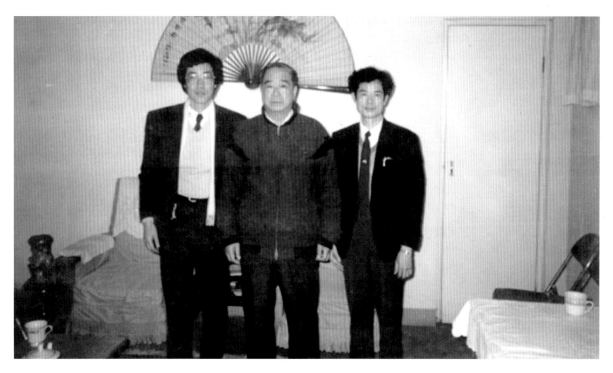

1987年，国家体委主任李梦华（图片中）多次接见刘少雄（图片右），香港东方古代科学研究会主席陈敬德（图片左），对刘少雄为国家队运动员运用中医气功保健服务给予鼓励。

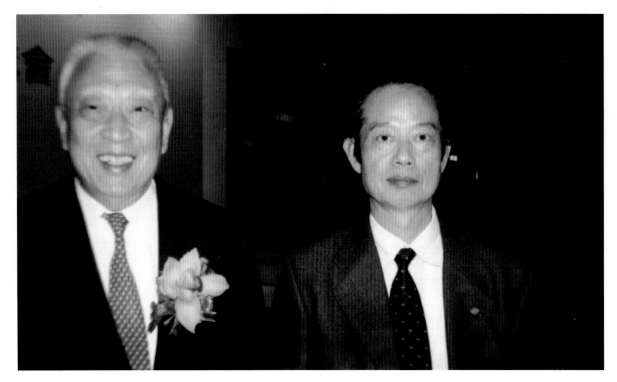

全国政协副主席董建华（图片左），在接见刘少雄（图片右）会长时指出，随着经济社会的文明发展，人们对卫生保健的需求提出了更高的要求，他认为要按照世界卫生组织所倡导的，人体要保持生理、心理与社会人际适应的完美状态，才是健康。要有良好的心理状态和社会活动能力，提高健康质量，才能延年益寿。

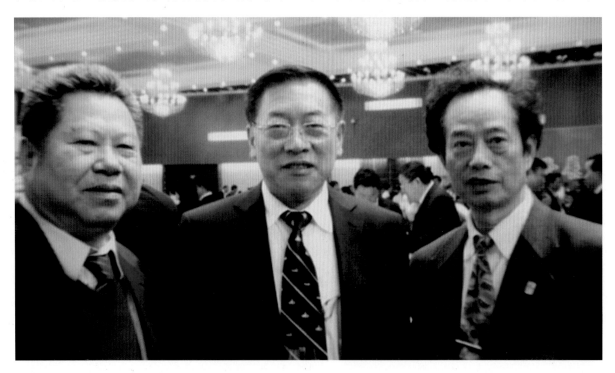

全国侨联主席林军（图片中），在参加会议期间向世界刘氏企业家联合会主席刘耕（图片左）、顾问刘少雄（图片右）提出，要整合华侨的资源，为经济建设服务；刘少雄博爱基金会要发挥优势，积极服务于"侨心工程"、服务于社会的公益慈善事业，为人民健康服务做出贡献。

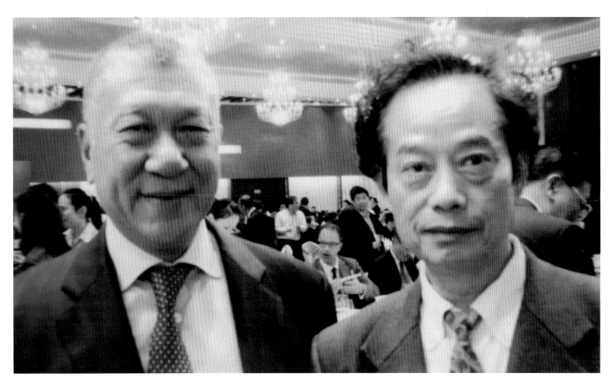

全国政协副主席何厚铧（图片左），在会见刘少雄（图片右）会长时指出，"社会救助与慈善事业，也是中国特色社会保障体系的重要组成部分，具有不可替代的促进社会和谐的特殊功能。"基金会要发挥医学专家的优势，为人们科学保健延年作出努力。

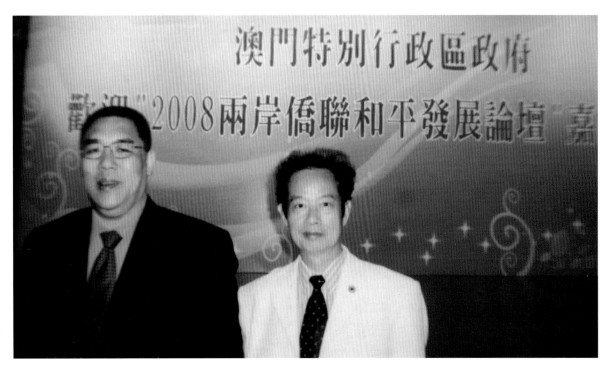

澳门特别行政区特首崔世安（图片左，时任特区政府文化司司长），在会议期间接见刘少雄（图片右）会长时提出，医药保健养生文化与健康服务的发展，是关系人民的健康，关系千家万户的幸福，是重大的民生工程。基金会要按照国家的慈善政策，坚持以人为本，为维护人民的健康事业做出奉献。

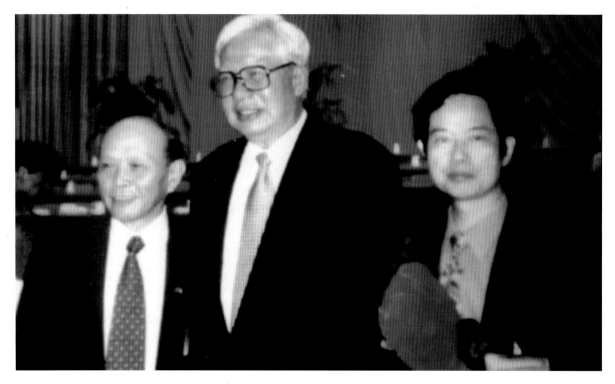

第六届全国归侨侨眷代表大会，致公党中央主席罗豪才在人民大会堂亲切接见了部分港澳同胞和受表彰的致公党党员。（图片中罗豪才主席、左香港华侨华人总会主席古宣辉、右刘少雄）

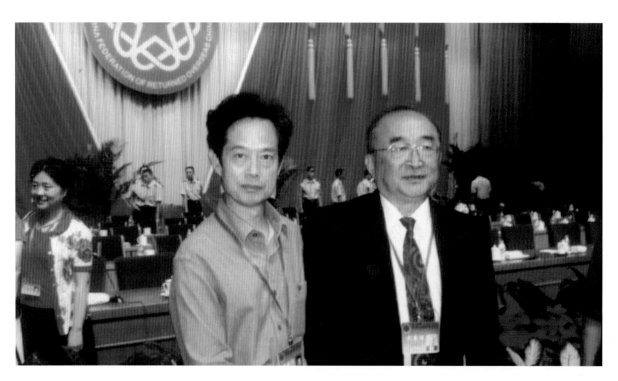

中央机关党委书记、原国家体委主任伍绍祖在第七次全国侨代会上教导刘少雄要以中医养生与体育保健科学相结合，"继承不泥古，发扬不离宗。"要为全民健身运动的开展努力工作，要为中老年人体育健身、延年益寿做贡献。（图片：右伍绍祖，左刘少雄，2004年北京）

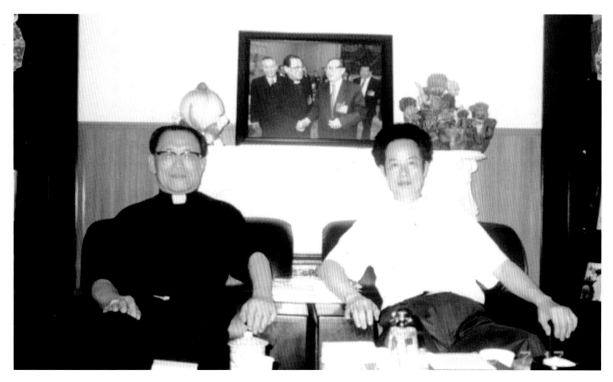

全国人大常委会副委员长傅铁山勉励刘少雄以中医养生保健服务平台为公益事业联谊海内外。
他指出：要"先天下之忧而忧，后天下之乐而乐"，为人们提高健康水平作奉献，以爱国为荣。
（图片：左傅铁山副委员长，右刘少雄，2002年北京）

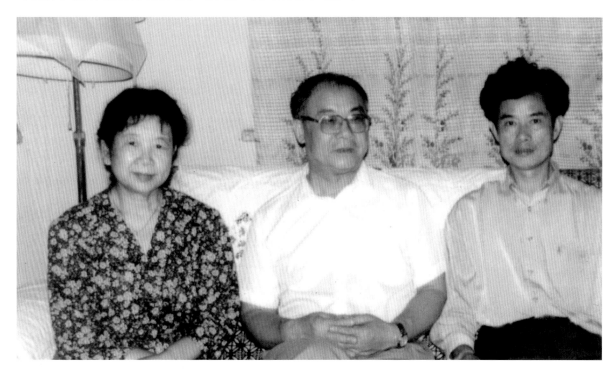

国家人事部副部长程连昌、人事司司长黄淑兰关心重视中医养生保健科学人才的培养。勉励刘
少雄要用现代科学去研究中医养生保健的应用，为健康事业做贡献。

2010年4月10日上午，由北京市人民政府新闻办公室、澳门基金会、中国画报协会共同主办的这一专题展，五大板块、20多个专题、270多幅图片，从不角度生动形象地反映了澳门回归祖国十年来社会发展、人民生活、文化建设、经济繁荣的崭新面貌和巨大变化。

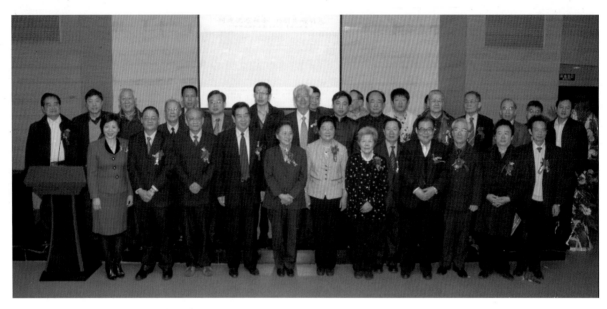

图片一：全国人大常委会原副委员长何鲁丽、顾秀莲、全国政协原副主席李蒙、全国妇联原副主席林丽韫、中宣部原副部长龚心瀚及有关部委、北京市政府有关领导、各新闻媒体出席开幕式合影。（前排右一刘少雄）

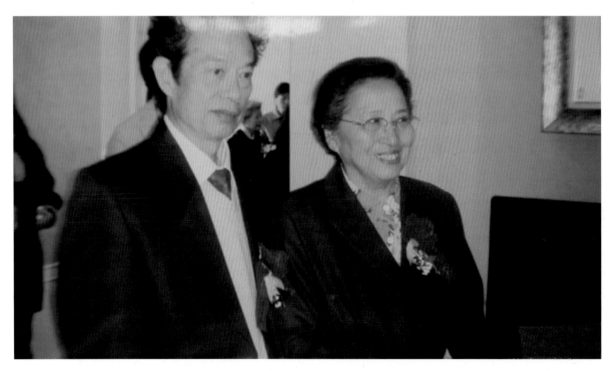

图片二：全国人大常委会原副委员长何鲁丽（图片右）与刘少雄（图片左）参事合影。

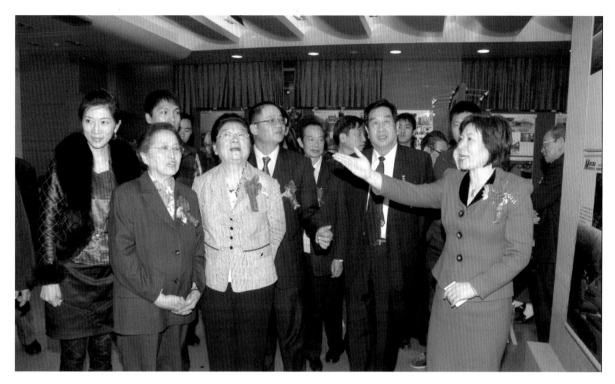

图片三：北京市人民政府外宣办负责人介绍澳门回归祖国十年来的成就展。

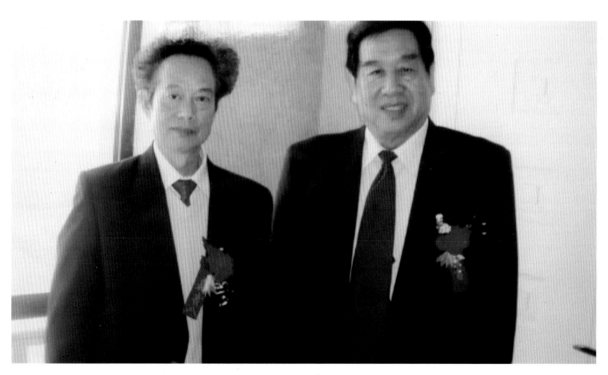

图片四：全国政协原副主席李蒙（图片右）与刘少雄（图片左）参事合影。

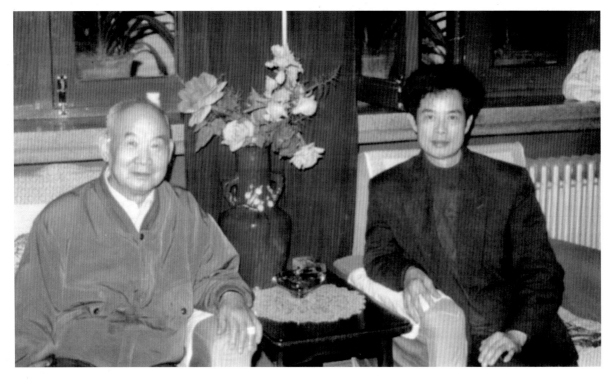

中国人民解放军副总参谋长何政文将军，关心、重视中医保健科学的科研工作。（图片：左何政文将军，右刘少雄，1995年）

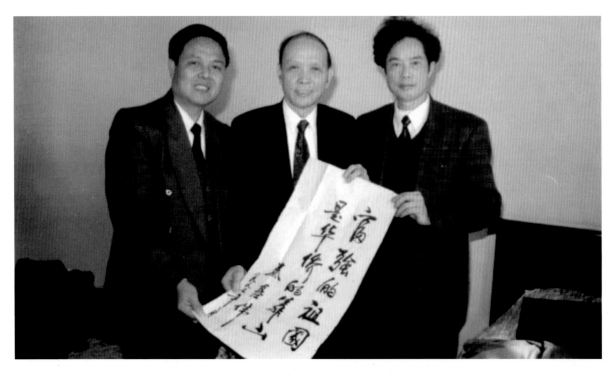

秦基伟将军给香港华人华侨总会题词。古宣辉会长、安庆石化总厂俞道成厂长、刘少雄老师畅谈喜迎香港回归，古会长说：少雄要将中医养生保健科学为香港侨界、广大海外侨胞、港澳同胞的健康服务做出贡献。（1995年）

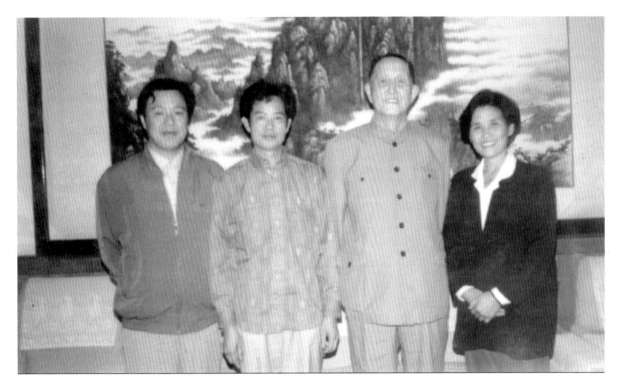

全国政协副主席洪学智将军关心重视中医保健科学的研究，他指出拓展海外联谊工作，要为发展安徽经济建设服务。（图片：右二洪学智将军，右一安庆市委副书记王树勤，左二刘少雄，1995年）

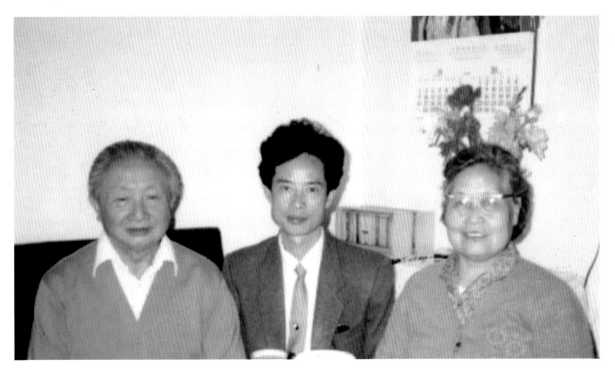

北京首都师范大学党委副书记、教育家施宗恕（左）前来安庆市中医气功研究所感谢刘少雄大夫（中）在西安为其治疗所取得的疗效，并对人体生命科学的研究发展给予关心支持。（1991年）

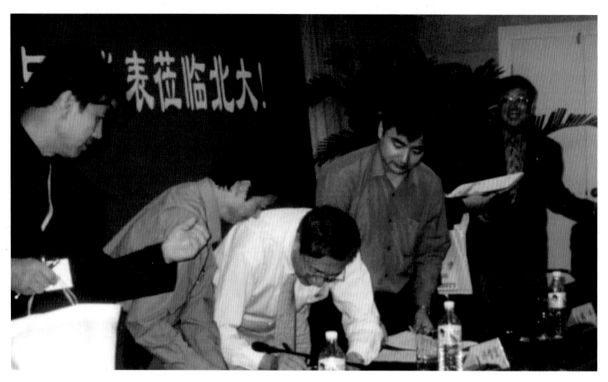

在北京大学联谊交流学习时期，全国人大常委、北大校长、中科院院士、第三世界科学院院士许智宏（图片中）亲切的接见刘少雄（图片左二）时，提字书赠勉励他要弘扬祖国医学，造福于人类的健康事业，要发挥专业优势，为公益事业作出更大的贡献。

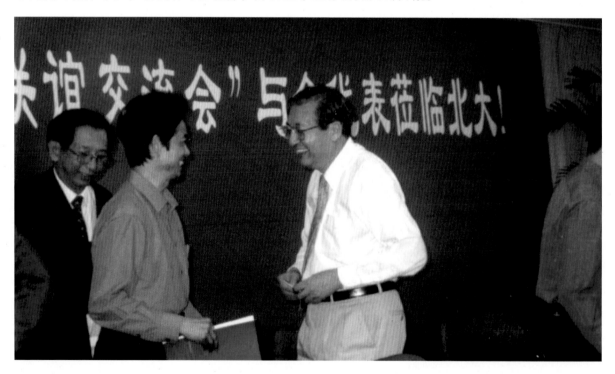

在北京大学联谊交流学习时期，全国人大常委、北大校长、中科院院士、第三世界科学院院士许智宏（图片右一）亲切的接见刘少雄（图片左二）时，提字书赠勉励他要弘扬祖国医学，造福于人类的健康事业，要发挥专业优势，为公益事业作出更大的贡献。

第二章　中国慈善文化的内涵

第二章 中国慈善文化的内涵

中华民族拥有五千年文明史，在漫长的历史长河中，无论兴衰成败，历史文化的根脉始终生生不息，绵延不绝。这不仅是因为中华民族有深厚的历史文化底蕴，更是因为一代代文化精英的薪火相传，继承发展。在传承中华民族优秀文化的进程中，每个时代都涌现出一批文化贤达，他们肩负着引领文明进步的神圣使命，他们是时代的骄傲，是民族的自豪，是人类社会进步的基石。在浩如烟海的中国传统文化宝库中，慈善文化是一株仁爱养生的奇葩。

人之初，性本善。慈善之心是人之本性，也是人类社会文化与进步的思想文化。春秋战国时期，诸子百家各思想流派的代表人物从各自学说的角度，阐述了对慈善问题的认识。先哲关于慈善问题的观点已汇入中国古代、近代和现代慈善事业发展的历史实践中，故慈善思想的传承与演变成为中华文明史的重要组成部分。因此，传统慈善思想不仅培育出淳朴、善良、富于爱心的中华民族精神，而且为中华民族慈善思想的形成与丰富增添了绚丽风采。先哲云：慈善是有大爱的仁者，奉献给社会的一颗爱心。心有多大，世界就有多大。在善行的征程中，我们并不一定能达到某种高尚的境界，但是我们在生命中回望过去的日子时，会发现我们曾给予他人的爱和关怀。我想，那时社会上那些受益的人也会加入到慈善爱心的队伍，充实壮大献爱心的力量，也会给我们许多爱和关怀，也会发现自己的人生是没有愧疚和负担，是坦然愉悦完满幸福的人生。特别是在做好事、善事的各项活动中，已进入一种良好的心理活动，对健康的体魄是一种锻炼，对精神的修养输入了正能量。这一养生的奥妙是在助人为乐中，处于心情欣慰与欢悦之中，当我们去每做一件善事，就会感觉到自己尽了对社会的一份责任。经医学研究表明：健康的心理是健康身体的保障，乐观大度的情怀可使人体气血和畅，营卫通调，有益于人体的身心健康。

一、中国古代慈善思想的基本特性

中国慈善文化是一种宣扬大爱性善的文化，爱的心灵是人的天性，是一种道德精神的表现，它为中国慈善文化提供了思想渊源，构筑了核心价值体系。不少学者将我国古代慈善思想来源归纳为西周以来的民本思想、儒家仁义学说、佛教的慈悲观念与因果报应说、民间善书所宣扬的道教思想等方面。从外在层面上看，我国传统慈善文化的核心是几千年积淀下来的儒、道、佛三家相互融合形成的慈善思想。从内在层面上看，以"仁"为核心的儒家伦理理念，成为我国古代社会慈善思想的重要基础，是奠定古代慈善活动的血缘基础和伦理根基。善书虽以道教思想为主体，但已糅合了儒家的纲常伦理观念和佛教的善恶报应思想，很快在民间传播开来。我国传统慈善文化没有盲目排斥外来慈善文化，佛教的善恶观及劝善理论与我国传统伦理不断融合，使得我国古代慈善文化这棵大树愈加繁盛并更具生命力。中国古代慈善思想的重要特征，来自人性慈善理念和理性慈善理念两个方面。一些学者认为，古代的人性慈善理念是从人的同情心出发，出于怜悯而救助他人，根植于民间民众之中。古代的理性慈善理念的目的是为维护统治，它以"重社稷"的理性政治为最高准则，存在于统治阶层之中。以仁为中心的中国古代社会慈善思想，无论其表现形式如何，也不论其主观目的如何，对缓解处于皇权统治下劳动人民的生活痛苦和形成中华民族的传统美德等，都具有一定思想进步的意义。

二、以"仁"为核心的慈善理念

以"仁"为核心，是中国古代社会人性慈善理念的基本思想特征。儒家思想认为人皆有怜悯他人的恻隐之心，主张从人之良心和人之依存关系出发，相互爱护，救助他人。认为只有这样，才能使"老者安之，朋友信之，少者怀之"。使"乡井同田；出入相友，守望相助，疾病相扶持，则百姓亲睦"。荀子和董仲舒丰富了儒家慈善思想，认为慈善救助是人生存发展的客观需要，人与人之间的关系是由团结互助来维系的。团结互助才有力量，才能战胜自然，生生不息。儒学所勾画的"和为贵""天下为公""世界大同"的和谐世界理想蓝图，表述了"仁爱"是一种情感诉求，是一种伦理原则，是一种治国之道。是一种人生境界，它是一种超阶级的泛爱主张，体现出纯粹的人性慈善理念。

三、资助他人的慈善观

以怜悯之心救助他人是人性慈善理念的一个思想特征。中国古籍中这方面的记载很多。如《周礼·司徒》写道，"以保息养万民"；《礼记·大同》说："大道之行也，天下为公，选贤与能，讲信修睦。故人不独亲其亲，不独子其子，使老有所终，壮有所用，幼有所长，矜寡孤独废疾者皆有所养，男有分，女有归。"宋朝的张载认为，应该"尊高年，所以长其长，兹孤弱，所以幼其幼"。认为养老慈幼是每个人天经地义的责任与义务。这些记载体现了扶助鳏寡孤独废疾者，使之各有所归的人性慈善思想。又如，以强扶弱是古代社会人性慈善理念的又一个思想特征。墨子主张人与人之间相互救助、相互扶持，多做利人利己的善事益事，人相爱而不相贼，这是各得其所的兼爱慈善救助思想。墨家从兼爱观念出发，主张有能力者应多爱护、帮助人，不应恃强凌弱，恃富侮贫。劝告"天下之人皆相爱，强不执弱，众不劫寡，富不侮贫，贵不敖贱，诈不欺愚"。认为"今若国之与国之相攻，家之与家之相篡，人之与人之相贼，君臣不惠忠，父子不慈孝，兄弟不和调，此则天下之害也"。他强调指出兼爱就要多做善事益事，不做害人害己之事。墨子主张"有力者疾以助人，有财者勉以分人，有道者劝以教人"的兼爱理想境界。

在庇护同宗族的观念方面，也是古代社会人性慈善理念的思想特征。族内救助慈善理念主张同宗子孙摒弃亲疏，一视同仁地给予养老、慈幼、济贫。《管子·问篇》中有"问国之弃人，何族之子弟也？""问乡之贫人，何族之别也？""问宗子之收昆弟者，以贫从昆弟者几何家？"之说。可见春秋战国时期已出现宗族慈幼、抚孤、济贫等社会救助思想理念。北宋时期族内慈善救助活动和思想理念则更加完备和系统化，使族内救助由临时性救助演变成经常性社会救助行为，提出了较完备的摒弃亲疏观念、敬宗赡族庇同宗的思想。清代的戴百寿进一步丰富了族内救助的慈善救助理念，认为只有抓住族内救助这一社会救助之根本，就能实现全社会的稳定与福利，也体现了社会是主张人性慈善思想的大家族。

在佛教文化的影响下，追求善报是中国古代社会人性慈善理念的思想特性。受佛教宣扬的好生恶杀、因果报应、乐善好施和普度众生等教义影响，中国古代社会形成了从追求自身的善报出发，因惧怕因果报应的惩罚，而形成了行善救助他人一种理念。《后汉纪》载有"其教以修善慈心为主，不杀生"的内容。从南朝梁武帝开始有放生的记载，放生历经数百年不衰，宋朝最盛，元明始衰，明末再次兴起。放生由怜悯动物演化为救助人类自身，故放生会演变成了掩骼会，专事收集无缘佛——遗骸。中国古代人们为追求善报或惧怕恶报而做收养单老孤稚、帮贫济困等善事、益事的行为，很显然是受佛教布施和因果报应教义影响而形成和出现的。清代《救荒举要》写道："今之劝人为善者莫不以果报之说劝之，此亦以神道设教之一法。然论救世之实心，因怵于果报而为善，是有所为而为善也。其救世之心，必不诚。不因怵于果报而为善，是无所为而为善也。其救世之心，不容己。"可见佛教既强调人性慈心，更重视来世善报，劝人应有善心济生为乐。

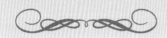

第三章 慈善文化的探析

第三章 慈善文化的探析

　　中华民族是一个热情仁爱、乐善好施的民族。远在中华民族形成的原始阶段，各氏族部落都是通过平等互助、团结协作来抗击各种生存的风险，对氏族内部老弱病残者的供养是每个成员的共同责任和义务，这种慈爱互助的思想已成为大家必须遵守的行为准则。当中国进入阶级社会后，原始社会慈善仁爱的风尚仍被后世传承，成为中华民族慈善事业发展的思想源泉。在中国的传统文化典籍中，有关"慈善"的古汉字辞源解释有多种，其从分字解释到合一认识的渐变过程，能够更全面的反映"慈善"概念的深刻内涵。

　　如中华古代文化将"慈"直接表述为"爱"，"慈"就是"爱"的意思。在西汉刘向的《新术·道术》中云："恻隐怜人谓之慈"，即见人遭遇不幸时心有不忍之意，这是为人有一种本能的仁慈之心。唐朝训诂学家孔颖达的《春秋左传正义》中云："慈者爱，出于心，恩被于物也"；又曰："慈谓爱之深也"。即慈善者的仁爱发自内心，他的恩泽遍布万物，慈是爱的最深层次。而唐朝孟郊的《游子吟》是将"慈"描述为长辈对晚辈的爱抚。其云："慈母手中线，游子身上衣。"即用慈祥的母亲手里把着针线为将远游的孩子赶制新衣的情景，吟颂母亲对子女慈爱的骨肉之情。又，春秋时期的国别史《国语·吴》中的"老其老，慈其幼，长其孤"；《管子·形势解》中的"慈者，父母之高行也"等，都是长辈对晚辈的爱抚称为"慈"。深一层的含义是子女对长辈的敬爱。如《国语》中云："为义好爱，慈孝父母"；《庄子·渔父》中云："事亲则慈孝"等，都是要求子女做人要正义好学、尊孝父母。这也是"慈""爱"从家庭教育开始以及进入社会的为人之道。也是教育下一代进入社会要有良好的道德修养，在社会上提倡人与人之间要相互关爱，传承慈善文化，建设社会的和谐是我们共同的责任。

　　在古代文化中，"善"的含义指的是"吉祥、美好"，进而引申为"和善、亲善、友好的高尚品行"。如许慎在《说文解字》中解释为"善，吉也"，即认为一个人善良是吉利、喜庆的事。《庄子·大宗师》中写道："善妖善老，善始善终"，其意就是善待小孩与老人，要始终如一、有始有终。《论语·子路》中云："不如乡人之善者好之，其不善者恶之"，是讲孔子告诉子贡如何识别好人，即只有好人都给予人的关爱，是坏人都讨厌的人，才是真正的好人。管仲的《管子·心术下》中说："善气迎人，亲如兄弟"，就是表述用友善的态度欢迎人，犹如亲人一样。《国语·晋语》中讲："善，德之建也"，认为有善风则可以建立起德政。《论语·述而》则认为："择其善者而从之，其不善者而改之。"意思是要选择别人善的方面向他学习，对照他不善的方面而改正自己的缺点。这些典籍中的语句表明，中国古代社会已经开始提倡用"善"的标准衡量人的行为举止，高尚的品行逐步成为"善"字的重要内涵，善行则成为中国古代社会高尚行为的一种风范。

古代先贤经过对"慈"与"善"内涵的理解，又发展到统一的认识，是一种认识论上的飞跃。到南北时期，"慈"与"善"则常常并列使用。两字的字义逐渐合一，包含了博爱为慈、义举为善的两层含义。唐代的李延寿在《北史》中称崔光"宽和慈善，不忤于物，进退沉浮，自得而已"，是称赞崔光这个人待人接物时宽和仁慈，不触犯他人，无论顺利还是逆境，都能泰然处之。据现有史料来看，这可能是"慈善"二字合成使用的最早载录。韩非的《韩非子·内储》中写道："王曰，慈惠，行善也"，即大王指出慈爱惠民，这是做善事。中国古代先哲认为，慈善是在慈悲的心理驱动下的善举，怀有仁爱之心谓之慈，广行济困之举谓之善，慈善是仁德与善行的统一。古人把作为人性理性认识的"慈"字与作为人性行为规范的"善"字合并使用，不仅提升了人们的人性仁爱理念，而且逐步转化为中华民族约定俗成的道德规范，使得中国古代慈善文明得以发萌。随着社会历史的发展，慈善关爱的道德观念自先秦出现后，从汉唐一直绵延于现代，彰显出中国古代极其深厚的以慈行善的道德民风。

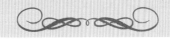

第四章　儒家慈善仁爱的理念与养生

第四章 儒家慈善仁爱的理念与养生

一、儒学的慈善观

有着悠久历史的三皇五帝时期，是我国远古史中极其重要的阶段，许多有关政治和制度性的传说就发生在那个时期。东汉桓谭撰写的《新论》中说："三皇以道治而五帝用德化，三王由仁义，五伯（霸）以权智。"三国魏诗人、文学家阮籍撰写的《通老论》中也说："三皇依道，五帝仗德，三王施仁，五霸行义。"从中可以看到，中国古代社会开始从打破禅让制的"公天下"，转为建立王位世袭继承制的"家天下"，社会政治制度发生了重大的变革。孔子感叹自己出生晚，未赶上大道施行的"公天下"时机，也未见到三代英明之主，但是却十分向往天下为公的大道。他在《礼记·礼运·大同》里曾感慨："大道之行也，天下为公，选贤与能，讲信修睦。故人不独亲其亲，不独子其子，使老有所终，壮有所用，幼有所长，矜寡孤独废疾者皆有所养，男有分，女有归。货恶其弃于地也，不必藏于己；力恶其不出于身也，不必为己。是故谋闭而不兴，盗窃乱贼而不作，故外户而不闭，是谓大同。"孔子的想法是，在实施正道的时候，天下为人们所共有。把有贤德、有才能的人选出来为大家办事，人人讲求诚信，崇尚和睦。人们不单奉养自己的父母，不单抚育自己的子女，使老年人能终其天年，中年人能为社会效力，幼童能健康成长，使老而无妻的人、老而无夫的人、幼年丧父的孩子、老而无子的人、残疾人都能得到供养。男子要有职业，女子要及时婚配。财物不能遗弃在地上，获得者不会独自享用；憎恶那种在劳动中不肯出力的行为，而劳动不是为了私利。这样就不会有人搞阴谋，不会有人盗窃财物和兴兵作乱，家家户户不用闭户，这就是孔子勾画的"大同"社会。他在阐述社会大同思想时对弟子冉求和子路说："闻有国有家者，不患寡而患不均，不患贫而患不安。盖均无贫，和无寡，安无倾。"孔子针对春秋末期社会动荡和贫富分化，主张首先应当保持内部的稳定。他认为不论是治国还是管家。不应忧虑物质的匮乏而应忧虑物质财富的分配不公，不应忧虑社会的贫穷而应忧虑社会的不安定，只要分配得公正就没有贫穷，社会和谐后就没有匮乏，安定了就会稳定。这种均贫富观点已经含有救助贫饥者的慈善思想的萌芽，他们期待通过济贫困、助危困慈善活动等途径构筑社会的发展。

从另外一个层面而言，孔孟学说的慈善理念。从仁爱到仁术。形成了系统化的中国古代社会慈善思想，并开始成为中国两千来年封建社会的正统思想，其宣扬的慈善观点得到历代统治者的关注，具有慈善含义的宽政恤民政策为不同朝代所沿用。汉朝及以后历朝历代出现的一些儒教大家，更是站在"家天下"基石上阐述大一统天下时的儒道革新思想，宣扬"博爱为仁"的"大同"理念。例如，西汉时期著名的思想家、经学家、政治家董仲舒（公元前 179—公元前104），为适应汉武帝时代政治上统一的需要，把战国以来的各家学说以及儒家各派，在《春秋》公羊学的名义下融汇起来，建立了"天人感应"的唯心主义思想体系，提出了"罢黜百家，独尊儒术"的主张，对此后一千多年的封建社会产生了极为深远的影响。东汉史学家班固（公元32—公元92）在《武帝纪·赞》中说："推明孔氏，抑黜百家，立学校之官，州郡举茂材孝廉，皆自仲舒发之。"虽然他系统地提出并论证了"三纲五常"理论，对后世有极其巨大且有害的影响，但是他在《春秋繁露》中陈述的慈善惠政主张。提出在新的大一统朝代推行"存孤幼、矜寡独、养长老"等对社会弱势群体仁政关爱的慈善政策，还是有一定的社会积极意义的。唐代著名的文学家、哲学家韩愈（768—824）在《原道》中言道："博爱之谓仁，行而宜之谓义，由是而之焉之谓道，足乎，己无待于外之德。"大意是说博爱可以称得上仁，行动要讲究义，这就是人们常说的"道"，具备这些条件便是一个有道德的人。他将传统意义上狭义的"爱有等差"观念，扩展为广义基础上的"博爱为仁"思想，在宋代以后产生极大影响，在很大程度上塑造了其儒道革新思想的独特内涵。北宋的思想家、哲学家张载（1020—1077）提出学者应有"为天地立心。为生民立道，为去圣继绝学，为万世开太平"的胸怀。他在《张子道统录》中提出仁政的首要之一是行"井田"，而井田的核心有八大纲领．即"正经界、分宅里、立敛法、广储蓄、兴学校、成礼俗、救灾恤患、敦本抑末"。在《正蒙》中提出，"老吾老以及人之老"的思想，表达出的"乾坤父母""民胞物与"的观点，将恤老慈幼看作是人们天经地义的责任和义务，使儒家慈善伦理得到新的充实。在汉、唐、宋的儒学：大家一脉相承的仁爱思想逐步得到发扬光大后，仁爱、民本和大同的儒家慈善思想成为中国古代社会慈善伦理思想形成的重要内容。

二、孔 子

孔子（前551–前479）是春秋战国时期的思想家、教育家、儒家学派的创始人。他所开创的儒家思想，已成为中华民族两千多年来绵延不断的文化主流之一。他将上古时代"尚仁爱、重人本"思想进行了系统性归纳，提出了"仁者爱人"之说，并将其纳入道德情感和伦理规范，为构建古代慈善思想奠定了根基性的理论依据。他创立了以"仁"为核心的人本主义思想体系，"仁"字在《论语》中曾出现了109次。《论语·颜渊》中记道："樊迟问仁。子曰：'爱人'"。孔子以"爱人"释"仁"，将能"爱人"作为"仁"的本质。他提出的所谓"仁者，人也"，无疑是对中国氏族社会原始人道主义观念的继承和发扬。他认为"孝悌"是为仁之本，从孝敬父母的人伦道德引申出爱民守礼的善念和品质。他提出"忠恕"是个人为仁成圣之法，强调与人为善、乐善施人。孔子的名言是："夫仁者，己欲立而立人，己欲达而达人。能近取譬，可谓仁之方也已。"意思就是说，一个有仁德的人，存心善良胸襟广阔，常思只要自己想自立，就会想到帮助别人自立，只要自己想通达，就会想到帮助别人也通达。能就近取自身做比喻，可以说这就是行仁的路径与方法。孔子在《大学》一文中提出"明德、亲民、止于至善"，其中的"明德"和"至善"，讲使人善良的天赋美德达到最完善的境界，必须要做人、做事都讲"仁爱"。因人的本性是善良的，故施以仁即善。这些观点都是把"仁爱"看成是做人的责任和义务，倡导将心比心、与人为善的利他风尚。孔子向人们描绘了人与人之间应以仁爱为价值原则，可以说对后人慈善思想的形成产生了重要的影响。

（一）大德必寿，强身健体

孔子一生注重养生立德，主张推行"忠恕之道""为政以德"，造福于民。提出："仁者不忧""大德必寿"的名言。他认为有德之人，注重德性的修养，自我人格的完善，心地光明豁达。他认为以仁待人，则精神爽朗，邪气难侵，有益于健康长寿。而不重德性之小人，则损其身心，由于其心术不正，损人利己，纤巧势利，耗心伤神。故孔子曰："君子坦荡荡，小人常戚戚。"正如《论语》所言的意思：君子的心胸平和宽广，浩气长存；小人却经常处于患得患失，局促忧愁的心境状态，难得心理平衡与安宁。又，孔子对人的品德修养提出了"君子三戒"的警言，也是养生保健的告诫。其言："少之时，血气未定，戒之在色；及其壮也，血气方刚，戒之在斗；及其老也，血气既衰，戒之在得。"（《论语·季氏》）言及：君子有三件事要警觉，年轻时，血气尚未稳定，要警觉贪恋女色；壮年时，血气旺盛，要警觉争强好斗；老年时，血气渐衰，应警觉贪得无厌。对养生而言，孔子提出的"三戒"是极为正确，对养性修性，抓住了要害，指出了不同年龄段的人性中的弱点及其既佚品德，又伤身体的危害性，告之人们应警觉力戒，以修德性善其身心而保健养生。

同时，孔子重视身体锻炼，强身健体是他养生思想的物质基础。在体育健身方面，孔子兴趣广泛，对射箭、打猎、登山、郊游、钓鱼、驾车等爱好且精通。故，他在教学中，要求学生应"通习六艺、臻于三德"。他所说的"六艺"包括："礼（礼仪）、乐（音乐）、射（射箭）、御（驾车）、书（书法）、数（算数）"。"三德"即："智（学识）、仁（爱心）、勇（勇敢）"。这些都是孔子教学宗旨的重要内容，同时，重视到"德育、智育、体育、美育"等培育学生全面发展的教育思想。

（二）勤于用脑，饮食有节

孔子一生勤于用脑，至晚年嗜《易》探本穷源，研易哲理，孜孜矻矻，在效法前贤易理的解数方面，每多收良效。他在七旬回首时，将一生学业和思想划分为六个阶段："吾十五而志于学，三十而立，四十而不惑，五十而知天命，六十而耳顺，七十而从心所欲不逾矩。"孔子一生都在学习，一生都在用脑思索，由于思维活动，使脑血管处于舒张收缩的有序性，大脑细胞得以营养。减慢其衰退速度，保持正常的生命活动，是延年益寿的保障。孔子一生注意饮膳，其云："食不厌精，脍不厌细"。他疏食饮水，乐在其中。而极端睥睨那些以恶衣恶食为耻之徒，从摄生健体益寿延年角度论，粗茶淡饭最养人，愈当年老，愈应忌讳饮食的奢靡和精美。

孔子一生自强不息，以德养寿，健身活体，饮食有道，生活规律，所以他一生都保持着旺盛的精力，发奋图强，精进不止。由于不断的充实完善自我，故深得极乐之道。以博大包容、安定泰和、浩气独立、无所畏惧、身强志坚、一往无前成就了他伟大的事业。并以"至圣先师"

的形象屹立于世人的心目之中传颂。

三、孟子——养生善养浩然之气

孟子（约前372–前289）是战国时期的邹国人，著名教育家、思想家，孔子之后的儒学大师。他进一步深化儒家慈善学说，在"仁爱"的基础上提出了"仁政"主张。在《孟子·滕文公下》文中，孟子十分重视仁爱的社会意义，曰："君子以仁存心，以礼存心。仁者爱人，有礼者敬人。爱人者人恒爱之，敬人者人恒敬之。"这与孔子的仁爱理念是一脉相承。他还指出："恻隐之心，仁之端也；羞恶之心，义之端也；辞让之心，礼之端也；是非之心，智之端也。"孟子认为同情心是仁的发端，羞耻心是义的发端，谦让心是礼的发端，是非心是智的发端。这"四心"是"仁义礼智"四种道德范畴的发端，"仁"的内涵已经由恻隐之心的道德情感扩展为实施趋善的道德价值。他认为，恻隐之心，不但为行"仁政"之始，也是每一个人的行为准则。基于"仁则荣，不仁则辱"的精神，孔子又提出了"出入相友，守望相助，疾病相扶持，则百姓亲睦"的社会互助观。孟子更多地注重仁爱的实践意义，提出兴办学校，用孝顺父母、尊敬兄长的道德反复教导学生，头发斑白的人也就不会再操劳了。他认为老年人有丝棉衣服穿，有肉吃，一般老百姓吃得饱，穿得暖，就能够使天下归顺于君主。以上孔孟学说从"仁爱"出发的慈善思想，为后人开展慈善活动提供了内在的思想动力。经养生学研究，参与仁爱慈善活动的人，其心理活动融汇于社会之中，助人为乐，解人之困时，自身陶冶了情怀，改善了身体功能的情志活动。有助于缓解人体紧张、焦虑及抑郁等不良情绪，在善行中增进了人际的交往，增强了自信心，提高了认知能力。故心善则神安改善了睡眠的质量，从而有益于人体的身心健康。

先秦时期的儒家还没有明显的独尊皇权的思想，民本思想成为先秦儒家为政的核心理念。孔孟儒学的民本思想作为立国安邦之策，使得统治者能够妥善处理君民关系、护守社稷。在《孝经·圣治章》里，孔子说，"天地之性，人为贵"。他认为，天地之间的万物生灵，其中以人最为尊贵。从而可以看出，从春秋以来，张扬人的价值便逐渐成为中国古代文化的主要思想内容。其具体表现是：在人与神的关系上倡导先人后神；在人与自然的关系上认为万物之中以人为贵；在人与社会的关系上以人性论为基础，推演出人际关系互动原则和君王治国之道。在《中庸》中记录了这么一段故事：齐国国君鲁哀公问为政的道理，孔子回答说："文武之政，布在方策。其人存，则其政举；其人亡，则其政息。"他的意思是说，周文王和周武王的施政都记载在竹简和木牍上面。当他们在位时，其政令就能施行，他们死了，其政令就湮灭了。孔子向鲁哀公进言："故为政在人。取人以身，修身以道，修道以仁"，即是说为政之道，在于施政的人，只有修身施仁政，才能够"修己以安百姓"，这反映出孔子的仁政方略同样浸透着"民惟邦本"的思想。孟子则进一步明言："民为贵，社稷次之，君为轻。"荀子则指出："君者，舟也，庶人，水也；水则载舟，水则覆舟。"将民众放在第一位，更是古代民本主义的彻底流露。他们提醒统治者要以民为本，修仁政，关心体恤民疾，"惠民"才能"得天下"。从中国封建社会的发展看，孔孟学说的民为邦本的思想，成为了历代王朝统治者实施种种惠民慈善政策的思想依据和治国手段。

孟子在养生方面，书中还蕴藏着不少养生思想，尤其是他倡导的"善养吾浩然之气"对后世影响很大。如"守中和，节情欲"是孟子继承子思"中和观"的思想。孟子曰："中也养不中，才也养不才。故人乐有贤父兄也。如中也弃不中，才也弃不才，贤不肖相去，其间不能以寸。"这是儒家"中和观"的观念，其不偏不位，无太过无不及的适中养生应用，则可使人体阴阳平衡，气血通畅，脏腑机能和调。由于情节调节适中，无太过和不及，故人体康健则有利于延年益寿。在养生的经验方面，孟子曰："养心莫善于寡欲，其为人也。寡欲，虽有不存焉者，寡矣；其为人也，多欲，虽有存者，寡矣。"儒家"守中和，节情欲"的养生观认为，人的情志调节则是其中重要的内容，要情志适，寡欲则是首要之务。《孟子·尽心上》云："……欲者，心贪外物也，多欲常使人贪得无厌，心感而意乱，善养心者，必须从寡欲做起，求其中和，则情志适中，五脏得安，心平而意治。"故孟子强调精神调摄，认为人不可能没有欲望，但只能在社会、心理、道德认可的条件下实现欲望，不可有过分的欲念。这也是孟子养心性，重理义的养生思想。孟子曰："存其心，养其性，所以事天也，夭寿不贰，何身以俟之，所以立命也。"他认为保持人的本心，培养人的本性，这种安身立命的方法，可使人颐养天年。孟子认为这种存心养性，重理义而养神志的修养，可使人长寿。要达到这一境界，必须心性乐观豁达。这也是孟子养生方中最重视"气"元的培养。另，关于养气的根本，是以精神意志为主导，只有神志安定，意志坚强，行事光明正大，胸怀坦荡无私的人才能使气保养充盛。反之，就会亏损，虚耗其气。故养生应重视精神意志与人体元气的盛衰，因气是人体生命的根本。从养生的意义而言，善养浩然之气，人就有了凛然正气，就立得正、站得直，铮铮铁骨，活得潇洒洒脱，自然会长寿。

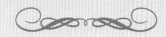

第五章　道家的慈善修养观念

第五章 道家的慈善修养观念

《易经·坤卦》里有一句话："积善之家，必有余庆；积不善之家，必有余殃。"意思是说积善行为慈爱的家族必能庇护子孙，而作恶多端的家族必然会祸延后代，告知世人要有"善有善报，恶有恶报"的思想意识，做人做事对社会要有奉献精神。另外，还流传有"惟上帝无常，作善降之百祥，作不善降之百殃""天道无亲，常与善人"等古训成为道教传播的重要训示内容。在慈善修养上，老子认为谦德有利于养生在于它是道的本性，人若具有谦德，就会有道一样的涵容性和忍耐力。《老子》说："弱之胜强，柔之胜刚，天下莫不知，莫能行的。"这良好的心理修养是谦德养生与积善成德的思想。因此，慈善的修养，亦深深影响了中国人的善恶选择和善恶行为，并形成中国根深蒂固的伦理传统。在先秦时期，以老子和庄子为代表的一个重要思想流派所形成的善恶观延续到东汉后期，后来正式创立出中国的道家学派。这一文化典籍蕴含着十分丰富的人文伦理思想和道德观念，成为中华民族传统文化中的重要一脉。

一、老 子

老子（约前570-前470），春秋末期楚国（今安徽涡阳）人，先秦时期著名的政治家、哲学家。他作为先秦道家的创始人，总结提出"自然天道观"，崇尚"清净无为""无为而治"的人生哲理和"赏善罚恶，善恶报应"的道德观念，主张"清净无欲，独善其身"的人生观。他提出"天道无常，常与善人"的做人规范。认为尘世间应依照"道"的规律，人人从善，善待众生。他提出"圣人常无心，以百姓心为心。善者，吾善之；不善者，吾亦善之；德善，信者，吾信之；不信者，吾亦信之"的观点。认为德善就是要以善良对待不善良的人，引导这些人变得善良，社会则会走向至善和谐。老子在抨击苛政时指出，统治者的"损不足以奉有余"导致了老百姓生活的困苦。提出要效法自然界"损有余而补不足"，认为有道的圣者贤人"能有余以奉天下"，劝说富人积德行善。老子教导后人说："圣人不积，既以为人己愈有，既以与人己愈多"。就是说圣人不积攒财货，越是为百姓作的贡献大，自己越发感到满足；给予百姓的越多，自己就越感到富有。"天之道。利而不害；圣人之道，为而不争"。即是宣传天之道，利益万物而不加害；圣人之道，为万民造福而不争功。老子在《老子》第八章中说："居善地，心善渊，与善仁，言善信，政善治，事善能，动善时。夫唯不争，故无尤。"有的学者将其理解为居住的地方要自然祥和，不是世俗的纷争之地；心理状态要稳重祥和，深思熟虑；与人相处要友爱无私，仁慈宽厚；对人说话要真诚，讲究信用；为政之事要光明正大，宽严并济；办事时要扬长避短，充分发挥自己的优势；行动时要选择好时机，坚定而果断。正因为不强求结果，才不会招致怨恨。上述"七善原则"体现了以老子为代表的道家学派"以柔克刚、以弱胜强"以及"退后一步，海阔天空"的无为而善思想。老子在《老子》第六十七章中的一段名言是："我有三宝，持而保之。一曰慈，二曰俭，三曰不敢为天下先。慈故能勇；俭故能广；不敢为天下先，故能成器长。今舍慈且勇；舍俭且广；舍后且先；死矣！夫慈以战则胜，以守则固。天将救之，以慈卫之。"意思是说，自己有三条宝贵的原则，一直持守而珍惜，一是慈爱，二是俭朴，三是不敢居天下之先而自傲。仁慈可以增添勇气，勤俭能够富足，不居天下之先就能成就大器。当今不施仁慈而追求鲁莽之勇，不愿意勤俭而追求享受，舍弃谦让只争强好胜，会走向绝路的。从仁慈出发，攻可胜，守则固，上苍会救助，并以慈爱来护卫。老子把儒家的"爱有差等"当作"私爱"而加反对，提倡无私之爱。所提出的"慈"不仅仅是对人而言，是对万事万物的慈爱之心，将慈善理念上升到尊重爱护天地万物的高度上。

（一）老子的养生智慧

春秋战国时期，中国哲人对生命本质及如何养生问题展开了多方面的探讨。其中，著名思想家老子所著的《老子》一书用简洁的文字概括出丰富的养生之道。不论是谈养生还是论修身，老子都是从"道"这一最高原则出发，他修身与养生之道最大的特点是"自然无为"。养生的自然"返朴归真"其义老子云："道常无名，朴虽小，天下莫能臣。"故"朴"即无名无形、浑沌未分"道"的原始状态。他以为无形无名的大道，在化生宇宙万物之前是处于浑沌未分之状态，所以称之为"朴"。无疑此"朴"者，真也，美也。老子所说的"道"为至朴之"道"，亦即至真之"道"，或至善之"道"，至美之"道"，盖彼此密不可分。在"返朴归真"中，其"真"与"朴"同义。此真者，指自然的本性。自然的本性，毫无疑问是"真实"的；而真实的自然本性，毫无疑问是质朴的或朴实的。老子之所以将"含德之厚，比于赤子"，因为他觉得一个人应该永远保持质朴、淳厚和纯真的自然本色。他在《道德经》中说："人法地，地法天，天法道，道法自然。"从养生学而言，已指出了人体养生原理的精辟概括。其意曰：人作为天地万物中的一种生物，应该遵循并效法自然界中的客观规律，唯有如此才能获得对生命的保全和养护。道家认为"天地一大人生，人生一小天地"，"道法自然"的摄生养生之道是说人体小宇宙、小天地气机的运行，血液的流通应该效仿宇宙天地，遵循自然之道。因此，老子认为，人与自然应当保持和谐，通过养生"天人合一"的境界，以达人体的康健延年。反之，人与自然失去平衡，则易导致疾病的发生而致形神俱衰。《道德经》中养生追求的是"长生久视"的理想境界，形神与身体为主宰，没有身体的养护，人的精神则无以依附。故养生使生命终极关怀的基本内容和终极目标，就是要达到这两个层面的和谐统一，即精神和肉体的完美结合。也就是物质生命和精神生命的和谐统一。谓："灵肉和谐，形神相亲，与天地同其流，与自然共其存，随变化而永在"。

老子在养生修炼过程中提出："少私寡欲""自谦之德""以静养心"的指导思想，反映了他的处世哲学和养生观。他认为少私寡欲，就要保持知足心理。知足是道的本性，追求道就要知足，知足才可以保生。故老子云："知足不辱，知止不殆。""知足之足，常足矣。""知足者富也"，这是他修养的至高境界的感悟。并认为知足的行为表现就是"甘其食，美其服，安其居，乐其俗"。若不知足，则"金玉满堂，莫之能守，富贵而骄，自遗其咎。"由此可见，老子要求以自身为满足，正常的生活不是疯狂地向外索取，而是自以为足。把长寿视为人生自我知足的结果，这也是俗语所说："知足常乐"。老子劝人养生应清心寡欲，其理是欲望充盈（物质享受、精神享受），就耗费了精神精力，如果养生者欲望盛，心灵储藏过多，大部分天性就沦丧，这样离道就愈远，何以求之养生。因此，老子提出"虚其心，实其腹"，以腹养心，以实齐虚。同时要求修心养性，要摒弃物欲贪嗜的畸形生活，而是要坚持饱腹强身、节欲清心的正常生活。从科学文化而言，老子的养生观念，有禁欲的要求，但也是把握一定的度，并非完全反对物欲文明而过苦行僧的生活，只是因人身心发展物欲文明的满足以达协调平衡。老子养生之道除了肉体精神和心理自我调摄之外，还要求注重人在社会上的融洽。在人生的充实和提高方面，讲究谦德和积善成德。他认为"道"具有谦德，道是"万物恃之而生"，但道能"生而不有，为而恃，功成而不居"，"功成不名有，衣养万物不为主"。可见，大道广泛流行万物，无远不到，无所不至。万物依靠它而生长，而它对万物从不横加干涉；它滋润了万物，但从不自以为是；它养育了万物，却从不自居万物之主。它从来就没有私欲贪心，总是那样虚无，因而可以说它很渺小；万物都信赖归附它，可它并不主宰万物，因而又可以说它很伟大。正由于"道"不自以为它"伟大"，才成就了它的伟大。功成不居，具有谦德的人才是真正的行道者。谦德，在老子那里的体现就是柔弱、不争和善下。他认为谦德有利于养生，在于它是道的本性，养性之人若具有谦德，就会有道一样的涵容性和忍耐力。故《老子》云："弱之胜强，柔之胜刚，天下莫不知，莫能行。"又，"江海所以能为百谷王者，以其善下也，故能为百谷王。"养生者，谦德使人像空谷大海样能接纳万物，能承受耻辱和厄运等，最后达到"宠辱不惊"的境地。而且，谦德反而会得到"夫唯不争，故无尤""夫唯不争，故夫下莫能与之争"的结果。这也是老子养生之道，劝告人们要有谦下的态度，以弱者姿态与社会保持协调来达到全生，不仅要顺和社会，与他人谦下相处。要使养生达到更高的层次，还要对社会和他人行善。自谦之德可谓是理想人格。"道"之为"物"无状无象不声不响，体"道"之士则无形无名，戒满戒盈。

（二）静养以长年的旨意

"以静养心"是老子作为人生哲学的主旨以保持心灵的自然纯真。守静是着眼以精神的修养，而非肉体。他的养生理论是"虚静""恬淡修养""营魄抱一"的体道养生方式。以守静为宗旨的老子，明确地提出"静为躁君""清静为天下正"。修炼要以静制动，一切都归于清静。故指出"夫物芸芸，各复归其根；归根曰静，是谓复命。"把静寂不仅看成是一种状态，还视为各种运动的共同趋向。其意为：世界产生于静寂，又归于静寂，生于静寂，死也归于静寂。然而他指出："致虚极，守静笃，万物并作，吾以观复。"只有心灵静寂，才能洞察事物的本质规律，洞察到万物的生长和死亡这一生生不息的宇宙奥秘。修性养生，乃告之要保持天性的守静，身心园融于道境，就可以长生久视。老子强调的守静养生，是"塞起兑，闭其门，终身不勤。""不出户，……不窥牖……。其出愈远，其知愈少。"实际是他强调的心灵虚静，神不外骛，不依赖感官，使自身处于无思无欲的状态，从而保全受之于天的自然本性，则可节省精力而养生，否则，"开其兑，济其事，终身不求。"在修养的最佳守静状态是"婴儿"，要求养生进入"复归于婴儿"样的纯洁。所以他反问道："专气致柔，能如婴儿乎"，这是老子把重返静寂看作是道体的归真。故云："众人熙熙，如巷大牢，如登春台，我独泊兮其未兆，如婴儿之未孩。"意为别人纵乐，而他自己心境恬静，思清意定，不为所动，就好象婴儿在母体怀抱中，无思无欲，天真无邪，独善其身。他认为惟有在"道"（母体）中性命可全。然而，养生之道，万物的生命都始于虚静而又归于虚静。因此，生命是以静态为根基的，所以修身养性应当恢复到生命的静根，才是合于常道。故，一个人只要能以一种"恬淡虚无"的胸怀来对待名利得失，并将向外过多追逐的精神收回来，用于关照自己的身心，就能够维护自己的身体康泰，以防疾患的入侵人体。这一养生的目的，强调守静是保持身体和精神的合一，与自然和谐，从而可以延年。

二、庄 子

庄子（约前369—前286）。是战国时期宋国蒙（今安徽蒙城）人，先秦时期著名的思想家、哲学家和文学家。他的代表性思想是："吾生也有涯，而知也无涯；以有涯随无涯，殆已！已而为知者，殆而已矣，为善无近名，为恶无近刑；缘督以为经，可以保身，可以全生，可以养亲，可以尽年。"即认为人们的生命是有限的，而知识却是无穷的，以有限的生命去追求无穷的知识，势必体劳神疲了。既然如此，还在汲汲不停地追求知识，那可真是十分危险了！做了世人所谓的善事却不贪图名声，做了所谓的恶事却不至于面临刑戮。遵从自然的中正之道，并把它作为顺应事物的常法，这就可以保健身体，就可以顾全性命，就可养护精神，就可以终享天年。庄子从养生学的角度认为，既不做坏事也不做善事，则可以颐养天年，体现出顺从天道而摒弃"人为"的"清净无为"的人生哲理。但是，这不能理解为庄子反对慈善思想、否定仁爱孝悌。庄子在《庄子·大宗师》中提出"天与人不相胜也"的睿言，深刻地表达了人与自然平等的至理。他认为天下万物都有各自的本性，有自己发展变化的特定规律，人们正确的做法是顺应它们各自的本性，遵循它们各自的规律。从而平等、宽容、仁爱地善待天下万物，做到与自然万物和谐融洽，实现人生的终极追求和最大欢乐。他认为诸侯之门是无仁义的，主张"富而使人分之"，认为富有了就应把财物分给众人。庄子认为"爱人利物之谓仁"，应该效法"古之畜天下者，无欲而天下足，无为而万物化，渊静而百姓定"。即不仅提倡"爱人"，也主张"利物"，把仁的道德追求扩展到自然万物，听任自然的"道"归结于事物的自然本性。庄子认为，"和"是天德、天道的本性，是万物生成的缘由，借用"和"的范畴，表述一种融洽协调平缓的状态和境界，涉及自然和谐、家庭和美、人际和顺、社会和谐等多方面的内容，使得慈善之政拓展到一个更加广阔的高度。

如"积善修德"的劝善理念，在老庄的慈善思想影响下，在以后的年代得到不断充实和发展。《太平经》提出的建立"太平世道"的蓝图，不仅与儒家提出的"大同世界"思想基本相似，而且还要求人们敬奉"好善"的教义，体现出"乐以养人""周穷救急"的慈善观。《太平经》中指出："积财亿万。不肯救穷周急，使人饥寒而死，罪不除也"，从善恶报应论出发，指出人的恶善行为报应要追溯到前五代和后五代。道教中的"承负说"提出，如果自身能够行大善，积大德，可以避免祖宗的余殃，并为子孙后代造福。这种理念在民间社会推动了道教信徒行善事的义举活动。晋代葛洪（283—343）在《抱朴子》文中宣扬极端神秘色彩的因果报应思想时，也蕴含了积善修德的理念。他说："欲求长生者，必欲积善立功，慈心于物。恕己及人，仁逮昆虫，乐人之吉，愍人之苦，赈人之急，救人之穷，手不伤生，口不劝祸，见人之得如己之得，见人之失如己之失……如此乃为有德。受福于天，所作必成，求仙可冀也。"他认为，必须积累善行，建立功德，具备慈善为怀、助人为乐等高尚的道德情操，老天才会福佑你，升仙才可望。若多行不义，罪过深重，不但不能成仙，反而会减去你的阳寿，不要以为做了恶事无人知晓。积善长生成仙，积恶寿命减损。后来，人们将葛洪生命伦理观的思想进一步陈述，改编为通俗的道教劝善书，对民间慈善事业的发展产生了深远的影响。在唐宋道教发展的鼎盛时期，唐代著名道士和医学家孙思邈（581—682）在其著作《千金要方》中处处体现出以医济世的慈爱思想。如他的仁心仁术推动了社会上设立施医给药的惠民药局、医治所等慈善救济机构的善举活动。大致在北宋末年编纂的《太上感应篇》也是一部著名的劝善书。它以道司命神"太上君"规诫方式，列举种种善恶行为作为趋善避恶的标准，认为"积善天必降福，行恶天必降祸"。两宋时期慈善活动普及与《太上感应篇》《文昌帝君阴骘文》等道教劝善书的四处传播，推动了民间行善义举渐渐蔚然成风。行善、好善、劝善的道家慈善思想与养生修德，同样成为中国古代社会慈善伦理传统思想的重要组成部分。

（一）逍遥自得的养生内涵

庄子是一个深思默想、不求功名、隐士型的思想家，长期过着隐居的生活。他一生淡泊名利，主张修身养性、清静无为。他生活在战国时期，与梁惠王、齐宣王同时期，约比孟轲的年龄略小，曾做过漆园小吏，生活很穷困，但他不接受楚威王的重金之聘。在道德上其实是一位非常廉洁、质直、有相当棱角和锋芒的人。在当时世态的岁月，他不慕功名，无意于仕途，甘愿逍物外，是不多见的人物之一。自他退隐与世无争之日，便主张在精神上的逍遥，所以在形体上，试图达到一种不需要依赖外力而能成就的一种逍遥自在境界。庄子的养生观念，是主张宇宙中的万事万物都具有平等的性质，人融入于万物之中，从而与宇宙相终始。提倡护养生命的主宰亦即人的精神是要顺从自然的法则，要安时而处顺。在修心养性方面，他要求重视内在德的修养，德性充足，生命自然流注出一种自足的精神力量。养生中他所持的宇宙与人的关系是"天人合一"，是物我两忘的理念，所以他有着通达的生死观。庄子认为"天道"给了我们的形貌，我们要做的是不要因为好恶而损害自己的本性。他这一理念是超越了任何知识体系和意识形态的限制，站在天道的环中和人生边上来反思人生，是一种生命的哲学，这一思考也具有终极的意义。

养生是庄子思想中的一个重要内涵，从其养生观念可以联系到庄子哲学的整个体系。庄子哲学的出发点与儒、墨、法等家不同，并不注重对于现实社会问题，尤其是所谓国家大事的探讨，他主张生命与生活是大事。故他玄虚论道的根本目的，还是在于论人之生，如在《庄子》中提出"活身""全形""尊生""卫生"和"达生"等一系列的养生课题。

（二）顺应自然的养生观

顺应自然，保全身性，是庄子养生思想的根本。他将人视之为自然界生物中的一物体。《秋水》篇言："号物之数谓之万，人处一焉。"人只不过是万物之一，四海之内，天地之间一粟也。而天地在宇宙之间又犹如稊米，在这稊米之上有万物，人只是万物之一。因此，我们将自己置于宇宙之间所占的位置，"眇乎小哉"。人之身体就是一个自然，基于人是自然界之一物，则归根到底是出于"无"即是出于"自然"的，那么养生则是自然而已。故庄子养生的第一要义就是"顺从自然之道""委与自然"。以养生保全自我，不以人害天，不以物害己。如《养生主》开卷所云："吾生也有涯，而知也无涯。以有涯随无涯，殆已；已而为知者，殆而已矣。为善无近名，为恶无近刑。缘督以为经，可以保身，可以全生，可以养亲，可以尽年。"这也就是说人的生命是有限的，但知识的海洋却浩瀚无边，用自己有限的生命去追求无限的知识是危险的。既然如此，还要不停地去追求，那就会陷入更加危险的境地而难以自拔。这实质是在告之人们，不要过分积极地追求身外之物，它不仅是难以如愿以偿，而且会摧残身心健康。"缘督以为经"，也就是说，人们必须顺应自然的"中道"以处理人与外物的关系，不要拼命追求外物。人们只要能顺应自然，"依乎天理"，就一定可以养心、保身、全身以尽天年。

以天合天，安时处顺，庄子的养生观念是以自然无为为主。他认为天道有常，天地自然地运行，并不需要人为的干涉，也没有主宰意志的掌握，一切都是自然而然的，然而却能够草木繁茂，四时有节，阴阳平衡，万古常新。这正说明天道的本质属性正是"自然"，正是"无为而无不为"。庄子将养生和养形区别开来，对人生意义的理解由此上升到了更高的层次。一方面，人的诞生是"道"的委托。生命一经出现就表现为遵循生命自身的生的法则存在的形式。具体的个性原则同时又要不脱离开"道"，不脱离开宇宙万物的整体和统一性而独立存在。养生修炼要遵从于道，"天地与我并生，万物与我为一"，顺从其必然，安时处顺。《庄子·人世间》养生"心斋""坐忘"，入静养神，引仲尼与颜回的对话云："回曰：'敢问心斋'，仲尼曰：'若一志，无听之以耳而听之以心，无听之以心而听之以气！听止于耳，心止于符。气也者，虚而待物者也。唯道集虚。虚者，心斋也'。"所谓"心斋"就是说，养生修炼而言，只有排除内心一切杂念，对外界听而不闻，心守虚寂，心中无知无欲，用"气"聚集起来去感受"道"，摒弃一切思虑、欲望、知觉，这种虚静而得道的状态，就是"心斋"了。所谓"坐忘"，可见《庄子·大宗师》："堕肢体，黜聪明，离形去知，同于大通，此谓坐忘"。意谓：遗忘了自己的肢体，抛开了自己的聪明，离弃了本体忘掉了智识，和大道融通为一，这就是"坐忘"。道家养生炼气以静坐为主。练功至静态，一切感官和思维的活动暂时停歇，进入到练功态的一种虚无缥缈、恍恍惚惚的感觉，此时物我两忘，人与自然浑然一体，心、身得到净化，这种状态就是庄子养生修炼要达到"坐忘"的境界。"心斋""坐忘"都是养生要求"入静"的状态，庄子主张保持寂静的心理调整状态，不劳累精神，使消耗精力减少，以养心神。故云：广成子南首而卧，黄帝顺下风膝行而进，再拜稽首而问曰："闻吾子达于至道，敢问，治身奈何而可以长久？"广成子蹶然而起，曰："善哉问乎！来，吾语汝至道：至道之精，窈窈冥冥；至道之极，昏昏默默。无视无听，抱神以静，形将自正。必清必静，无劳汝形，无摇汝精，乃可以长生。目无所视，耳无所闻，心无所知，汝神将守形，形乃长生。"用寂静来抱守精神，一定要做到寂静清明，不劳累形体，不摇动精神，就可以获得长生。《天道》云："静则无为，无为也，则任事者责矣。无为则俞俞。俞俞者，忧患不能处，年寿久矣。"庄子认为，静定就能够无为；无为就能够从容自得，从容自得的人可获得长寿。因此，庄子养生之道，要求修炼之人保持心气恬静平和，合乎自然，顺乎自然，以养心神而延年。

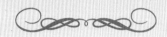

第六章　佛家的慈善思想与养生

第六章 佛家的慈善思想与养生

公元前 6 世纪印度的佛教学说，在西汉末年由西域传人中国内地。受中国传统文化伦理思想，特别是儒家思想的影响，逐步形成了中国佛教文化伦理思想中的人生善恶观，它以通俗的教化劝导人们止恶从善。佛教的修善、慈悲、因缘理念是伴随着佛教的慈善思想与养生而日渐丰富，避恶趋善，修善则成为中国佛教文化伦理的重要范畴。在魏晋南北朝时期，佛学得到进一步发展，产生子大量的劝善典籍。唐宋时期，佛寺掌管的悲田养病坊和福田院等慈善机构发挥了一定的社会救济作用。佛家的"昼夜常念善法，昼夜思惟善法，昼夜观察善法"的总纲，成为中华民族的社会福祉，是长期发展而永不熄灭的智慧之光。

一、慈爱众生的慈悲理念

佛教学说十分强调欲成圣佛需有胸怀慈悲的友爱之情，并把慈悲扩大到一切众生。《大智度论》卷二十七中说："大慈与一切众生乐，大悲拔一切众生苦。大慈以喜乐因缘与众生. 大悲以离苦因缘与众生。"佛主视一切众生为其子，解除人生苦恼，给予人生幸福，是佛主自有的慈悲心。但是佛教的这种慈悲，不单在于人，也被涉及一切有生之物，即所谓的"草木国土，悉皆成佛"。这种慈悲精神贯穿于佛教的全部教义，成为佛教徒投身慈善事业的理论基础。菩萨是大乘佛教的修行者、实践者，承载着救助一切生者的责任。对众生伸出慈爱之手，解苦恼者之忧，施贫困者所需，与患病者以药。中国佛教的著作，大多以慈悲为出发点，引用经典，示以例证，规劝世人重视慈善事业。如《大宝积经》提出"慈爱众生如己身"，就是表明佛家把众生视为自己的一体。佛学还释义，信徒要摆脱恶有恶报的轮回，必须出离三界，用慈悲精神来普度众生。《大宝积经》倡导"能为众生作大利益，心无疲倦"，宣扬以全身心能力慈爱众生是人生最高的境界。《法华经》所咏的"大慈大悲，成无懈怠，恒求善事，利益一切"，把赈济、养老、育婴、医疗等救济活动看成是慈悲之心的外化表现。外来佛教与中国本土文化融合，形成了中国佛教注重劝导人们慈悲为怀的伦理宗教特色。

二、断恶行善的修善理念

佛学认为"善恶是根，皆因心起"，于是制定了从思想到言行等一系列戒律来约束信徒，以断恶行善。如佛门宣扬的"十善十恶"之说，就是教化人们要从内心里产生出崇尚贞善的力量。

"三福、五戒、十善"的佛教教义中蕴含有慈善思想及行善方法的内容，提出"修三福""持五戒"的修善戒律。也是要求信徒们应该"奉事师长，慈心不杀，修十善业"，戒除各种邪恶行为。《大乘义章》卷十二说："言布施者，以己财事分布与他，名之为布；掇己惠人曰之为施。"表明布施者要从慈悲心出发，惠人以财，普施财物。《优婆塞戒经》则说出布施的目的，其卷五说："智人行施，不为报恩，不为求事，不为护惜悭贪之人，不为生天人中受乐，不为善名流布于外。不为畏怖三恶道苦，不为他求，不为胜他，不为失财。不以多有，不为不用，不为家法，不为亲近。"就是说这种布施。绝非为求报酬，只为他人安乐，完全出于自己的怜悯心、慈悲心。诸如在"修福田"等"布施"活动中，将行善比作农民播种农田必有收获，多行善事在前，回报即会在后的慈善观念，以此劝导人们多行善举，多积功德。大乘佛教还将布施分为财布施、法布施和无畏布施，教导人们施财救困、解除迷惘，帮人免除畏惧，提倡爱语与利行，度此众生；劝勉教徒"诸恶莫作，众善奉行"。这种自利利他、自觉觉人的行愿精神，对信徒和民众产生了一种世俗伦理和舆论习尚的约束力，人们在行善有爱心的行动中也是一种养生之方。这种奉献的行为，形成了慈心向善、慈心行善的社会氛围，从而成为中华民族传统美德的重要内容。

三、报众生恩的因缘理念

在中国的佛教教义中强调四恩：所谓四恩有各种说法，一般依《心地观经》说，即佛、法、僧三宝之恩、父母之恩、国家之恩、众生之恩。这里的众生之恩，是指一切众生之恩、社会之恩，报众生恩的行为也应该说是慈善的一种形式。众生恩为佛教独有，源于万物一如的思想、一切平等的观念，因为众生都属于社会共同体的属性。不仅报有生命之物的恩，也报无生命之物、无情之物的恩。东晋南北朝时期的著名高僧慧远依据《阿毗昙心沦》中"若业现法报，次受于生报，后报亦复然，余则说不定"的偈语，撰成《三报沦》，系统地发挥了三世轮回的因果报应学说。佛教因果报应说产生的道德约束力，使信徒相信因果报应不但对现世，还对来世发生作用。在这种道德说教的影响下，上至统治阶层，下及普通百姓，无不产生怵惕之心，从而不断警省，去恶从善。于是，佛教善有善报、恶有恶报的思想绵延千百年，一直成为中国人维护道德伦理的精神支柱之一。因果报应轮回之说，将善恶行为的源头和潜在影响放到了承续相沿的时空领域，导出由前世引发今世并延伸来世的因缘关系，形成了具有规范人们善恶行为的内在威慑力。当佛教的善恶因缘轮回观念渗透到社会伦理生活中，佛恩思想以及众生恩等思想，则成为社会救济在宗教方面的指导原理之一，唤起了不少民众的道德自觉和自律，逐步生成了中国民间社会的慈善伦理观念和健康的身心修养。

四、佛教养生要义

佛教养生的要义是心身健康、延长寿命、明心见性，以期修正成佛。

虽然中国佛学与发源于印度及弘扬于世界各国的佛学一脉相承，不过中国佛学有特殊的面目与系统。中国佛学的特质就在于禅。

中国佛教的养生文化与中国传统养生文化有巧妙的结合。从总体上来看，中国佛教的养生长寿方法分为南北二支，南支注重于"理义修心"养生法，北支注重于"静坐修心"养生法，两者同工异曲，都提倡禅定的修心。

禅，为梵文"禅那"Dhyana 的音译，其义为"静虑"。早在释迦牟尼之前，禅法作为古瑜伽的重要一脉，流行广泛。《奥义书》时代的禅法，主要特点是：闻声以入道，舍念而达梵。

（一）居食医药

佛教在居食上比道教更为讲究。生活起居上，讲究远离尘世，寻幽深之处进行修行，并有"色戒"，不允许进行两性的接触。在饮食上有"斋戒"，不吃肉腥之食。佛门内中的僧尼有此二戒乃是教内修行的需要，俗家弟子，或者对于佛门之外欲修禅的人来说则没有什么具体要求。远在唐初唐太宗李世民就下旨允许曾有恩于他的少林寺武僧可以开戒食荤，以增强体质。为了长寿养生的教外之士在修习禅定的时候，不必"色戒""斋戒"，不可过分压抑自己而出现心理健康问题，从而影响身体健康。所以为了保证身体和心理健康，适度的营养是必须的，适度的家庭生活也是必须的，但不管是性生活还是饮食，都要有所节制。

佛门弟子十分重视医药在修身时的功用。易筋经中就有服药法："练壮之功，外资于揉，内资于药。行功之际，先服药一丸。约药入胃将化之时，即行揉功，揉与药力两相迎凑，乃为得法，过犹或不及皆无益也。行功三日，服药一次，照此为常。"内壮药："野蒺藜（炒去刺）、白茯苓（去皮）、白芍药（火煨酒炒）、朱砂（水飞）、熟地黄（酒制）、甘草（蜜炙）各五两、人参、白术（土炒）、当归（酒制）、川芎各一两为细末，炼蜜为丸，重一钱，每服一丸，汤酒任下。一云：多品合丸，其力不专。另立三方任用，只须一味任用。"

佛门弟子借助于药物的补益功效来促进修行的功力增进，也借助药物的作用来防止疾病。

（二）炼心修性术

1、修心养生

佛教与道教一样，十分讲究炼心修性，但是与道教又有很大的区别，这主要表现在"禁欲"和"来世幸福"上。

佛教认为一切众生皆有佛性，只是各人修行的深浅而决定其所达到境界的高低。只有当"无量烦恼悉除灭已，佛便现前"。佛教中的"佛"，是指具有大智慧且心身自在的人，也是佛教徒修证的最终目标。

佛教认为，"人性本净"，因此，"万法在自性"。在世界面前，众生之本原心性是平等的。

"譬如雨水，不从无有，元是龙能兴致，令一切众生，一切草木，有情无情，悉皆蒙润，百川众流，却入大海，合为一体，众生般若之智，亦复如是。"

要炼好心修好性，就必须放下一切而不离一切。如唐代净觉禅师说的：

"真如妙体，不离生死之中；圣道玄微，还在色身之内。色身清净，寄住烦恼之间；生死性起，权住涅槃之处。故知众生与佛性，本来共同。以水况冰，体何有异？冰由质碍，喻众生之系缚；水性通灵，等佛性之圆净。"

在这里，净觉禅师要人们像冰释成水一样，挣脱"质"的障碍，以求得"心净""圆净"，让心性清净，以证佛道。

佛门高僧慧能发展了前世的炼心修性理论，提出了"心修"学说，即"我心即佛"。他说："我心自有佛，……菩提只向心觅，何劳向外求玄？……佛心见者，只汝自心"。这与庄子的"心斋"是同工异曲的。为了达到"我心即佛"的炼心修性境界，他进一步提出：

心是地，性是王，王居心地上，性在王在，性去王去，性在身心存，性去身心坏。佛向性中作，莫向身外求。

佛教崇尚"善"，这点与道教的思想观念是一致的。"善"是炼心修性的根本。慧能大师提出：

心地但无不善，西方去此不遥；

若怀不善之心，念佛往生难到。

慧能大师不但在理论上阐述了炼心修性，还提出了具有指导意义的方法论——内调心性，外敬他人。这是难能可贵的。佛教认为将"心"与"性"修好了，就能得"道"成"佛"，从而健康长寿，大智大慧。

2、修德养生

炼心修性，首先要修养出一个好的道德情操来，只有具备良好的品德，才有可能修习出一副好的心性。

修养道德情操，关键在于自觉地在日常的生活中注意发扬人性中"善"的优点，抑制甚至最终消灭人性中"恶"的缺点。

怎样才能使人修养出一个好的品德呢？

（1）陶冶性情

陶冶性情，不是一两天就能做好的，而是一个长期的工作。在日常生活中，要求我们注意，时时保持意静神宁，遇事均以心平气和而处之，这样，喜、怒、忧、思、悲、恐、惊人性七情就不会妄动了，人体的气机也就自然畅和，人的心性也就宏达明朗了。

（2）开阔心胸

一定要有一个开阔的心胸，不管遇到什么事情，都要泰然处之，不可耿耿于怀，要做到心胸无时无处不"坦荡荡"，"大肚能容容天下最难之事"，乐观开朗，知足常乐。

（3）克除私欲

私欲是阻碍人心性修养的桎梏，克除私欲，是涵养道德的根本。所谓私欲，并非人心中一切欲望，这里指的是那些损人利己的欲望。克除私欲是一项长期持久的功课，而且是必须做好的功课。

（4）根治陋习

人的习性有好有坏，好的习性利人利己，被誉为美德，而坏的习性损人也损己，是人炼心修性的一大障碍，必须根治。如果有自傲、任性、嫉妒、瞋恨、自卑、诡诈、奸滑、虚伪等等陋习，必须时时谨防，注意根治，否则难修正德，难成正果。

（5）助人为乐

助人为乐，是一个人具有高尚品德的衡量器。佛教教义中强调的"广行善事"，实际上是要求人们助人为乐。时时先人后己，助人为乐，那么，情性也就在无形中被陶冶了，心胸也就自然而然地开阔了，私欲、陋习也就没有萌生的机会了，人的品德就在助人为乐中得到了修养。

3、入静炼心修性

"静"是道佛二教炼心修性的主要方法。

"致虚极，守静笃。万物并作，吾以观复。夫物芸芸，各复归其根。归根曰静，静曰复命。"——《道德经》

"静"能使人心洁意纯，也就是说，能够净化人的灵魂，涵养人的道德。

炼心修性的最终目的是让人做到"相离无念"，就是让心性"灵空"，从而实现"万象有而非有，一心空而非空"的修持境界。

所谓"有非有"，"空非空"，指的是人内心的一种状态，即人的意念尚存，但却无他想，不为外界诸般事物所干扰，不为内心诸般情绪所困惑。

笔者认为：慈善养生要与"止于至善"为目标，就会有一种崇高的精神追求和坚定的信念。养生要进入"心静如水"，"外物无以动其心"，即不被客观事物所干扰左右。这里的"静"可以理解为志向宏伟，不为一时的顺逆而动心之沉静；淡泊得失，万事无足以绕心之平静；见识高远、成竹在胸，虽千头万绪也可心绪不紊之宁静；每逢大事，临危不惧之镇静；守持自心，不为外物所动之安静。"静"是一种境界，也是一种修养。要达到这种境界，需要在很多方面努力，其中一个重要的方面，就是要有心理的健康，以一颗平常心待事待物，保持心理平衡。

"静而后能安，安而后能虑，虑而后能得"。心静则安，即心安、身安，不随波逐流，即使处于不利的环境之中，也能把握住自己，这样便能事事思虑周祥，而后必有所成，做一个有智慧、有道德修养的人。

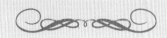

第七章 墨家、法家的慈善思想

第七章 墨家、法家的慈善思想

自从中国进入阶级社会以后，民众的作用逐渐为统治阶级所认识。学术界普遍认为，对民众的重视是从商周时期开始的，实际上商朝开国之主成汤对民众的重要性已有所认识，因而采取利民、保民之策，从而代夏以兴。在先秦诸子百家中，除了儒家和道家的民本主义在社会上有着重大影响力外，管仲以及墨家、法家等学派也提出了内容丰富的慈善观点和理念，它们共同构成了中国古代的慈善思想。

一、法家"惟法惟治"的济贫思想

法家是春秋战国时期诸子百家中的一个重要学派，其主要代表人物商鞅（约前390—前338）是战国时期的卫国人，著名的政治家、思想家。另一位代表人物韩非（前280—前233）是战国时期的韩国人，著名的哲学家和法家思想的集大成者。战国时代的韩、赵、魏三国陆续实施变法，改革上层建筑，使国家富强起来。魏国的李悝变法，取缔旧的宗法制或宗法残余的世卿世禄制度。提出"尽地力之教"，认为要尽力生产，发觉地利，加强储备，应付荒年；制定法律，平衡农民和市民之利。吴国的吴起变法。打破旧的世卿世禄制度，提倡开垦荒地，发展生产，宣布"明法审令，捐不急之官"，"抚养战斗之士"，"要在强兵"。商鞅在《去强篇》中提出："治国之举，贵令贫者富，富者贫。贫者富，富者贫，国强。"也就是说，商鞅认为应该由国家倡导富者散利施财，对贫困者进行慈善救济，让贫困者逐步富足起来，国家才能强盛。在济贫方面，商鞅主张由政府来调节贫富悬殊问题，对那些懒惰且无积蓄的人，通过教化手段促其消除贫困。

韩非提出不务德而务法，要用法来治理国家，主张一切断于法，"惟法惟治"。他认为治理百姓，如同管教子女一样，讲仁爱慈善，道德教化是没有用的，只有法治才是最有效的手段。他和商鞅一样，不相信慈善能够解决国家治理问题，但是在如何富民方面，还是主张采用"惠民"政策，施惠于民。但他反对以向富人征收重赋的方式来救济贫困者，认为劫富济贫容易滋生贫者的惰性现象。法家主张以刑赏为治国方略的观点特别强调依法治国，倡导耕战，强化君主专制和独裁，认为"权"才能驾驭人的名利思想，"法"才能规范社会的思想和行为。法家不认同儒家所提倡的慈善思想，但是法家追求强国的措施却也鲜明地鼓励以发展农耕来抵御自然灾害、救助贫困民众，推行国家倡导的散利施财、施惠于民的政策。以刑赏替代慈善来救助贫苦民众，不失为崇尚武力时代对慈善的一种变革。

二、管仲——法、德惠教互助的观念

管仲（约前725—前645），安徽颍上县人，春秋战国时期著名的政治家、思想家。战国时期，孟子对西周以来产生的民本主义思潮作了高度的理论概括，曾提出"君轻民贵"的口号。管仲则将"以百姓为天"的思想融汇到治国方策中，《管子·轻重法》记载，齐国宰相管仲在与春秋首霸齐桓公讨论如何"致天下之民"，即收民心为我所用时，管仲提出了"兴德六策"和"九惠之教"。他认为法与德在治理国家中有着不同的社会作用，二者可以并用、互补。"法"是治民众的规范，行政施令的基础，必须采用强制性手段"禁奸邪""禁淫止暴""治国使众"。"德"是统一人们思想行为、维持社会稳定的根本保证，要通过教化因势利导，以化其恶，以养其德。兴德六策的内容是"匡其急""振其穷""厚其生""输之以财""遣之以利"及"宽其政"，其中多处涉及社会救济与慈善救助的内容。六策提出"养长老，慈孤幼，恤鳏寡，问疾病，吊祸丧"，即敬养老人，慈恤幼孤，救济鳏寡，关心疾病，吊慰祸丧。还包括"衣冻寒，食饥渴，匡贫窭，振罢露。资乏绝"等内容，即给寒冷的人以衣服，给饥渴的人以饮食，救助贫陋，赈济破败人家，资助赤贫。管仲提出的这些救助政策，基本上包括了对老人、儿童、穷人、病者、孤寡等弱势群体给予各种慈善救济的思想和措施。《管子·人国》的九惠之教内容是指："一曰老老，二曰慈幼，三曰恤孤，四曰养疾，五曰合独，六曰问疾，七曰通穷，八曰振困，九曰接绝。"管仲的意思是. 在城邑和国都要设有"掌老""掌幼""掌孤""掌养疾""掌媒""掌病""掌穷""掌困""掌绝"的官员，随时深入到百姓中了解实际情况，为百姓解决具体问题。若推行这些政策，可以使幼有所养，老有所终；孤残有助，鳏寡有居；贫困得济，烈士得祭。他提出对这部分弱势群体施行慈善之举的方法有：各官方机构负责派专门人员管理老年人的晚年生活；设立专职掌管幼儿的机构；适当减免有子女家庭的赋役，对多子家庭给予额外粮食等补贴；对孤儿派人探视，对收养孤儿家庭免除征役；对残疾人要照例由官方收养，给他们提供食物；撮合孤寡老人成立家庭，给予田宅；对疾病患者要关心，提供康复服务等等。在管仲看来，"民贫而生乱，民富而得治"，治国的核心问题是富民，治国的根本任务亦是富民，富民的根本前提是"夫民必得其所欲，然后听上。听上，然后政可善为也"。管仲认为推行这些慈善措施，重视赈穷济困，可以避免"强者凌弱，老幼孤独不得其所"。他提醒统治者若实行一些爱民、惠民政策，取悦于民，还信于民，百姓就可以安居乐业。齐国之所以能称霸诸侯，与管仲推行的以慈善为主要内容的爱民、惠民政策分不开。这种政策不仅在齐国推行，当齐桓公成为霸主，大会诸侯时，甚至要求各诸侯国也施行"养孤老，食常疾，收鳏寡"的政策，足见其影响之大。

（一）管仲论精气养生

管仲在自然观上提出了独特精气说，且较多地从人的生命构成上论述精气，从而把精气看作是生命的物质基础，并形成了精气生命观。在中国哲学史的研究中，《管子》中的《心术上》《心术下》《白心》和《内业》等四篇把"精气"看作是构成万物的本源，是养生史上最早提出系统的"精气说"。《管子·内业》开宗明义便是"凡物之精,此则为生,下生五谷,上为列星。流于天地之间,谓之鬼神;藏于胸中,谓之圣人",提出了自然万物的本源论述。他认为古代哲学自然观与自然科学融为一体,无明确的划分;而且,古代的科学研究往往以一定的自然观作为基础和依据。尤其是中国古代的医学,凡是涉及医学理论问题,都与自然观有着密切的联系。他在《内业》篇提出的精气说,既是古代的自然观,又是其阐述医学养生理论的重要概念。故《管子·内业》篇认为精气是构成人体生命的基本要素,与构成自然万物的精气是同一种物质。他认为,精气是构成自然万物的基本要素,这就是所谓的"凡物之精,此则为生";又认为,构成人体生命的基本要素也是精气。如《内业》中云:"凡人之生也,天出其精,地出其形,合此以为人;和乃生,不和不生。"此论及,人既有形,既肉体,又有精气,是肉体与精气的和谐结合。又及:"夫道者,所以充形也。"这里的"道",就是"精气";"形"就是人的肉体。既然构成人体生命的基本要素,与构成自然万物的精气是同一种物质,所以《内业》篇在论述人体的生命构成时,及解释作为人体生命的基本要素精气时,必然应涉及自然万物由精气构成这一自然观问题。因此,《内业》中提出自然万物由精气而构成,然而,人体生命是由精气而构成。

所以,在《管子·内业》篇云:精气对于人体生命的重要性与精气对于自然万物的重要性是一致的。其认为,精气是构成自然万物的基本要素,因此,"万物以生,万物以成"。同时,精气又是构成人体生命的基本要素,然"人之所失以死,所得以生也"。这是他论述精气对人体生命的重要性,与精气对于自然万物的重要性。因此《内业》篇中"万物以生,万物以成"的自然观问题,提出了"人之所失以死,所得以生也"这一人体生命自然观的论述。

另外,在《管子·内业》篇中,也强调了人与其自然万物的共同之处。故《内业》篇云:人与自然万物都是由精气而构成,人的生、死与其自然万物的存在、消失,都是取决于精气。既然如此,人体生命问题的医学养生学就可以和自然万物本源的自然观问题联系在一起。

又,《管子·水地》篇论五行与人体脏腑学的应用。在古时期,阴阳五行学说的形成和发展,《管子》吸取了古人阴阳与五行学的基本思想,他将二者有机地融为一体,建立了完整的阴阳五行体系。《黄帝内经》的阴阳五行思想,是用以阐释人体的生理、病理等医学问题,形成了中医学的五行脏腑理论。在此值得我们探究的是,《管子》在建立完整的阴阳五行学说体系的同时,已经运用阴阳五行的归类方法,将人体的脏器属性分为五类,以木、火、土、金、水五行相配合,这包涵了初步的五行脏腑观。如《管子》提出,人体脏腑与五行相配合的论述,在《水地》篇中云:"五味者何?曰五脏。酸主肝,咸主肾,辛主肺,苦主心,甘主脾。五脏已具,而后生五内,其形体所属:脾生肉,肺生皮毛,肾生骨,肝生筋,心生脉。五内已具,而后发为九窍。脾发为口,肝发为目,肾发为耳,肺发为鼻,心发为舌。"从《管子》论五行与人体养生与万事万物的五行属性相互关系可从如下列表查对:

五行	水	火	木	金	土
数字	一、六	二、七	三、八	四、九	五、十
方位	北	南	东	西	中
季节	冬	夏	春	秋	长夏
颜色	黑	红	青	白	黄
五味	咸	苦	酸	辣	甜
五臭	朽	焦	膻	腥	香
五气	寒	热	风	燥	湿
五音	羽	徵	角	商	宫
五声	呻	笑	呼	哭	歌
五脏	肾	心	肝	肺	脾
五窍	耳	舌	目	鼻	口
五体	骨	脉	筋	皮毛	肉
五液	唾	汗	泪	涕	涎
情绪	恐	喜	怒	忧	思
五性	智	礼	仁	义	信
天干	壬、癸	丙、丁	甲、乙	庚、辛	戊、己
地支	亥、子	巳、午	寅、卯	申、酉	辰戌、丑未

（二）道德修养为养生之本

《管子》养生理念是以中医学精气生命观、五行脏腑观为基础理论，倡导道德修养为本。他在《中匡》篇云：国君要树立威信，就必须要"三为"，指出了"始于为身，中于为国，成于为天下。"也就是人的养生开始，首要是养护身体"为身"，有了健康的身体，就要为国家，为社会做奉献。故《中匡》篇管仲对齐桓公说："道血气，以求长年、长心、长德，此为身也。"他所及"为身"，既要养护身心，使气血通达和畅，也要求"长心""长德"，即修养道德为本。言及"道血气，以求长年"，就是养生的方法，但是"长心""长德"是养生的基础。值得研究的是《管子》将养生与道德修养、树立国君的威信联系在一起，而且视之为养生之本。同时，他在《戒》篇讲到养生禁忌，如管仲对齐桓公的劝戒说："滋味动静，生之养也；好恶、喜怒、哀乐，生之变也；聪明当物，生之德也。是故圣人齐滋味而时动静，御正六气之变，禁止声色之淫，邪行亡乎体，违言不存口，静然定生，圣也。"这是《管子》认为，作为圣人，不仅要有高尚的品德和过人的智慧，而且也要懂得养生之方，注重"滋味动静"，饮食调节，遵循自然界的四时节季规律，即"齐滋味而时动静"。这一论述是《管子》的养生理念，他建立在"天人合一"、顺应自然的的养生之道，通过调心、调身、调息的养生方法，以达强身长年。在战国时期养生行气练功的主要著述有《管子·内业》《行气玉佩铭》《庄了·刻意》等。而《管子·内业》的养生练功思想主要是：内养精气、动静相合、治心守一，内外兼修。

1、《管子》提出的精气生命观认为，精气是构成人体生命的基本要素，内养精气以养护生命的健康延续。而养生之道首要养气，气乃神之祖，积气则可成精，精乃气之子，气者，精神之根蒂也，积精则以全神，精气神旺则是延年之本也。这里指出人体生命的基本要素，也是我们养生的基本原理。

2、《管子·内业》论述养生应养护精气，生精养气。就精气与人体的生命活动本质而言，《内业》篇认为，精气对于人来说，具是流动性，"灵气在心，一来一逝"，这是不可以感官把握。所谓"杲乎如登于天，杳乎如入于渊，淖乎如在于海，卒乎如在于已。是故此气也，不可止以力，而可安以德；不可呼以声，而可迎以意。"因此，要留住和获得精气，必须用"德"与"意"，就是要用正的德留住精气，用静的意去获得精气，做到"正"与"静"，必须正静结合。谓之正，是要节制七情六欲，求得平正的心态，当然也应培养高尚的品德。《内业》篇云："形不正，德不来；……正形摄德，天仁地义，则淫然而自至神明之极，照乎知万物。"并且指出："凡道无所，善心安处。"认为养生者，培养仁义道德，与人为善也会有利于留住和获得精气。所谓静，就是不受私心杂念和外界之干扰，心气平和。《内业》篇说："心静气理，道乃可止。修心静意，道乃可得。心能执静，道将自定。"认为心静就能留住精气，就能获得精气。关于心如何才得以"静"，《内业》篇云："中守不忒，不以物乱官，不以官乱心，是谓中得。"认为排除了私心杂念，以及外界对感官的干扰，就能够达到心静，这就是所谓"中得"。《内业》篇又及："彼道自来，可籍与谋，静则得之，躁则失之。"他认为养生修炼，心静则精气自然而至，心燥，则会失去神清与精气。故《内业》云：做到了既正又静，正静结合，就能留住和获得精气，谓之，"能正能静，然后能定。定心在中，耳目聪明，四肢坚固，可以为精舍。……形不正，德不来；中不静，心不治。"总而言之，做到正静结合，心就能够平定，心态平定，就能耳聪目明，四肢强壮，这样就可以成为留住精气的地方；如不能正与德，且心不静，养生则无以积聚精气，故正静的修养是练气养生之要。

3、另外《内业篇》养生之要强调的正静相合，指出要"治心守一"，即"心"的正与静。如《内业篇》云："我心治，官乃治，我心安，官乃安。治之者心也，安之者心也。心以藏心，心之中又有心焉。彼心之心，意以先言。"这是养生家修炼中对"心""意"修养的基础，因人的感官由心而生，心身的调整平静，感官才能平静，而进入练养静态，又是由意相随。故《内业篇》调心专一是："一物能化谓之神，一事能变谓之智。化不易智，唯执一之君子能为此乎！执一不失，能君万物。君子使物，不为物使，得一之理。"古人认为只有专一的君子才能变化万物，才能主宰万物。所以《心术下》指出："专于意，一于心，耳目端，知远之近。能专乎？能一乎？"因此，修养精气，要平正，入静，做到心意专一，才能进入正静，获得精气。

4、养生防病。延缓衰老的修炼方法，古人以"动""静"两类而言，其基本要领都以"松""静""自然（意）"为入门之法。因修炼之人要："身体放松，心神入静，意气相随（自然专一）"才能获得"精、气、神"之精气灵性。故修炼养生之道，《内业》篇云："四肢既正，血气既静。

一意抟心，耳目不淫，虽远若近。"要求修炼者，练功时，身体四肢须放松，呼吸要自然，心神入静，意要专一，耳目不受外界之干扰，进入一种修炼的功态。如《内业》所云："大心而敞，宽气而广，其形安而不移，能守一而弃万苛，见利不诱，见害不惧，宽舒而仁，独乐其身，是谓灵气，意行似天。"这已指出了养生炼功的方法要领是："调心、调身、调息"。其调心之要"大心而敞"，"守一而弃万苛"，须进入心态平静，意要专一。如"意行似天"在练功时意气相随，精气运行于身体循行"意行法"。练功之始，身体四肢放松、入静，进入"静养"的功态，就要"宽舒而仁，独乐其身"，使身体自然放松。进而意气合一，调息行气，"宽气而广"，呼吸自然且深广，获精气而得神。

三、墨子——济世助民的兼爱理念

墨子（约前468—前376）是春秋战国时期的鲁国人，著名的思想家。他提出的"兼相爱，交相利"的"兼爱"的学说，不仅是墨家思想文化的精华，也是墨家济世救人的方略。他把"重利"与"贵义"表述为一体性，认为利天下就是最大的义，反对只顾自己不管别人的"亏人自利"做法。他在《墨子·兼爱》中提出："天下之人皆相爱，强不执弱，众不劫寡，富不侮贫，贵不敖贱，诈不欺愚。凡天下祸篡怨恨可使毋起者，以相爱生也"。其意思就是天下的人都相爱，那么强大的就不会压迫弱小的，人多的就不会抢劫人少的，富有的就不会欺侮贫穷的，显贵的就不会轻视低贱的，诡诈的就不会欺骗愚笨的。他认为互爱可以避免天下一切祸乱，墨子倡导"兼爱"是着眼于实利，不是停留在空泛的道德说教上的。他认为，对穷苦大众"兼爱"，就要实现"饥者得食，寒者得衣，劳者得息"，做到"为万民兴利除害"；对弱小国家"兼爱"，就要讲"非攻"，竭力帮助它不受大国的侵略。墨子身体力行地实践这些主张，以匡世救民为己任，四处游说，传播"有力者疾以助人，有财者勉以分人，有道者劝以教人。若此，则饥者得食，寒者得衣，乱者得治"的思想。用现在的话说就是：有力量的人，赶紧去帮助别人；有资财的人，尽力去资助别人；有智慧的人，努力去劝导别人。饥寒者得到食品和衣物，社会混乱就能够得到治理。更可贵的是，墨子为了实现利天下的崇高目标，甚至甘于舍己为人，这一点连竭力维护儒学统治、极力反对墨子的孟子也不能不由衷地赞叹说："墨子兼爱，摩顶放踵利天下为之。"墨子兼善天下、身体力行的精神，体现了一种乐善好施、积极参与的慈善风范。他提倡"兼爱"的慈善思想还强调平等性和普遍性，认为兼爱不分远近，不受地域限制，"远施周遍"，极力提倡个人的奉献精神。墨家文化还强调粮食储备对备荒救灾的重要性，这在赈灾救济工作中发挥了重要作用。可以说，墨家兼爱、贵义、互助、共济的慈善理念，是中国古代传统慈善思想中所不可缺少的内容。

在慈善修养从内到外的实践中先贤有云："古之欲明明德于天下者，先治其国；欲治其国者，先齐其家；欲齐其家者，先修其身；欲修其身者，先正其心；欲正其心者，先诚其意；欲诚其意者，先致其知；致知在格物。物格而后知至，知至而后意诚，意诚而后心正，心正而后身修，身修而后家齐，家齐而后国治，国治而后天下平"。这段原文被后人称为"八条目"，即格物、致知、诚意、正心、修身、齐家、治国、平天下。前四项是修身的方法，后三项是修身的目的。"八条目"所体现的是由个体道德修养到社会理想实现的过程，并为道德、信念奠定基础。

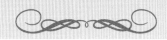

第八章　慈善文化经验的感悟

第八章 慈善文化经验的感悟

社会兴起的各类扶贫救助等慈善之举，是中华民族世代相传的社会美德。发轫于先秦时期的慈善思想和实践，自汉唐延续到民国，直至到当代社会主义中国的现代化建设与建成小康社会的发展时期，有了千年以上的历史跨度，其间虽有盛衰起落，但从未停歇间断。历朝历代的各种慈善实践，逐步发展形成了具有中国特色的社会主义民族慈善事业。当代社会贤达认为："慈善关爱，怜悯他人的道德规范或观念，自先秦出现以来，中经两汉，至魏晋南北朝时期，又受儒、释、道等多元文化思想的影响，在中国一些地区已浸入人心，并成为人们自觉或不自觉地所遵循的善行之指导。"根据中国古代历史存在的确切文字记载，对历朝历代慈善事业发展特点进行归纳梳理，不仅可以理解古代各种朴素慈善思想和观点为什么能够成为社会慈善事业发展的重要推动力，而且我们可以从古代慈善事业发展的路径和方式等方面，总结和探索出一些规律性的经验。中国古代慈善思想虽然也有糟粕的一面，但其优秀的一面仍然是今天建设社会主义精神文明可资利用的重要资源。在构建社会主义和谐社会的今天，我们对传统文化中的古代慈善思想作一番梳理审视，无疑对今天具有重要的启迪和借鉴探析的深远意义。

一、慈善是社会文明的元素

人不论生活在东方或者西方，不论生活在古代或者当代，时空、地域、民族乃至文化上的差异都不能掩盖人类社会发展的共有性和基本生存的共需性。这种共有性和共需性超越时空和民族界限，形成了人类共同的精神文明和社会价值。善施善行是人类共有和共需的精神思维和社会行为，各国各地区自古以来都有经典慈善故事的传说和慈善思想的论说，虽然表述有所不同，但是内涵则十分相近。比如说儒学和佛教、基督教文化，都含有美好的发展理想和道德行为法则共识，从而给社会提供了必不可少的道德尺度，使得"仁者爱人"的慈善思想成为上层建筑的一个不可缺少的元素。每个人在自身生存成长的同时尊重他人、爱护他人，这是促进所有人类生存发展的文化瑰宝。

二、儒家仁爱思想的重要内容

儒家思想形成于春秋战国时期，一开始就与慈善有关，核心是讲人如何趋于善。它所传播的民本思想、大同思想、义礼观等，有着丰富的慈善内涵，对中国传统慈善思想的形成产生了重要的影响。孔孟之道的价值在于它把仁爱思想纳入道德感情和伦理范围相结合的范畴。孔孟学说把仁爱看成是人的一种责任、一种义务，更是一种推己及人的利他风尚和与人为善的精神。他们认为，所有的仁爱之举都来自人们的内心深处，由恻隐之心的道德感情发展为道德行为。把仁爱建立在慈善之心上，则可以形成一种趋善的道德精神。综观中国古代慈善思想的形成历程，儒家的民本思想成为了历代统治者实行种种惠民政策的依据。另外，在儒家看来，构建一个安定和谐的社会，财富分配均等是十分最重要的，缩小贫富差距，人们才会和睦相处。儒家的义礼观也是中华慈善文化的重要内容，它将道德与利益的关系进一步提升到对人的生命的终极关怀的高度，赞扬重义轻利的处世品德，鼓励人们积极参与救困扶危的慈善事业。儒家提出的天下为公的大同思想，对中国历代社会的发展产生了深刻的影响。虽然孔孟之道在历史中曾遭受严厉的批判，但是儒家文化的慈善思想精华绵延数千年，表明了它有着无穷的生命力，才能够为世人永续传承，并随着社会的进步而发扬光大。

三、传统慈善理念的凝聚力

人类社会的发展已经表明，共同的思想理念可以凝聚一个民族、一个国家的民众意志。中国有源远流长的传统文化，如儒学思想是以人为本的哲学，它提倡以伦理道德为基础来建立一个理想的社会，培育具有慈善理念的中华民族精神。有的观点认为：西方的慈善事业发轫于宗教组织，慈善捐款是每一个信徒的必修课。而中国的慈善事业缺少宗教文化的基础，因此发展比较艰难。其实考察中国古代的传统伦理道德，中国早就存在慈善的文化基因。孔子的"仁者爱人"思想，孟子的"老吾老以及人之老，幼吾幼以及人之幼"主张，管仲的"仓廪实而知礼节，衣食足而知荣辱"论述，老子的"我有三宝，持而保之，一曰慈，二曰俭，三曰不敢为天下先"道理都含有慈善文化的元素，比基督教提出的博爱思想早出五六百年的时间。以儒家文化为主导的传统文化已经渗透在人们的血脉中，使得中华文明传统得以在所有文明古国中保持下来，绵延不绝。中国古代慈善思想经过不断的丰富，成为中华古代文明的重要内容，可以说对中华民族的凝聚与发展具有重要的助推作用，最终形成中华民族热爱和平、相互帮助、扶危济困、自强不息的民族精神。当代中国继续弘扬儒家文化的精髓，使其服务于社会主义和谐社会建设，这不仅表明慈善文明传承具有特别旺盛的生命力，而且中华民族在这种感召下更加团结和友爱。令人惊喜的是，中国改革开放以来，儒家文化和古代慈善文明传播到许多国家，显示出儒家传统的慈善思想不仅对中华民族具有重要的凝聚作用，而且对各国人民同样有着强烈的吸引力。

（一）儒家仁爱的理念促进了民族的团结

孔孟儒学的经世之道，处处洋溢着奋斗、为民和求实的精神。这些理念无不是其仁爱为本、慈善为怀思想的根基，从而使得中华民族内部存在着大爱无疆的内在凝聚力。孔子谈的人道，就是处理社会上人与人关系的准则和治国做人的道理。儒家的仁爱思想明确地重视现世，要求解决现实生活中的急难。孔子并非是深研宇宙本体的哲学巨匠，而是对伦理、政治和民生问题给予特殊关注、修己以经世的政治家和思想家。儒家传统文化以解决社会民生问题为出发点和归宿点，执著于对政治、伦理等与国计民生密切相关的问题的探求，这就使得它在人民大众中有着广阔与坚实的土壤。当今中国，继承古代慈善文明的精华，用仁爱理念破解民生问题的实践精神，仍然可以凝聚民心，团结民众。在现代社会，仁爱思想不仅仍是做人之道的实践准则，而且可以成为治理国家、凝聚民众的法宝。

（二）慈善文化是促进和谐社会的力量

在人与人的关系上，古代儒家、道家等学派们提倡宽和处世，想用"仁爱"来造就"人和"的人际环境，以实现以人际和谐为特征的大同社会。儒家伦理提出的理想人格是善于以宽厚处世，协和人我，孔子说："君子和而不同，小人同而不和"，又说："君子矜而不争，群而不党。"其意是说，保持和谐而不结党营私，行为庄重而不与他人争执，善于团结别人而不搞小团体，才称得上君子。在这里，孔子特别强调"和"是多样性的统一，反对一味地附和乃至结党营私的"同"，劝君主应取前者而弃后者。孟子认为，"天时不如地利，地利不如人和"，认同的也是人际的友好与和谐。儒家倡导的仁、义、礼、恭、宽、信、敏、惠、智、勇、忠、恕、孝思想，成为实现"人和"的道德原则。

主张无为而治的道家最希望实现社会的和谐，给人们描绘了一个人与人之间"无欲""无为""无争"，彼此和谐相处，宽大为怀，人人"甘其食、美其服、安其居、乐其俗"的和谐社会。老子提出："天之道，损有余而补不足。人之道，损不足以奉有余。孰能以有余以奉天下，唯有道者"主张人要效法天道，通过无争、去奢、知足，达到人与人的相对和谐。古人所设计的大同社会理想，虽然带有乌托邦的性质，但仍然是古代慈善文明的一个亮点。当今中国提出构建社会主义和谐社会，突出以人为本的人际和谐发展，可以说是对古代慈善文明的极大发展，并又具有现代文明的特征。

古代儒家、道家等学派在民族与民族、国家与国家的关系上主张和谐共处，协和万邦，充分体现了仁爱友好的思想愿望。《尚书·尧典》说："百姓昭苏，协和万邦"。《周易·乾卦》说："首出庶物，万国咸宁"，都是主张和睦共处。孔子提出"四海之内皆兄弟"，又说："远人不服，则修文德以来之，既来之则安之"，主张以文德感化外邦，反对轻率地诉诸武力。孟子提出"仁者无敌"，主张"以德服人"，提倡王道，反对霸道，主张利用和平的手段，在国际间建立相互间的信任关系而扩大自己的影响。中华民族在数千年中形成了与其他国家和谐共处的传统，缘自古人协和万邦的处世理念，它成为古代社会慈善文明的一个重要内容。当代中国走和平崛起的发展道路，以友邦之情构建与各国的友好关系，可以说是对中国古代社会慈善文明精华的一个重要传承。

（三）人与自然和谐的生态理念

古代儒家、道家等学派们主张天人合一，肯定人与自然界的统一，强调人类应当认识自然、尊重自然、保护自然。为了人类的生态环境，而不能破坏自然，反对一味地向自然界索取，反对片面地利用自然与征服自然。孔子主张以"仁"待人，以"仁"待物，即所谓"推己及人"，

"成物成己"。《中庸》说："致中和，天地位焉，万物育焉。"都在强调天、地、人和谐发展的天人合一理念。孟子提出："尽其心者，知其性也；知其性，则知天矣。"他所追求的是通过"尽心知性知天"的途径，达到"上下与天地同流"的境界。他还提出"亲亲""仁民""爱物"等主张，也就是要扩展"爱"，由己及人，由人及物，把仁爱精神扩展到宇宙万物。

道家创始人老子提出："人法地，地法天，天法道，道法自然。"强调人要以尊重自然规律为最高准则，以崇尚自然效法天地作为人生行为的基本依归。庄子也强调人必须遵循自然规律，顺应自然。与自然和谐，达到"天地与我并生，而万物与我为一"的境界。宋代张载在《正蒙》中首先使用了"天人合一"四字，并提出了"民吾同胞，的吾与也"的命题，意即人类是我的同胞，天地万物是我的朋友，天地万物与人类本质上是一致的。中国古代哲人根据天人合一的观念，要求以和善、友爱的态度对待自然万物，善待鸟、兽、草、木。古人天人合一的生态理念可以说是古代文明的精华，虽然原始质朴，但不乏科学合理的成分。当今社会，人们开始懂得生态平衡是人类可持续发展所必不可少的外部环境和条件，古代社会慈善文明不仅包括人们之间的相互仁爱，还应包括人与自然生态环境的友好和谐，它仍然是现代社会文明发展应该遵循的基本准则。

慈善文化养生经验的感悟，世界教科文卫组织专家成员、安徽华侨国际文化交流促进会专家成员、香港华夏中医学院名誉院长、安徽中医大学学术顾问刘少雄指出：

爱心是慈善养生的营养剂，
宽容是心理健康的调节阀，
淡泊是幸福防病的免疫剂，
乐观是健康延年的不老丹。

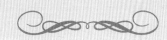

第九章　儒、道将仁爱、以道治身为养生

第九章 儒、道将仁爱、以道治身为养生

一、贤孝与养生

老子取法于天地自然，超然外物，已达至境。进入此境仿佛是一位大宗师看透了世间的万事万物，以天地之道运用于处世之中，他既是一位伟大的哲学家，又是一位伟大的思想家。然而，时代变化，人心不古，后世之人早已偏离了天然本色，丢掉了本真的自我，故对于老子的告诫不以为然。我们听着圣人的慨叹，也只能体会其中一二。只要越来越多的人远离狡诈欺骗，有善心、孝心、爱心，世界便会日渐和谐完满。确实，人心原本都是无染尘埃的，个性天然，本色示人才是人生幸福的和美。

老子的历史哲学与儒家的观念，乃至一般社会人生的态度，另成一格，大异其趣。老子提出天道自然，道衰微了，后世之人便开始提倡仁义道德，不料结果却适得其反。

"六亲不和有孝慈"，学者们对此的解释一般认为，如果家庭是个美满的家庭，一团和气，大家和睦相处，那么个个看来都是孝子贤孙，根本用不着标榜谁孝谁不孝。如果家中出了个孝子，相对之下，便有不被认同的不孝之子，因此说，六亲不和，才有所谓的"父慈子孝"。随着知识的发达，教育学问的普及，社会中阴谋诡计、作奸犯科的人也越来越多，故老子"贤孝养生"的思想不无道理。

二、老实做人，规矩做事

庄子讲到列子的故事是老老实实做人，规规矩矩做事。

另外，庄子还说过"故忿设无由，巧言偏辞"。就是说，一个人说话，对方听了为什么不高兴？本来人的心底都是很平静的，因为某一句话不对了，"忿设无由"，心里的愤怒就没有理由，没有来由地被挑动了。"巧言偏辞"，讲话偏激，引起了别人的愤怒，"偏"就是过分，过分的恭维不对，过分的批评也不对。智慧高的人不喜欢听"巧言"，所以庄子的意思其实就是告诉人们，一个人不要玩巧，老老实实做人，其实最成功。确实，古今中外，天下最成功的人，就是老实人。聪明反被聪明误，生活的本质其实很简单。老实在很多人的眼中是愚蠢的表现，因为他们认为，老实会使自己吃亏。而晏殊做人做事的经历则给了这些人当头一棒，正是因为诚实，让晏殊的仕途一帆风顺。晏殊的经历告诉人们，老实人吃的是小亏，赚的是大便宜。人生就应该老老实实，只有老老实实，才能够脚踏实地，一步一步走向成功。

确实，我们的态度便是别人的态度，我们以什么样的态度对待人生，人生就反过来以什么

样的态度回报给我们。所以说生命其实很简单，我们老老实实地做好本分，其实就已足够。若是自己投机取巧，生活同样会见招拆招戏耍于他；如果其为人忠厚老实，生活也会诚恳待他。诚如那句俗语所说，天下最成功的人，就是老实人。老实人没有心机，所以诚恳地对待生活对待人事，所以他们最容易成功。并且，每个人，无论他聪明与否，他都同样喜欢老实人，正如坏人也喜欢好人一样，老天爱"笨小孩"。我们有时也在把玩着自己的生活，我们相信自己和自己的能力，相信过去成功的经验，炫耀着自己的技巧……却不知道船将在何时倾斜，而我们将永远失去机会。

做人难，难做人，是规规矩矩、认认真真做人，还是在人生的舞台上做出一个个高难度的杂耍动作？没有规矩，不成方圆。无论世事怎样变化，多少沧海变为桑田，生活会将正确答案告诉你，只有时间能证明一切。做人、做事的道理长篇累牍，并且都有其屹立不倒的理由和根据，但褪尽浮华，我们会发现，做人之道其实只有八个字：老实做人，规矩做事。

三、慈俭不为先，老子传"三宝"

老子传了三件法宝："曰慈，曰俭，曰不敢为天下先。"在这里，慈，指内心深处纯良与中正的外在表现；俭，指适中适可的行事方式；不敢为天下先，即具体应该如何去做。凡事从"我"着手，恰好解决问题即可，无需过多的形式与修饰，否则，便是冗余。不敢为天下先，即不违背"道"，做事符合"道"的准则，无论是事物内在的道还是外在的道。背"道而驰"，就会冒天下之大韪，循"道"而行，也有一定的前提要求，即"不敢"的时候，不具备某种能力的时候，没有认清某种"势"的时候，就不要"螳臂当车"，为天下之先。

汉文帝极为推崇且深谙"黄老之道"，他是将老子的传世三件宝真正身体力行的一代君主，慈、俭、不敢为天下先，都逐一做到。

吕祖谦曾说过："凡四百年之汉，用之不穷者，皆文帝之所留也。"综观西汉文帝在位的言行政措，有一点特别突出，即"躬自俭约"，文帝敦朴节俭是臣民的表率。《史记·孝文本纪》中记载：文帝即位从政23年间，生活俭朴，身着粗袍；修建陵墓全用泥瓦，甚至连墓室装饰也明令不准使用金、银、铜、锡等贵重金属；所宠爱的慎夫人，也随文帝过着简朴的生活，平时不着一般贵妇穿的拖地长裙，而是像劳动妇女那样"衣不曳地"，所居住的室内帷帐全无雕龙绣凤的纹饰。一次，汉文帝想在宫内修一座露台，就向工匠打听所需花费，当工匠告诉他修成需要百金时，汉文帝马上感叹："这花费相当于十户中等人家的财产啊。"于是放弃了原先的打算。

以上汉文帝学习老子可谓抓住了其精髓所在，故能成为一代名主。老子的三件宝经过了历代的演绎，后人恐怕已找不出其原本的含义了，只有抓住关键，才能真正在老子的告诫中安守清净，从容处世，如今依然有着不变的价值。

四、上善若水，其用不穷

老子说："大成若缺，其用不弊。不盈若冲，其用不穷。"意思是说，最完美的物体也会有瑕疵，但它的功能丝毫不受影响；能量饱满的物体却似玄空一般，但它的作用不会穷尽。老子用这句话告诫人们：再有成就的人（也可以指物）也有缺点，但他的缺点并不影响他的成就。做人要虚心，不要自满，学得再多也有不知道的东西，所以说"学无止境"，而谦虚可以让人学到更多的东西，正所谓"人外有人，天外有天"，使得"其用不穷"！上善若水，其用不穷。春秋时候有一位国君可谓将此智慧演绎得已臻化境，他就是楚庄王。楚庄王，他看起来毫无作为，其实不过是在装傻罢了。事实上，在这三年的时间里，庄王并没有因游乐而迷失本性。他只是假装沉迷逸乐，以便观察官吏们的真心，选用真正忠心而又有才德的人来辅佐国政。在此期间，楚国也得到休养生息。三年一过，条件成熟，静极而动，一飞冲天。庄王用意之深，后来很少有人能及。

楚庄王于外洒脱果敢，形象英武；于内智谋深沉，心机细密，是春秋五霸中最具霸王姿态的人物。有读者会说：这不是装疯卖傻吗？确实如此。有时候是因为条件不成熟，比如楚庄王刚即位的时候年龄不大，阻力也较多，所以他表面上放纵自己，而且显得胸无大志。这就是老子所说的境界：大成若缺，大盈若冲。那么什么叫上善若水呢？俗话说："人往高处走，水往低处流。"其实，这个智慧不全面。如果一个人想着我要像水一样往下流的话，我就永远处在最下面，这是大智慧。你处在最下面，那么其他人的水就往你那里流。老子讲，水有"七善"：居善地、心善渊、与善仁、言善信、正善治、事善能、动善时。可见，水才是最聪明的，它可以随着季节、事物而变，冬天就结成冰，春天就到处流淌；放到圆的容器里就是圆的，放到方的容器里就是方的；遇见障碍物，能翻就翻过去，不行就绕过去，如此等等，都在说明着水的无穷智慧。试想一下，如果心中经常有水的意向，那将是一个多么美妙的人生境界！

世上没有十全十美，只有存有缺憾，生命才能拥有张力，才会有活力，正是那个缺失的部分在作用，使我们保持生命的弹性和弹力。只有"上善若水"，才能不断聚集能量、力量和度量，人生才能成功。

就像《庄子·至乐》中所讲到的，物类千变万化源起于微细状态的"几"，有了水的滋养便会逐步相继而生，万物在大自然的润育中成长，终久又全都回返自然的造化。生命就是一种不断转化的过程，人生来自造化，又复归造化，大自然就是这样生生不息。因此，一个人生活在这个世界上，一定要使自己的生命有一个灿烂的旅程，养生是助力于你各项行程保障。

五、达生先养心的学问

道家是十分注重养生的。尤其在庄子看来，养生更可谓是人生修行的一门重要课程。在《庄子》书中就有专门的《养生主》一篇。庄子认为，一个可以学道的人，必须有"圣人般虚淡的心境"，所谓达生须先养心，否则，这个人只能在世间随波逐流，跟随着众人行走于声色名利之中，永远没有醒悟的那一天。

庄子的这话给了我们这样的启示，那就是养生先养心，养心才能达生，才能超越生命。就像庄子所说的，当他的心境能如朝阳一般清新明澈的时候，才能感受道的存在，并进入无所谓生与死的境界。

虽然这样的修行近乎玄幻，但依然给我们现实人生以达生的喜悦。一个人，只有学会了修养自己的心灵，才能保持内心的宁静与和谐，然后在我们今天纷繁复杂的现实生活中，保持一份从容宁静，才有可能像庄子一样，达生而逍遥，而这才是道家所提倡的真正的养生境界。

在纷纷扰扰的世界上，心灵当似高山不动，不能如流水不安。居住在闹市，在嘈杂的环境之中，不必关闭门窗，只任它潮起潮落，风来浪涌，我自悠然如局外之人，没有什么能破坏心中的宁静。身在红尘中，而心早已出世，在白云之上，又何必"人山唯恐不深"呢？

心灵是智慧之根，要用知识去浇灌。胸中贮书万卷，不必人前卖弄。"人不知而不愠，不亦君子乎？"让知识真正成为心灵的一部分，成为内在的涵养，成为包藏宇宙、吞吐天地的大气魄。只有这样，才能运筹帷幄之中，决胜千里之外，才能指挥若定、挥洒自如。

修养心灵，不是一件容易的事，要用一生去琢磨。心灵的宁静，是一种超然的境界！高朋满座，不会昏眩；曲终人散，不会孤独；成功，不会欣喜若狂；失败，不会心灰意冷。慈善与养生使我们能坦然迎接生活的鲜花美酒，洒脱面对生活的刀风剑雨，还心灵以本色。

从养生而言，宁静是生活的必需，倾听内心宁静的声音，原创力才不会枯竭，观察力才会敏捷，才能看见别人看不到的盲点，想到别人想不到的点子。宁静如同鸭子划水，看似过水无痕，却在内心产生强烈的爆发力，潜力惊人。人总有一天会走到生命的终点，金钱散尽，一切都如过眼云烟，只有精神长存世间，所以人生的追求应该是一种境界。

所以道家所说的养生，首先是从养心开始的。换句话说，现实人生中，一个人，要想过上更加幸福的生活，必须学会养心。养心，并不是非要有什么特殊的条件才能办到。在生活中，只要我们能够日日更新、时时自省，就能够摆脱世俗的困扰，清除心灵的尘埃。

所以向道家学做人养生，就要先修养我们的心灵，只有这样，我们才能更长久地拥有一颗健康纯净的心灵，也才能在尘世中获得属于我们自己的幸福。

六、孝是有爱有敬的安家智慧

"百行孝为先"，孔子之学所重最在道。所谓道，即人道，其本则在心，而这人道最鲜明的体现是孝悌之心。所以要想培养仁爱之心，必先从孝悌始。有子云："其为人也孝弟，而好犯上者，鲜矣；不好犯上，而好作乱者，未之有也。君子务本，本立而道生；孝弟也者，其为仁之本与！"其实，有爱有敬的正是一颗孝心。只有让父母感受到我们的孝心，他们都会觉得幸福。现代社会，很多人可能会逢年过节给家里寄一些钱回去，但是父母最缺的并不是钱，而是关爱之心。

孝是儒家哲学中的一个重要概念，在《论语》中有很多处是关于孝的探讨。比如，《论语·为政》篇："子游问孝。子曰：'今之孝者，是谓能养。至于犬马，皆能有养；不敬，何以别乎！'"子游问什么是孝道。孔子说："现在人只把能养父母便算做孝了。就是犬马，一样能有人养着。没有对父母的一片敬心，养老和养牛养马又有什么区别呢！"后来子夏也来问什么是孝："子曰：'色难。有事，弟子服其劳；有酒食，先生馔，曾是以为孝乎？'"孔子认为子女要做到孝顺，最不容易的就是对父母和颜悦色。仅仅是有了事情，儿女替父母去做，有了酒饭，让父母吃，这并不是完整的孝。正如钱穆先生所言，人之面色，即其内心之真情流露，色难，乃是心难。有愉色者，必有婉容。

孔子在这里强调的"孝"，必须是对父母发自内心的"敬"，是一种自觉的伦理意识和道德情感，而不仅仅止于"供养"上。否则就不是真正的孝。所以孝子伺候父母，以能和颜悦色为难。有的儿女在为父母盛饭倒水时总把碗或杯子"砰"的一声放在父母面前，把父母吓得哆嗦一下。这样的态度，会让父母有何感想？这样的行为能算做是孝敬吗？孔子生活在一个非常讲求"礼"的时代，人的一言一行都要符合"礼"，坐的朝向、与人说话的态度、看望生病的朋友时应该站的方位都有明确的礼制规定，而孝作为"礼"的重要内容，更是被强调得细致入微。正因为如此，许多人反而误解了"孝"的本意。对父母只是养老，却并没有尽孝。

孝，绝不仅仅是能够保证父母衣食无忧。因为父母更希望得到的是儿女的真情关心，有敬有爱才是真正的孝。古语说："久病床前无孝子。"对父母尽孝可能会给自己的生活和事业带来许多麻烦。每当这时，人们便往往会或多或少地流露出一些厌恶的神色，这种时候我们不要忘记考虑父母心中的感受。恐怕此时父母心中隐隐的内疚和失望远远比老迈和病痛的折磨更甚。

孝，是原心不原迹的行为，儒家告诉我们孝敬要表现在行动上，但更要在心中，这才是真孝。所以儒家说，仅有孝的举动，却没有孝心，是远远达不到真正的孝的。孝，需要有行动，更需要用爱去浸润。在中国，对父母及老年人的孝养一直是个大问题，这也正是中国古代圣贤格外重视孝道的原因。要知道：孝不仅仅是养活父母，更是一种发自内心的真挚情感。所以，孝是有爱有敬、光宗耀祖的智慧。

七、对父母的爱随时可以表达

"子欲养而亲不待"是出自《孔子·集语》的一个故事。人生在世，必然经历过种种痛苦的情感折磨，也在痛苦中锻炼得愈发坚强，面临悲痛愈发能强忍声色，而"子欲养而亲不待"却让人们备觉"生命中难以承受之痛"，当你挚爱的亲人离你而去，你在脑海中回想他们以往对你如何嘘寒问暖、呵护备至，你却一味顾及打拼自我天地，忽略了关爱他们，让他们在守望你的寂寞中落寞而去。你的悔，你的痛，成为你一生最深刻的烙印，任岁月怎般无情地抹杀不去。

很多人总在说，等到有钱、有时间了，一定要好好孝敬父母，但你可以等待，父母不能等待。在不经意间，父母渐渐变老。其实对父母的爱随时可以表达，尽孝要趁早。他们没有太多的要求，只是想多让你陪陪，所以一定要抽出时间，多陪陪父母，不要让父母失望。不要等到父母已经故去却来不及孝敬，而让自己空留遗憾。亲情很多时候不能等待，孝敬应该从现在开始。父母养育我们艰辛不易，成家立业、生儿育女之时，方知生孩子不易，养孩子更不易，父母为孩子付出的辛苦是没有当过父母的人难以理解的。古时候父母亡故，做子女的要服丧三年，这是对自己刚出生时父母精心守候的报答。孝敬父母，是每个人都应该奉行的，无论是过去还是现在，中华民族的传统美德要传承。故孟子曰："惟孝顺父母，可以解忧。"闵子骞的孝行备受后人推崇，明朝编撰的《二十四孝图》，闵子骞排在第三，成为中华民族文化史上先贤人物。闵子骞不仅孝，而且宽容友爱，正是这些品德，使一个即将分崩离析的家庭重归于好。以自己的行为感动后母，使家庭和睦，母慈子孝，生活没有遗憾，这实在是人生一大幸事。

古时期不少情挚意切尽孝的故事，一直以来都被人们看成是对孝悯之人心声的表达。这一孝悌的文化，美国现代企业家比尔·盖茨曾说过这样一句话：在这个世界上，什么事情都可以等待，只有孝顺是不能等待的。在现代，人们对自由的追求导致了家庭观念逐渐淡漠，孝的精神也逐渐丧失，这不仅是传统文化的重大损失，也是个人品德修养的重大缺陷。父母生我、养我、育我，我们也应当爱之、惜之、怜之。儒家为孝道规定了各种条框，然而孝敬父母需要用条框来规定吗？爱父母、敬父母本是发乎情的内心诉求，它是一种浑然天成的情感。如果为自己曾经没有好好孝敬父母、爱惜父母而感到后悔，那么就抛却昨日之事，行今日之事，以最实际的行为实现自己的承诺，掏出自己的情感去关爱他们。人生最大的悲哀莫过于"子欲养而亲不待"，孝敬父母要及早，不要等父母都不在了才想起孝顺，那就为时已晚，只能空留遗憾。慈善与养生在《礼记·礼运》中云：大道之行也，天下为公，选贤修睦。故人不独亲其亲，不独子其子，使老有所终，壮有所用，幼有所长，矜寡孤独废疾者皆有所养，……是谓大同。孝敬父母也是一种善心、爱心。

八、记住父母生日的孝文化

父母通常都记得孩子的生日，而相比之下，作为子女就做得差多了。孔子曾经说过："父母之年，不可不知也，一则以喜，一则以惧。"意思是说：父母的年龄，不可以不知道，一来呢，父母岁数越来越高，子女要感到很开心；其次是随着父母年龄增长，身体就会不断地退性老化，身体也渐不支多病，所以子女要感到很担忧。为什么要担忧呢？因为人的一生是有限的几十个春秋，多了一个春秋也就等于向垂暮的晚年迈进了一步。

"树欲静而风不止，子欲养而亲不待"，衰老是自然界的规律，谁都无法逃脱生老病死。父母在竭尽所能地照顾我们的同时，也随着年龄的增加而一天天老去。所以子女要尽可能在父母有生之年，多给父母关心和照料，回报父母的养育之恩。否则，等到自己为人父母，感受到父母含辛茹苦不容易的时候，父母已经老了，没有能力去享受儿女的孝心了，也就为时已晚。

孔子要弟子们尽孝，那他自己又做得如何呢？我们都知道孔子是个思想家、教育家，其实，他也是一个很重视孝顺的倡导者。孔子三岁时，父亲叔梁纥就去世了。母亲颜徵在年轻守寡，将所有的精力都放在了抚养和教导孔子。为了养育孔子，颜徵吃尽了人间的苦难，身体也病倒了，在孔子十六七岁时，她就去世了，那时她年纪还不到40岁。孔子因为自己没有机会好好地对父母尽孝，因而一提到孝的话题就非常痛心。于是他便告诫弟子，一定要记住父母的生日年龄。我们要孝敬父母，就从记住父母的生日开始吧，这并不是一件很难的事情。可以和朋友约定相互提醒，或者在自己的手机中设置一个日程提醒，到父母生日的时候，给爸爸妈妈买点小礼物，或者做个菜；尽量提前安排好，陪父母过生日。要是在外面回不来，就打个电话，哪怕是发个短信呢，说一声："爸爸，妈妈，生日快乐，你们辛苦了。"父母都会非常欣慰。

九、要灵巧地与父母沟通尽孝

为了养育子女，母亲一生都忙着似乎永远也忙不完的家务。待子女成年走向社会时，又虔诚的祈祷、祈福子女：一是希望身体健康，青春长驻；二是希望工作顺心，事业有成；三是希望家庭和睦，美满幸福。另外，子女成家立业之后，与父母生活、思想观念及为人之道常会发生碰撞，而且子女不理解父母的用心良苦，让父母感到心酸。人们常常会说：天下无不是之父母。其实这话是不对的，圣贤都会犯错，何况身为普通人的父母呢？父母也是有过错之时，只是在面对父母过错的时候有一个态度和沟通的方法问题。当我们的父母有了过错，或者和我们产生了矛盾分歧时，作为子女的我们当如何对待呢？孔子告诉了我们一个原则。生活中，父子家人相处时，我们都要注意应当兼顾情义，尤其是作为子女的，应该以不伤害父母为前提。如果对父母无情，则必陷于大不仁义的境地。懂得了这些，在面对父母的过错时也就没有什么怨言了。只有理解能沟通心灵，理解使人打消猜疑，多多理解他人方能省悟。

《论语·里仁》子曰："事父母几谏。见志不从，又敬不违，劳而不怨。"孔子讲为人子女如何对待父母的缺点问题，首先是委婉地劝说，发现父母的缺点不劝说是不对的，但须注意劝说的态度要温和。更重要的是，如果发现父母的缺点错误不进行规劝即不能称为孝子。但是，当子女规劝父母，要有孝心、爱心和换位思考，要理解父母言行。而此时父母不听怎么办？孔子接下来说，在这种情况下，仍要对父母表示恭顺，虽然为父母不能改正错误和缺点而内心担忧，可能是我们过错而误解，但却不能心怀怨恨。进一步而言，说到自己的父母，也有可能是君子或者小人，如何能够让他们远离小人的习气而靠近君子的行为呢？这就要劝谏他们放弃不良习惯，委婉说服。即使是说服不了，那么照样要对他们恭敬行孝，任劳任怨。因为他们毕竟是自己的父母亲人，绝不能因为他们不明白道义而有过失就不行孝顺。否则，自己连孝都做不到，又怎么去要求父母行义合道呢？也许在自己的孝心感召和耐心劝说下，父母会真正认识到与子女存在的误会。贤哲忠告我们太敏感的人容易陷入痛苦与困境，中了小人的圈套。不过，敏感与清醒是两回事，掌握"敏感度"是一种人生的技巧，太敏感，活得太累，先自己解脱所困，方能醒悟与父母沟通，明白事理。

十、孝悌是人的一种本能

在中国要求的是家庭生活，而家庭是由天伦骨肉关系的组合，在家庭骨肉之间特别重情感，而人在感情盛的时候，常常是只看见对方而忘记了自己，所以他能够尊重对方，以对方为重，处处是一种谦让的精神。因此在所有的礼义中，必须牢记孝悌在其中是最为重要的，所以有学者用"无声之乐，无体之礼"来强调儒家的孝悌概念。在儒家观念里，孝悌被认为是人的一种本能之根本，是礼乐的一部分。著名学者梁漱溟认为，孝悌本来也与礼乐一样……礼乐的根本地方是无声之乐，无体之礼，即生命中之优美文雅。孝悌之根本还是这一柔和的心理，亦即生命深处之优美文雅。礼乐原本就是以人之心为源头的，孝悌亦然。

孔子说："无声之乐，无体之礼，无服之丧，此之谓三无。"子夏曰："三无既得略而闻之矣，敢问何诗近之？"孔子曰："'夙夜基命宥密'，无声之乐也。'威仪逮逮，不可选也'，无体之礼也。'凡民有丧，匍匐救之'，无服之丧也。"无论是乐，还是礼，都是来教化百姓的，只是方式有所不同。音乐当然要用声音来表示，礼仪自然要触及身体，他人有难时应有服丧之举才是常理，但是孔子却说"三无"。子夏和我们一样疑惑，于是又作了进一步的询问。孔子的回答其实是超越了具体的礼乐仪式，将问题引到了关于"礼乐之原"的思考，那就是这三者殊途同归，最后走向的都是心灵的触动。

孔子以《诗经》中的三句话对它们作了解答。

其一，"夙夜基命宥密"，出自《诗·周颂》。《礼记正义》说："夙，早也；夜，暮也；基，始也；命，信也；宥，宽也；密，静也。言文、武早暮始信顺天命，行宽弘仁静之化。"郑玄认为是"言君夙夜谋为政教以安民，则民乐之"。"密"字有静的意思，再加上清晨和黄昏的背景，自然就能引起无声的联想。如果百姓心中能想到国君在昼夜操劳，自然就心生敬意，不逾规矩。其二，"威仪逮逮，不可选也"，出自《邶风·柏舟》，选即遣，原诗说威仪并非通过升降揖让之礼等外在的东西来体现，所以说是"无体之礼"。"凡民有丧，匍匐救之"出自《邶风·谷风》，"言凡人之家有死丧，邻里匍匐往救助之"，非必服也。所以用来说明"无服之丧"。经过去粗取精，去伪存真，就知道这三者说的其实是一个道理：礼是从心里出来的，心到情到是最重要的。没有人对百姓说君主很操劳，但心中有数；没有人让你作揖鞠躬，但你自然会去做；邻家有难，虽然未必为之服丧，但就算是爬着也要去救。教化非生硬地指点他人，而是以化为教，是一种随风潜入夜、润物细无声的感染和熏陶。

古语有去，百善孝为先，中国古代的帝王们多以孝治天下。父母死后，子女按礼须持丧三年，其间不得行婚嫁之事，不预吉庆之典，任官者并须离职，称"丁忧"。因特殊原因国家强招丁忧的人为官，叫做"夺情"，从名称即可看出，不守孝是何等不近人情。崔氏很聪明，她相信每个人心中都会有仁在，其中之一就是孝心。她无所为而为，以身教代替言传，让他心中蛰伏之仁能被外面的影响触动得以彰显。真正在宇宙之间往来流淌拨动人心的东西并非眼能见，耳能听，而是人们所谓的意味。只可意会不可言传，因为言传未必能收到预期的效果。

十一、能听三分唠叨，可做一等孝子

《论语》上说："事父母几谏。见志不从，又敬不违，劳而不怨。"这不仅教给我们怎么对待向父母提意见，同时也告诉人们该怎么面对我们爱唠叨的父母。随着父母年纪的增长，他们行动不如年轻时方便了。加上有的人身体不好，疾病缠身，也正好赶上老年人身心的各种变化，于是他们有时候会变得脾气无常，轻则唠叨，重则震怒。天下父母也有不是的时候，对于这个我们应该理解，或者指出，但是要注意分寸。

我们很多年轻人在这点上做得不好，对于父母的唠叨，常常觉得厌烦，经常会表现出不耐烦的样子来，有的不孝子孙甚至会口出恶言，实在让人觉得伤心。年轻人在事业上或者生活中可能会遇见不顺心的事情，无处可发泄，碰上老人们发几句牢骚，心里就觉得没有办法承受了。可以理解这样的心情，但是你所面对的毕竟是你的父母，他们可是生你养你的人，他们不需要你什么，只要你能听听就好，给他们个好脸色就行，这就是老人的心愿。

其实生活本来也很简单，能听三分唠叨，可做一等孝子。燕文的故事不就是这样么（文字略）。孝顺的事情，自私点说其实也是为了自己。我们应该拿出我们的感恩之心，来孝敬父母。尤其是当你有子女的时候，更应该如此。中央电视台有一个很温暖的广告：

一个劳累了一天的妈妈，回家之后忙里忙外，还要和孩子玩，到了该休息的时候了，妈妈给行动不方便的婆婆端上了洗脚水，然后给她洗脚。这一幕，被孩子看见了。

然后孩子在狭长的楼道里摇摇晃晃地端着一盆水，这一幕让很多人都感动。当他把水端到妈妈跟前说："妈妈，洗脚。"他妈妈脸上露出了微笑。

看过的人都会被这一幕感动。父母是孩子最好的老师，他们把父母的行为看在眼里，记在心里。有人从功利的角度讲，要想以后孩子怎么对自己，就应该怎么对待父母老人。不孝从某种程度上讲是可悲的，他为自己埋下了伤心的根。为孩子做个表率，对于唠叨能听而不辩，面带微笑，这难道很难做到吗？事实上孝敬并不是必须得体现在大事上，能听得进唠叨，或者即使听不进去，能够和颜悦色，这也算是对父母的尊敬。

十二、游必有方，带着孝心去游荡

儒家强调"父母在，不远游，游必有方"（《论语·里仁》）。孔子这句话的本义是："父母在时，不做远行。若不得已要远行，也该有个方位。"古代交通不便，音讯传达非常困难。如果父母因为一些情况急切地想见到子女，一旦耽误了时间，那将留下无可弥补的遗憾。古时的孝子顾虑到这一点，因此就不外出游学或做官等。包拯无疑就是这样一位孝子。而在今天，时代发展了，通讯工具也迅速更新换代，真正实现了"天涯若比邻"的美好理想。此时，远游者更有必要音讯常通，使家人知道你在何处，这种道理古今是相通的。

儒家认为年轻人志在四方，固然不错，但是要时常记挂着家中的父母亲人，时常问候一下，若是父母年纪渐老甚至生病，作为子女这个时候应当义无反顾地在父母身边照顾。用孔子的话说："子生三年，然后免于父母之怀。"父母生了我们，然后要三年我们才能离开父母的怀抱自由奔跑，在这个过程中，无论安好病恙，父母之爱都无私地给予我们、照顾我们。所以当他们老病之时，无论多远都要回家照顾父母，这也是孝的一部分。中国自古以来以仁孝为做人根本，古今的孝子都受人称赞。鸟尚如此，人情若是不孝又何以堪。其实，儒家的孝并不是束缚人的绳索，当一个人远游时，要告诉父母自己在什么地方，这样一来，父母有什么事情，也能及时通知自己，以免留下什么遗憾。所以，做人尽孝，若是不能常在身旁照顾，也要游必有方，带着孝心去游荡，这才是孝道。

十三、敬爱父母自己要有健康体魄

孟武伯问孝，子曰："父母唯其疾之忧。"又说：父在观其志，父没观其行；三年无改于父之道，可谓孝矣。（《论语·为政》）关于孔子的这段话一直以来有两种理解。一则是说父母最担心的是自己的孩子健康，所以为人子女要爱惜身体，所以《孝经》上也说身体发肤受之父母，不可轻易损毁。而另一种理解则主张说，一个人如果做到行为操守毫无亏失，能够成家立业有一番作为，然后让父母只为自己的身体而担忧，而不再忧虑品行的问题，这样的境界就是做到了孝。前一种解释以往论述得已经不少，这里我们来看下第二种说法，可谓是道出了天下父母之心，子女如果能常常以谨慎持身，使父母只忧虑子女的疾病，而没有别的东西可忧虑，这也应该是孝的一个重要方面。因为人的疾病不是自己所能控制的。其实这个并不难理解，因为孝的本义就是指由父母对子女的爱而反射出子女对父母的敬爱。它是个相互转化的极其自然的过程。但是，现实社会中，有很多人能自理、自立了，却还是让父母整天为自己担惊受怕。因为你为了名利，不顾及后果，身体也深受其害。是啊，母亲最需要的是一个"好"儿子，她不需要为儿子的衣食住行而担心，除了疾病，她们就没有什么好替儿子担心的了。真是可惜，如果他们能早明白，就不至于落得如此下场了。

如果一个人能真正体会到孩子生病时自己如何的忧虑、担心，就会知道什么是孝。所以，我们做人做事要像关心自己的孩子一样关心自己的父母，让父母只剩下对我们自己疾病的担忧，这样的孝才称得上是大孝，是真正的孝。

十四、照顾父母须要竭尽全力

孔子的弟子子夏曾说："贤贤易色，事父母能竭其力，事君能致其身，与朋友交言而有信，虽曰未学，吾必谓之学矣"（《论语·学而》）。"事父母能竭其力"主要是指态度而言，孝敬父母只要是发自内心的、竭尽全力的即可，不必非要强求物质的富足。换句话说，就是尽管儿女不能保证让父母过上富足的生活，但只要能对父母发自内心地、量力而为地行孝，就是真孝。

有一种鱼叫黑鱼。当老黑鱼产子后双目会暂时失明，小黑鱼出生后便侍奉在老黑鱼左右，一个个争先恐后地往老黑鱼嘴里钻，自我献身以饱母腹，表达孝心。等老黑鱼的眼睛复明，能捕捉食物了，剩下的小黑鱼才会离去。这样可爱的生灵，怎能不让人为之肃然起敬。古语说："百善孝为先，原心不原迹，原迹贫家无孝子。"这句话的意思是说，只要尽心尽力便是孝，如果一定要拿物质来衡量孝心，那么穷人家里就不会有孝子了。

所以说，只要将父母的一切放在心上，心中想着让父母过得更好，这样，即使你孝养父母显得力不从心也会问心无愧。从另一个方面讲，绝大多数的父母都不愿意子女因为自己而背上沉重的负担，只要儿女们过得好，对自己有一份孝心，这就是父母最想要的礼品。

十五、孝是向下传递爱心的教育

儒家认为，"孝"是伦理道德的起点。一个重孝道的人，必然是有爱心的、讲文明的人。重孝道的家庭，亲情浓郁、关系牢固；反之，必然是亲情淡薄、家庭结构脆弱，容易解体。而家庭是社会的基础，可见，不重孝道将会影响到整个社会的稳定与和谐。孝是一种向下传递爱心的教谕。我们对待父母的态度，将成为将来孩子对待我们的态度。在《论语》中记载了孔子的一段话，孔子说："其为人也孝弟，而好犯上者，鲜矣；不好犯上，而好作乱者，未之有也。君子务本，本立而道生；孝弟也者，其为仁之本与！"（《论语·学而》）。意思是说：做人，孝顺父母，尊敬兄长，而喜好冒犯长辈和上级的，是很少见的；不喜好冒犯长辈和上级，而喜好造反作乱的人，是没有的。君子要致力于根本，根本确立了，治国、做人的原则就产生了。因此，孝顺父母，敬爱兄长，可以作为'仁'的根本吧。"

孔子之学所重最在道。所谓道，即人道，其本则在心，而这人道最鲜明的体现是孝悌之心。这也就是为什么有"百行孝为先"的古训。所以要想培养仁爱之心，必先从孝悌始。《劝孝歌》中说："人不孝其亲，不如禽与兽。"尖锐而深刻的话语道出了"孝"这一为人处世的根本。中国古代有很多关于"孝"的事迹，著名的《二十四孝》就是典型的代表。"老有所终，幼有所养"，孝悌想必也是为了人类能够更好地生存下去而施行的一种生存策略。

此外，正如孔子所说，将来这些不懂得孝敬父母的人如果到了社会上，就是社会动荡不稳定的主要因素！这绝不是危言耸听，不是骇人听闻！孝是一种生存策略，将来孩子能否做到孝，关键还是在于父母的言传身教。所以在孩子出生开始，你就要明白，在无微不至的关怀和爱孩子的同时，必须教会孩子孝敬与爱心！如果不意识到这一点，以后就会自酿苦果，老无所养！

十六、谦虚是最高深的学问

为学既要好学，又要善学。"学如不及，犹恐失之。"儒家为学主张勤谨精进，认为学、问、思是为学不可分离的三驾马车。在《论语·为政》中孔子说："学而不思，则罔；思而不学，则殆。"意思是："只是机械地学习而不加以思索，那就会迷惑不解；思索了却不进一步学习，那就会精神疲惫。"子谓子贡曰："女与回也孰愈？"对曰："赐也，何敢望回！回也闻一以知十，赐也，闻一以知二。"子曰："弗如也，吾与女弗如也。"（《论语·公冶长》）。孔子有一天大概很清闲，和子贡聊天。他说："子贡，你说老实话，你自己觉得你和颜回哪一个厉害？"这是孔子在问子贡他和同窗颜回哪个人的学业好。子贡是一个非常聪明而且有自知之明的人，他说："哎呀，老师你饶了我吧。我哪里敢和他相提并论啊？你告诉我们一，颜回就能参悟到十。而我呢？也就知道一二而已。"孔子说："你啊，在学业上还真不如他。不仅你是这样的，连我也不如他。"当然这是孔子的自谦语，但是不是说颜回一定是一个悟性极高、道德极好的学生，做人家老师的人最高兴的事莫过于得天下英才而教之。我们要学习的就是子贡的精神，他自己也是成就很高的，非常有才华，品行也不错，但是他没有骄傲。这在很多事情上都有反映，比如还有几次他对孔子声誉的维护，他不允许人家说他比孔子的学问要好。

一般来说聪明人都容易骄傲，不肯轻易低头。这是人类的通病，更是聪慧者常见的错误。子贡的谦虚也就显得格外宝贵。而孔子为了使弟子们明白这一道理，也有过不少这方面的论述。孔子不愧为一代先师，娓娓道来，循循善诱，很有自己的一套教育方法。所以说，无论是做事处世，还是求学都不能不保持空杯心态，毕竟低处方能成海。一个虚怀若谷、谦虚谨慎、尊重经验的人，才能少走弯路，不断进步，这也是人们常说的虚怀若谷的道理。

著名的古希腊大哲学家苏格拉底学识渊博，然而他从来不会自满，他流传下来的名言警句之一就是"我唯一知道的就是我一无所知"。一个人到了这样的成就还能谦虚如几岁的孩童，真是难得。谦受益，满招损，这是古人留给我们这些后世之人的智慧。

第十章 佛家慈悲为怀的修心养生观

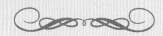

第十章 佛家慈悲为怀的修心养生观

一、心旷为福门，心狭路艰难

心旷为福之门，心狭为祸之根。心胸宽广的人，他的世界会比别人更加开阔，而那些心胸狭隘的人只会把自己困阻在泥泞中，而前行的路处处艰难。人生局限在狭小的空间里，郁郁寡欢，怎能幸福。在生活中，也许我们每个人都曾因别人的恶意诽谤或其他打击而深受伤害，这些伤痛一直在我们的心底，从来没有被治愈过，我们可能至今还在怨恨那些伤害过我们的人。其实，怨恨是一种被动和侵袭性的东西，它像一个不断长大的肿瘤，使我们失去欢笑，损害我们的健康。怨恨，只能更多地伤害怨恨者自己。而这怨恨，有待我们宽广的胸怀来化解。只有宽容的心方能让你快乐幸福，宽容是财富，是善良、是真诚的美德。

心旷为福之门。心胸宽广能化解人和人之间的许多矛盾，增强人与人之间的友好情感。送人一轮明月，我们的心中也会沐浴月光，这就是宽广胸怀的体现。心旷为福之门，心狭为祸之根。心胸宽广坦荡，不以世俗荣辱为念，不为世俗荣辱所累，不为凡尘琐事所扰，不为痛苦烦闷所惊，就会包容万物，容纳太虚，人也会活得轻松、潇洒、磊落、舒心。

世上只要有人的地方就有纷争，尤其是有"我"有"你"再加个"他"，你、我、他之间的纷争就更多了。所以，若能秉持"你好他好我不好，你大他大我最小，你乐他乐我来苦，你有他有我没有"这四句偈语中含有的精神，人与人便能和谐相处，正如《易经》中所言，地势坤，君子以厚德载物。为人处世，面对摩擦和误会，我们若能心不存愤恨恶念，语不带尖酸刻薄，不伤害、诽谤他人，以宽广的心胸坚守善美的心念、清净的语言，便可在心地栽种一株株慈悲的草、宽容的花。如此，一朝人生的大原野就能绿意遍满，白云游天，驰骋其间，就是"只要自觉心安，东西南北都好"的潇洒自在。心旷为福之门，心狭为祸之根。心胸宽广的人会受到更多人的喜爱和尊重，人生之路也会变得更加宽广。

二、身处泥泞，遥看满山花开

佛家常讲宽心，要人们即使身处泥泞之中，也能保持坦然乐观，当我们抬头时依旧可以看到远处山花烂漫。

人人都希望自己有更好的生活，过得很舒适快乐，但这首先最基本的就是要改变心态。想想看这其实也是我们自己的理想。但是，很多人在追求这种生活的过程中，不自觉地就陷入了一个可悲的圈子，开始把大把的时间放在了懦弱的报怨上。换个角度想，无论是快乐还是痛苦，其实都是生活的一部分，只有心态调整好了，才会跳出这个圈子，去享受这一切，生存的要义非得打通这一关节。人生的境遇有苦有乐，但是，苦中作乐不是自找麻痹、不是消极退却。如果大家都不那么锋芒毕露、以牙还牙，多一些理解、尊重，世界也就不会被扭曲。诗人流沙河曾写过一首诗：我们将平分欢乐与忧愁，在眉宇间看出对方的心事……"欢乐的贫困是件美事！"古希腊哲学家伊壁鸠鲁老先生说过这样一句话，一个人是可以去征服各种困难，又生活得很快乐的。有人曾经问过一些饱受磨难的人是否总是感到痛苦和悲伤，有的人答道："不是的，倒是很快乐，甚至今天我有时还会回忆它而快乐。"为什么会这样呢？这是因为他从心理上战胜了磨难，他从磨难中得到了生活的启示，他为此而快乐。换句话说，生活本来就是让人热爱的，真正的精彩不属于懦弱者。

其中，做人也是一样的。青云直上还是坠入深谷，全在一个人的选择。毕竟，承担后果的仍是自己。而这个时候做一个什么样的人，从事什么样的事业，本应完全在于我们自己内心的选择。不同的人因价值观和世界观不同而选择了不同的生活，也造就了不同的结果。著名哲学家阿纳哈斯说："人生有不同的滋味，想要品尝到什么的滋味，一切在于自己的选择。"人生就像是一条路，我们所作的每一次选择就是这路上的一个岔道口，它们不停地延伸，把我们带向生命的终点。只有到了我们要离开这个世界的那一瞬间，我们才会知道自己归于何处。到了那个时候，我们心中会或多或少地有着某种遗憾或是懊悔："当初，如果我……就好了。"但我们却永远也无法再次回到起点。

所以，人生的路，如何走，那就看我们一开始的选择是怎样的。一旦作了选择，无论平步青云还是崎岖坎坷，我们都必须坦然接受。因此，人生不想太苦，需要提前作好准备，思前想后，仔细掂量，别看眼前，着眼未来，一旦决定，就要狠下心面对，相信人生无憾，此生便不算蹉跎。在面临选择时，不必太过在意他人的眼光。心不动才能真正认清自己，遇到顺境不动，遇到逆境也不动，在作出选择时才不容易受到外在的影响。但是现代人的状况大多相反，遇到顺境的时候太过高兴，遇到逆境的时候又太过痛苦，这只会给我们带来更多的痛苦。其实，我们遇到的任何外境都一样，如果我们能够了解这一点，就不会被六尘所诱惑，亦不会被六识所蒙蔽。

由此，我们应该明了，外面再美的景致，无法使我们真正休心息虑。我们穿上草鞋上路，是为了完成自己的人生旅程，为什么要为了沿途的眼光来决定我们的步态呢？若是那样，便只是空费草鞋钱。世间的杂志、书报，各项视听娱乐，无法使我们内在悠然清心，不过徒增声色的贪得、是非的爱染。看一池荷花，于污泥之中生，观者有人欢喜有人忧，然而一池荷花就在那里，不动，不痴，不染，荷花还是荷花。人如能像荷花一般，不为繁华蒙蔽，不为别人的眼光而活，活出真我，生活的禅便算是被参透了。

人生路漫漫，面对众多的困扰，我们要学会修炼清净心，不为他人的眼光而活，不必太过计较，跟着自己的心走，才能作出正确的选择。

三、养生——心里放下，才是真放下

人若能一切随他去，便是世间自在人。世间万物，不必过于纠结，放手，有时反而是得救的最妙药方。人们常说要提得起，才放得下。放下的本身，其实就已经包含了正在提着一些东西不放的意思。如果没有提起什么，也就无所谓放下了。自然心静、放松是进入养生的境界。

其实学佛法就是两条路，要求福德的成就，诸恶莫作，众善奉行，是提得起；要想智慧的成就，就是放得下。提得起，放得下，是学佛成佛的必备要素之一。说般若境界，即一切万缘放下，诸恶莫作，众善奉行，修一切善法。放下心间的一切，乃是真正的放下。是啊，我们缺少的东西，有时反而是我们实实在在拥有的东西。人们看不见自己的本真，无故寻愁觅恨，怨来怨去，不满足，不知足，追求一些怎样也追求不到的东西。就像那个骑着骡子数骡的人一样，数来数去都是少一只，原来是他忽略了自己胯下那一只呀。我们不禁要问：人为什么有烦恼？为什么有痛苦？因为自己的妄执。所以禅宗说到所有的佛法，只有一句话："放下。"人们往往是知道了这一道理，但是有时却很难做到，原因就在于没有好好理解什么是真正的放下。

布袋和尚放下口袋，是在警示我们要放下，随即又布袋上肩，是在教我们拿起。其实那里有什么绝对的放下与拿起呢？只不过有时我们需要放下，有时需要拿起，而我们该拿起时拿不起，该放下时又放不下，这才是放下的难度所在。该放手时须放手，不论是拿起与放下，都不要互相掺杂，这才是真自在。佛说，放下就踏上了苦海之岸。放下，是人生的另一种境界。对活在忙碌紧张、名利缠绕的当代社会的我们而言，佛陀指示的"放下"，不失为一条跨越悬崖、朝清朗的幸福天宇飞翔的途径。

放下了，我们才有可能真正抓住生命本身的乐趣。放下了，我们才有可能得以释怀。放下时不执著于放下，自在；拿起时不执著于拿起，也自在。世间万物，不必计较太多，就让我们跟着心走，心里放下了，我们也就真的放下了。

四、在纷繁世界中，心静如水乃为养生

修身养性之人，首要是："去除杂念，心静如水"，人的天性便会显现。不求得心的平静，却一味追寻人的天性，那就像拨开波浪而去捞水中的月亮一样。"非宁静而无以致远。"诸葛武侯如是说。静是什么？是泰山崩于前而色不变，是大胸襟，也是大觉悟，非丝非竹而自恬愉，非烟非茗而自清芬。

现代人品味了太多生活的紧张与焦灼，已很难品味到静的清芬与恬愉，人也变得渐渐浮躁起来，可是浮躁往往不利于事情的发展。因此，与其让浮躁影响我们正常的思维，不如放开胸怀，静下心来，默享生活的原味。毕竟唯有宁静的心灵，才不营营于权势显赫，不奢望金银成堆，不乞求声名鹊起，不羡慕美宅华第，因为所有的营营、奢望、乞求和羡慕，都是一厢情愿，只能加重生命的负荷，加速心灵的浮躁，而与豁达康乐无缘。宁静可以沉淀出生活中许多纷杂的浮躁，过滤出浅薄粗率等人性的杂质，可以避免许多繁杂的事情发生。宁静是一种气质、一种修养、一种境界、一种充满内涵的悠远。安之若素，沉默从容，显示了一个人的涵养和理智。

如果进入静之境？我们可参悟佛学大师的智慧，不要轻易起心动念，如此才能达到"心静则万物莫不自得"的境界。

五、与人为善，与己为善是一种修养

善待他人是一种修养，就是与己为善。与人为善，可以让自己得到他人善待，可以让自己多些快乐和幸福的感觉。在佛家看来，善待他人就是善待自己。更进一步说，人生在世，不仅要善待自己，更要善待别人。人往往是自私的，普通人大都有这样的通病：自己不愿意的，却推给别人。世界是由许多人组成的一个整体，人与人之间需要尊重和理解。你可能有权利非公平地对待其他人，但你这种非公平的态度，将会使你最终"自食其果"，因为别人也会可能用同样的方式对待你。因此，要想让他人以善对你，需要你先去善待别人，换句话说就是把自己当成别人，当我们能做到这样的时候，就会发现其实人与人之间很简单就可以彼此愉快。

因为给予，使人铭记。给予看似吃亏，其实是最大的获得。少年能够成为智者，在于他在探索人际相处模式的过程中，能体现人的修养，也是熟谙给予对方足够尊重和腾挪空间的道理，妥善处理了与他人的交往关系。由此可见，与人为善、善待他人是我们在寻求成功的过程中必须去遵守的一条所谓的基本准则。而在当今市场经济发展中的社会里，人与人之间更是有着一种密切的竞争与互动关系。只有我们先去善待别人，善意地去帮助别人，才能处理好复杂的人际关系，从而获得与他人的愉快合作互助。善待他人，其实就是善待自己。正如亚里士多德所说的："应当像我们希望他们如何对待我们一样去对待他们。"也就是说，你希望别人怎样对待你，那么，你也要怎样去对待别人。

佛法是十分强调与人为善的，其实，与人为善是修养心性的一种莫大的智慧。要知道，在善待别人的同时往往也在善待自己。有句话说得好："幸福并不取决于你拥有财富、权力和容貌，而是取决于你和周围的人的相处。"因此，当我们与他人相处的时候一定要记住去善待他人。"君子莫大乎与人为善。"那些慷慨付出、不求回报的人，往往容易获得成功，而那些自私吝啬、斤斤计较的人不仅找不到合作伙伴，甚至可能被孤立。只有当一个人懂得善待他人的时候，他的人际关系才会和谐友好、充满温情。对于他人，假如你遇事往好处想，多感念别人的恩德，即使别人冒犯了你，也不介意，这样，别人自然会被你的诚意所感动，进而回报你以真诚；假如你遇事往坏处想，以一种敌视的眼光看待别人，即使别人无意中冒犯了你，你也耿耿于怀，甚至伺机进行报复，那么，即使别人本无敌意，也会最终被你推到敌对的立场上去。

善待他人，营造出和谐、融洽的人际关系，会使人如沐春风，左右逢源。善待他人并没有我们想象的那么难，与他人交往时，把自己真诚的心拿出来，发自内心地与他人交流沟通。改变自己的冷漠态度，打心底善意地去接受他人，真诚面对他人。不要把自己圈在自己的圈子里，自我封闭。善待他人，从善待身边的人开始，慢慢地你会发现自己也会得到他人对你的善待。善待自己，更要善待他人，心存善意，善待身边的一切，这是修养慈爱的给力。

六、养生奉献是慈悲与大爱

养生要具有好的心境，有奉献的情怀，有爱心善待一切。如需要，我愿做一棵树，给行路人乘凉；愿是一道桥梁，让众生渡过河流到他们的目的地；愿做一盏灯，给众生光明及正确的方向。佛陀教会我们要以慈悲心待人，满怀一颗好心，多做些善事，对人对己都是件好事。多情乃佛心，当我们对世间的人与物用情，多行善事，我们也能像佛陀那样满手都是慈悲事。生命因有了爱，而更加富有，因付出了爱而更有价值，更为芬芳。不过一首生日歌，就给一个小孩带来了莫大的快乐，温暖着小男孩，其实也温暖着每一个读到这个故事的人。慈悲的力量，其大不可描摹，不可估量，由此可见一斑。俗话说，"投我以桃，报之以李"，今天我们帮助他人，给予他人方便，他人可能不会马上报答我们，但他会记住我们的好，也许会在我们不如意时给以回报。退一万步来说，我们帮助别人，他即使不会报答我们，但可以肯定的是，他日后至少不会做出对我们不利的事情。如果大家都不做不利于我们的事情，这不也是一种极大的帮助吗？生活的目标是善良，这是我们的灵魂所固有的一种感情。行善是一种美德。善行既可以帮助身处困境中的人，又可以使自己的心灵得到安慰，使自己的修养得到提升。当我们将手中的鲜花送与别人时，自己已经闻到了鲜花的芳香；而当我们要把泥土甩向其他人的时候，自己的手已经被污泥染脏。与其在自我中心导致的疏远冷漠中承受孤单，不如走出自我封闭的心门，在融洽的互相交往中感受快乐——彼此的快乐。

七、有爱心、行善事乃修身养性

世间什么最美，我们也许能从下面这段对话得到答案。

弥兰王曾向那先比丘求道："请问大师，世间哪里的水比大海之水更多呢？"

"比大海之水还要多的是佛法甘露的一滴水。"那先比丘回答说。

"为什么？"弥兰王百思不解。

"这一滴水，可以消除众生罪业，洗净身心，所以比大海之水更加有力，更加充沛。"

禅机总是简单而深邃的。一滴水便是一颗饱满的慈心，比大海更有力，更充沛。

曾经从竹林旁经过的人，会得出这样一份意外的发现，几场春雨过后，春笋从湿润的泥土中探出头来，鲜嫩的绿色瞬间充满了全部的视野；初夏时节，竹林绿荫成片，绿的叶，青的竿，投下一片浓浓的绿荫；秋风拂过，竹林一片金黄，竹叶在微风的轻抚下翩翩起舞；隆冬来临，积雪覆盖之下，有无数生命正等待春暖花开，蓄势待发。从为世人贡献的角度来看，竹子是世间最美好的事物，它以根、枝、叶、茎丰富人之所需，无私的奉献，得到世人的普遍喜爱。夏竹迎风摇曳，有招风驱暑之妙；竹声有如天籁，竹笛奏出美妙的乐音，给人间平添悠扬旋律。竹子的自在，竹子的柔美，竹子的宁静，竹子的节操，所谓"青青翠竹无非般若"，正是修身养性之妙用。竹子的品质，不仅体现在那高洁傲岸的情操，还在其默默奉献的精神中。"出世予人惠，捐躯亦自豪"，它以其短暂的一生，从根到梢，从竿到叶，默默地奉献出来，无怪乎人们对其毫不吝啬地赞美。

播下慈悲的种子，世人都可享用丰硕的果实；留下几句仁爱的语言，世间都将充满温暖的和风。种子探头笑，和风拂柳枝，此中风情，此间美丽，都令人心中漾满欢喜。法水清净明澈，能洗涤众生罪业，所以比大海之水更加有力、充沛。而世间之最美，皆由内心出发。美丽的容颜无法历久不衰，美丽的心却能永远动人，唯有心善、心真、心慈，显现于外的相貌、举止、气质才让人动心。世间最美，皆由心生，愿人人都能有此感悟，并以此修身养性为自己做人的准则，满怀好心，多行善事。

八、做一件好事容易，一辈子行善事才是觉悟

一个人做一件好事容易，难的是一生做善事。"欲得净土，当净其心，随其心净，即佛土净。"净心不仅要去除怒心、嗔心、淫心，还要从根本上去除私心。去除私心不一定要在表面上标榜大仁大义，而应该是一种由内而外的自然而然的心灵净化，从心底里为他人着想，把他人的苦痛当成自己的苦痛，为了让他人脱离苦海，而甘愿牺牲自己的利益。拥有清净心的人，必定由此清净心而生出无尽的大爱。做人修行，做一件善事、一天善事并不难，难的是一辈子行善，在佛家看来，前者是布施积福，后者才是真正的觉悟。正所谓大爱无私，至善无痕也正是想成佛之人所必须拥有的品质。大爱无私，并依循行为上的善行成就，福德成就，自然可以成佛。所以学佛只有两种要事，一个是智慧资粮，一个是福德资粮。譬如我们现在研究《金刚经》，以及所有的佛经，都是找智慧，就是储备智慧的资粮。诸恶莫作，众善奉行，是找福德的资粮，智慧不够不能成佛是，虽有智慧，福报不够也不能成佛。那么究竟怎样才能成佛呢？参禅打坐，云游四海？成佛很困难吗？需要几十年甚至一生的艰苦修行？佛学大师给出的答案是："浩瀚的佛经有九千多卷，其实只要我们能谨守这八字真言——'诸恶莫作，众善奉行'即可消灾免难，如意安康。"

我们很难估量做善事对一个人生命价值的影响有多大。大爱无私，做善事并不是为了引起别人的关注，生命需要我们做的是敞开心扉爱他人，真诚地爱他人，去宽慰失意的人，安抚受伤的人，激励沮丧泄气的人。至善无痕，让施与心就像玫瑰花一样散发芬芳吧。定义一个人的一生是否成功，不一定是用地位和财富来界定，而应该是看他是否能坚持良善的真心，利益他人的信念，不受动摇，至情无悔。大爱无私，至善无痕。我们都应该怀着一颗慈悲的心，以一己之力帮助他人，做到至善至美，这也是人生养生修养之一大境界也。

九、以坦荡心境面对诽谤，树立养生之正气

所谓浊者自浊、清者自清。为人处世，面对诽谤不需要汲汲务求去澄清，只需要自己心境坦荡，养生修心，一身正气，谣言毁谤自然不攻自破。

"所谓夫大道不称，大辩不言，大仁不仁，大廉不嗛，大勇不忮。道昭而不道，言辩而不及，仁常而不成，廉清而不信，勇忮而不成。"这句话的意思是指，至高无上的真理是不必称扬的，最了不起的辩说是不必言说的，最具仁爱的人是不必向人表示仁爱的，最廉洁方正的人是不必表示谦让的，最勇敢的人是从不伤害他人的。真理完全表露于外那就不算是真理，逞言肆辩总有表达不到的地方，仁爱之心经常流露反而成就不了仁爱，廉洁到清白的极点反而不太真实，勇敢到随处伤人也就不能称为真正的勇敢的人。只有树立养生之正气，能具备这五个方面的人可谓是了悟了做人之道。所谓是真理不必称扬，会做人不必标榜。真正有修养的人，即使在面对诽谤时也是极其具有君子风度的。以坦然心境面对诽谤，古往今来，能做到这点的也不乏其人。但能达到像白禅禅师那种境界的，则恐怕是凤毛麟角了。

在现实生活中，口舌之交是人际沟通中最重要的一种方式。在这个沟通过程中，言来言去，自难免失真之语。诽谤就是失真言语中的一种攻击性恶意伤害行为了。俗语云：明枪易躲，暗箭难防。也许，在很多时候，诽谤与流言并非我们所能够去制止的，甚至是有人群的地方就有流言。而我们对待流言的态度则显得尤为重要，正如曾任美国总统的林肯所说："如果证明我是对的，那么人家怎么说我就无关紧要；如果证明我是错的，那么即使花十倍的力气来说我是对的，也没有什么用。"这与白隐禅师对待诽谤的态度——遇谤不辩，是如出一辙。当诽谤已经发生，一味地争辩往往会适得其反，不是越辩越黑便是欲盖弥彰。还是鲁迅先生说得好：沉默是金。的确，对付诽谤最好的方法便是保持沉默，让清者自清而浊者自浊，这才是明智的选择。

做人难，难在如何面对诽谤诬陷。狄仁杰被认为是武周一代名臣，是很有道理的，从这段文字中我们也可以窥出几分。俗话说：流言止于智者，真正有智慧的人是不会被流言中伤的。因为他们懂得用沉默来对待那些毫无意义的流言诽谤。鲁迅先生曾经说过："沉默是最好的反抗。这种无言的回敬可使对方自知理屈，自觉无趣，获得比强词辩解更佳的效果。"在20世纪三四十年代，巴金先生曾受到无聊小报和社会小人的谣言攻击。巴金先生说：我唯一的态度，就是不理！用沉默来应对诽谤，让浊者自浊、清者自清，诽谤最终会在事实面前不攻自破的。这是我们从圣人的思想中撷取的智慧之花，在现实生活中，做人拥有"不辩"的胸襟，就不会与他人针尖对麦芒，睚眦必报；拥有"不辩"的情操，友谊永远多于怨恨。

十、助人为乐，得助亦乐的养生观

世上无完美的人，一个人的才能和力量总是有限的，很多时候我们都需要别人的帮助，在

必要的时候接受别人的帮助就像战士要保护自己的城池一样是在履行自己的职责。在战场上，如果我们拒绝别人的帮助就会使自己处于孤立无援的位置，有可能失去城池甚至是自己的生命，因此接受别人的帮助没有什么好羞愧的，我们应该坦然来面对。所谓万事随缘，不必强求，做人不管是助人还是被助，其本身都是一桩乐事。只是我们心中存着一份感激便足够了，这种心态是利于身心的健康，是养生之道。

献爱心，做善事，自己的力量是有限的，只有善假于物，必要的时候接受别人的帮助，才能使事情事半功倍。若想在自己困难的时候有人愿意帮助我们，平时我们也应该做到这几点，关心别人，做到心中有他人。给人适当的关心，会让人对我们产生信任。当我们有困难的时候，别人也会给予及时的帮助。助人为乐，得助亦乐，心存感激，彼此随缘。做到这样便是又得了一份禅机。

十一、能屈能伸，能进能退的修身养性

人生之旅，坎坷多多，难免直面矮檐，遭遇逼仄。在这种情况下，人要学会低头，学会弯腰的修身养性。弯曲，是一种人生智慧，在生命不堪重负之时，适时适度地低一下头，弯一下腰，抖落多余的负担，才能够走出屋檐而步入华堂，避开逼仄而迈向辽阔。

其实，人生的哲学何尝不在一个小门里？人生之路，尤其是通向成功的路上，几乎是没有宽阔的大门的，所有的门都需要弯腰侧身才可以进去。因此，在必要时，我们要能够学会弯曲。弯下自己的腰，才可得到生活的通行证。人生之路不可能一帆风顺，必然会有风起浪涌的时候，如果迎面与之搏击，就可能会船毁人亡，此时何不退一步，先给自己一个海阔天空，然后再图伸展。人生有起有伏，当能屈能伸。起，就直上云霄；伏，就如龙在渊；屈，就不露痕迹；伸，就清澈见底。这是多么奇妙、痛快、潇洒的情境啊！

十二、健康是人生最大的财富

"人生最大的财富是健康。如果一个人想通了这一点，那么什么名利之念、非分之欲，都可化为乌有。"原来健康才是人的第一财富，可是又有多少人能明白这一点呢？人们往往为了追逐更多的名利而不顾自己的健康，最后造成的后果就有可能是健康没了，名利也没了。"舍近求远"似乎是人难以摆脱的劣根性，人们习惯性地以为最好的总是在更远处，于是，不辞辛劳地去追求，去寻找，却不明白，自己已经拥有的东西才是最宝贵的、最可骄傲的。这本是一个常理，但是因为人们在追求物质和成功的途中，迷失了自己，所以，他们忘记了这个常理，忽视了自己最大的资本。这样执迷不悟，真是一件可悲的事。

在禅者看来，一切无视自身而从外部事物中寻找幸福之本、舍本逐末的人，都是可怜悯的。不要抱怨家庭的贫寒，不要抱怨时运不济，不要怨天尤人。有一种资本是用金钱买不到的，这就是健康。身体是一部不停运转的机器，拥有健康，加上我们能运用得法，就能不断地创造价值，所以不必为暂时的不得意而垂头丧气，只要不让机器闲置，成功便指日可待。而想要拥有健康，就要从享受养生运动开始。能持之以恒的养生运动，才能让生命之树常青。生命在于运动，运动能使老年人益寿延年；能让中年人强身健体，摆脱繁重的工作、家务后的疲惫；运动同样也让青少年受益无穷，开发智慧，强壮体魄。

清晨，当我们迎着第一缕阳光奔跑在马路上，呼吸着清新的空气，耳旁伴着婉转的鸟鸣，目睹城市从静谧走向繁忙。于是，健康的体魄、生命的活力、生活的美好会让我们以一种积极向上的心态投入一天的学习和工作中。我们可以寻找一种最适合自己的养生锻炼方式，通过一些低强度但又十分有效的形式使自己保持充沛的精力和敏锐的思维，这无疑是最明智的选择。有时候我们会因为太紧张而对生活进行一些错误的判断，所以我们需要修建一座内心恬静房子，适当地让自己放松和休息，它的功用就像消除心理压力的一间厢房一样。它能消除我们的张力、压力、迫力和拉力，使我们清新焕发，并回到我们平常日子的世界里，而能更充分地准备应付第二天。相信每一个人的内心都有一处恬静的中心，从不受外扰移动，像轮轴的数学中心点一般，永远保持固定不动。我们所要做的，就是去发掘这个内心安静的中心点，并且定期地退到里面去休息、静养、重整活力。

拥有健康的人是幸福的。很多人身体不舒服时，就总怀疑自己得了病，整天陷入恐慌之中，其实，大多时候，这只是些小病或者根本没有病，只不过是心病而已。心病还需心药医，不要猜疑自己的健康，要保持健康的心理状态，心病自然就会消除。充沛的体力和精力是成就伟大事业的先决条件，这是一条铁的法则。然而有些人还不到30岁，就已显得老态龙钟。刚开始时他们仗着有健壮的体格拼命工作，中年的时候，他们就把自己巨大的资本挥霍一空，身体弄得已经成了生锈的机器。可是这个时候，他们名利小成，无论如何都不愿意松手，于是，继续拖着残败的身体，在职场上垂死挣扎。由于体力、精力的持续高强度付出，严重破坏了人体的生理规律和节奏，体内能量、资源出现严重的"财政赤字"，入不敷出。疲劳像蛀虫般淤积在体内，慢慢侵蚀着身体，血压升高、动脉硬化、血糖超标等等，逐步从量变转化为质变，进而濒临致命的边缘。也许，有些人外表看来似乎还可以，实际上已经是外强中干。过度劳累的人就如同一盏燃油即将耗尽却又没有灯罩的油灯，若明若暗，一旦遇到一股较强的风，就会骤然熄灭。没有健康，名利又有什么用呢？名利对于人而言只不过是外在的东西，拥有健康才是自己真正的财富。

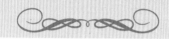

第十一章 慈善养生古籍棒喝（辑录）

第十一章 慈善养生古籍棒喝（辑录）

　　慈善文化是人类社会文明进化的能量元素，不论生活在古代或当代，其时空、地域与民族文化都是社会发展的文明精神。随着社会的发展，以仁爱为核心的慈善理念，更是愈加显示出其不朽的传世精神。尽管古时期慈善思想存有糟粕的内涵，但其仁爱是建立在以慈善为核心的范畴，故形成了一种趋善养生的道德修养。在构建社会主义和谐社会的发展时期，对中国传统文化中的古代慈善思想取精用宏、择善而从，无疑对我们仍具有重要的启迪。习近平总书记指出："要通过研读优秀传统文化书籍，吸收前人在修身处事、治国理政等方面的智慧和经验，养浩然之气，塑高尚人格，不断提高人文素质和精神境界。"因此，中国传统文化的慈善思想精华绵延千年，足以表明它有着无穷的生命力，她不仅赋予人类生命，更是给人们的一种光明和希望。大力发展慈善公益事业，是构建公平正义，树立诚信友爱，建设和谐社会的善举，亦是丰富社会主义精神文明建设的重要举措。通过发扬人道主义精神，乐善好施，扶危济困，奉献爱心的活动，让我们在爱与被爱，帮助与被帮助的践行中享受仁爱的阳光，普照寰宇，带给人类幸福。

　　生活在感恩的世界

　　感恩斥责我的人，因为他助长了我的智慧；

　　感恩绊倒我的人，因为他强化了我的能力；

　　感恩遗弃我的人，因为他教导了我的自立；

　　感恩鞭打我的人，因为他消除了我的业障；

　　感恩欺骗我的人，因为他增进了我的见识；

　　感恩伤害我的人，因为他磨练了我的心志；

　　感激所有使我坚定成就的人！

　　感恩家庭、社会的祥和，国家的繁荣昌盛！因为她让我报效的心感到自豪、享有幸福！

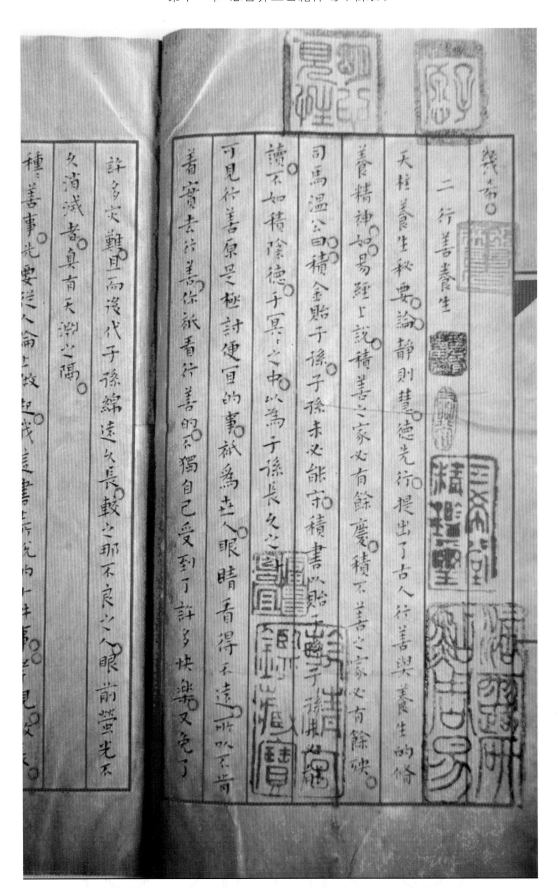

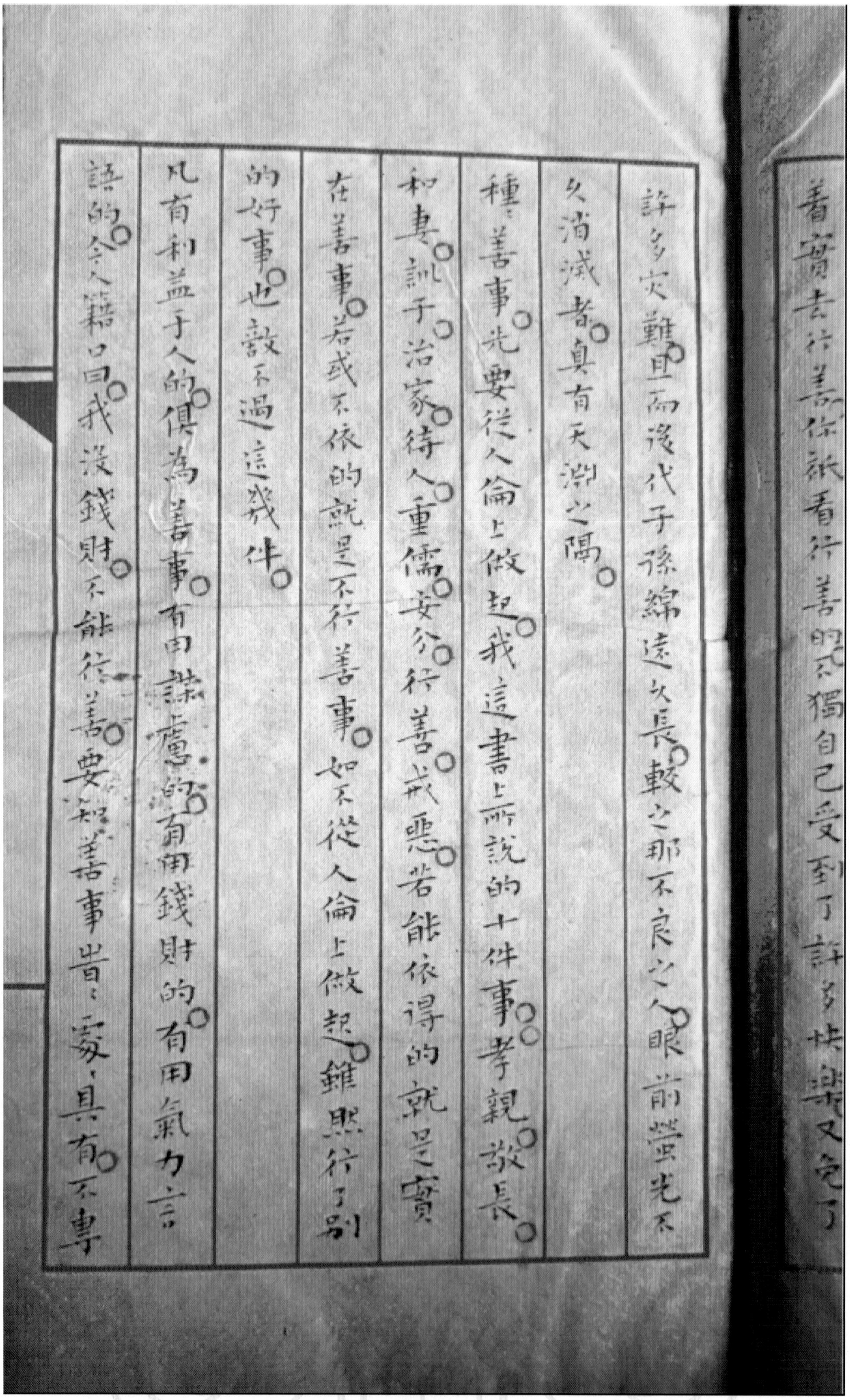

善實去行善你祇看行善的人不獨自己受到了許多快樂又免了

許多灾難且而後代子孫綿遠又長較之那不良之人眼前榮光不

久消滅者真有天淵之隔。

種善事先要從人倫上做起我這書上所說的十件事孝親敬長

和妻訓子治家待人重儒安分行善戒惡若能依得的就是實

在善事若或不依的就是不行善事如不從人倫上做起雖然行了別

的好事也就不過這幾件。

凡有利益于人的俱為善事有田謀慮的有用錢財的有用氣力言

語的令人籍口曰我没錢財不能行善要知善事豈一家具有尤專

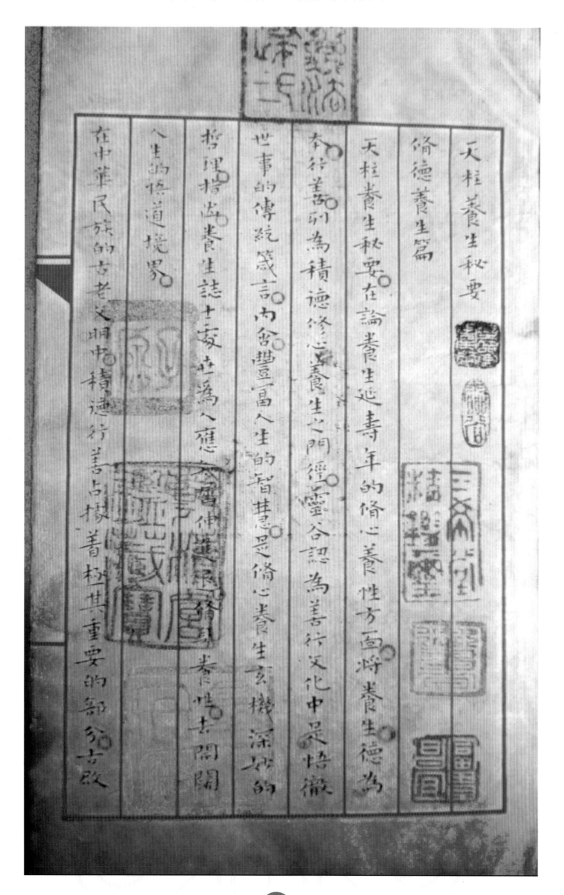

天柱養生秘要

脩德養生篇

天柱養生秘要在論養生延壽年的脩心養性方面將養生德為本行善列為積德修心養生之門德靈谷認為善行文化中是悟徹世事的傳統箴言內舍豐富人生的智慧思脩心養生玄機深妙的哲理揭出養生誌十要此為人應大周佛養生誌老者性去開闊人生的悟道境界

在中華民族的古老文明中積德行善占據著極其重要的部分古政

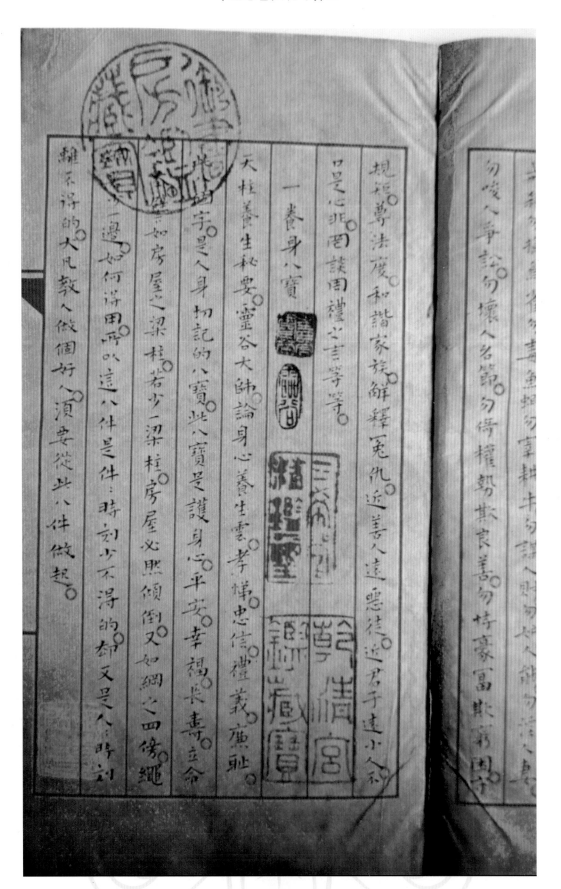

规矩尊法度和谐家族解释冤仇近善人远恶徒近君子远小人。口是心非图谋用礼之言等等。

一养身八宝

天柱养生秘要灵谷大师论身心养生云孝慷忠信礼义廉耻。

宇是人身物记的八宝此八宝受护身心平安幸福长寿立命。又如房屋心梁柱若少一梁柱房屋必倾倒又如纲之四傍绳。如何详用所以这八件是件；时刻少不得的却又是人日时刻。这一遍如何详用所以这八件是件；时刻少不得的却又是人日时刻。虽不得的大凡教人做个好人须要从此八件做起。

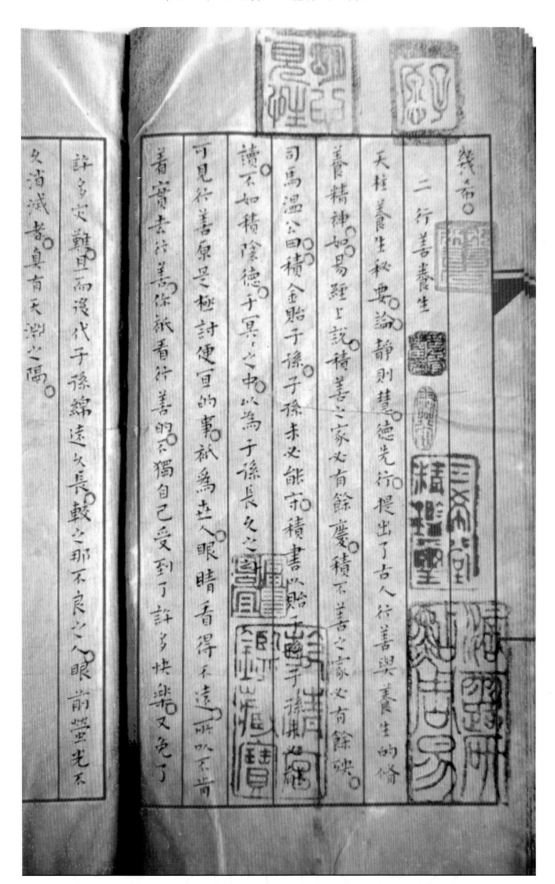

二行善养生

天柱养生秘要论静则慧德先行提出了古人行善与养生的修

养精神如易经上说积善之家必有余庆积不善之家必有余殃。

司马温公曰积金贻于子孙子孙未必能守积书以贻子孙子孙未必能守
读不如积阴德于冥冥之中以为子孙长久之

可见行善原是极讨便宜的事只为去入眼睛看得不远所以不肯

看宝去行善但你祇看行善明不独自己受到了许多快乐又免了

许多灾难且而遗代于子孙绵远久长较之那不良之人眼前萤光太

久消减害真有天渊之隔。

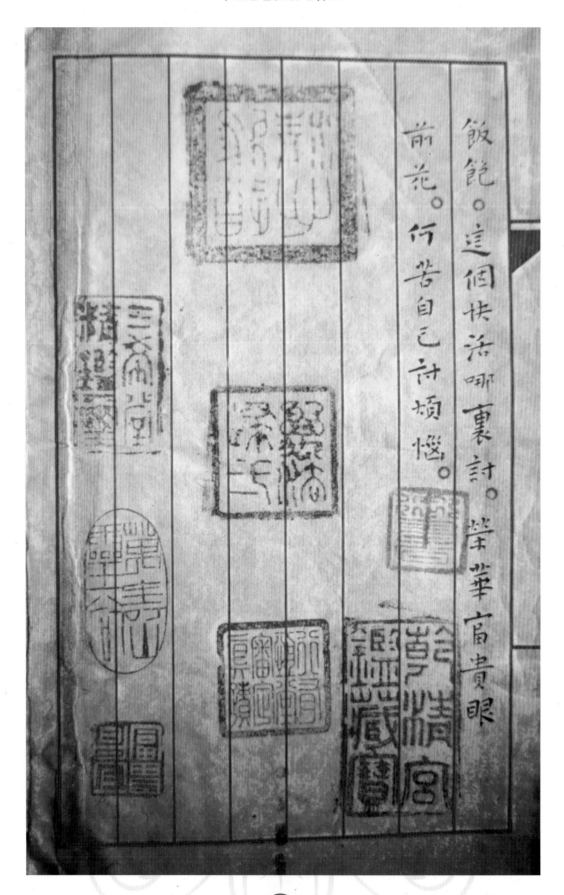

饭饱。这個快活哪裏討。荣華富貴眼

前花。休苦自己討煩惱。

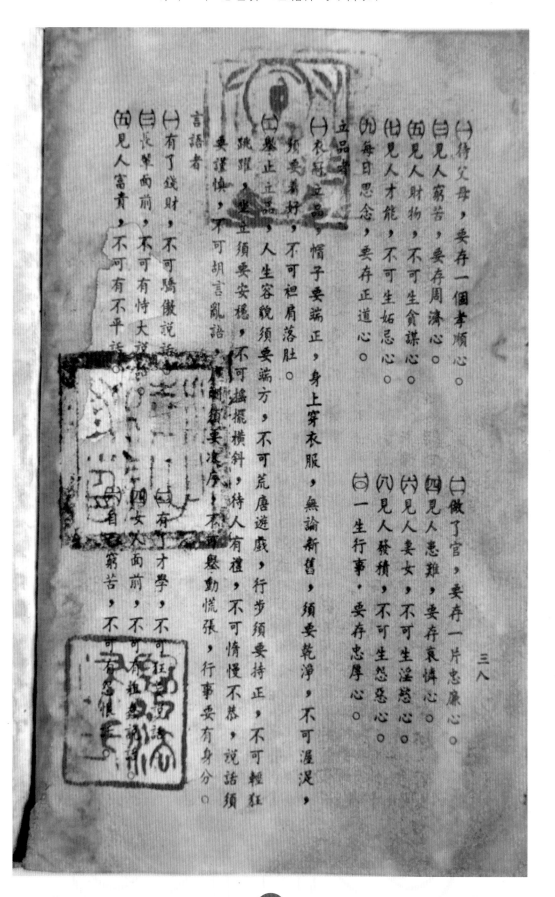

（一）待父母，要存一個孝順心。

（三）見人窮苦，要存周濟心。

（五）見人財物，不可生貪謀心。

（七）見人才能，不可生妒忌心。

（九）每日思念，要存正道心。

（二）做了官，要存一片忠厚心。

（四）見人患難，要存哀憐心。

（六）見人妻女，不可生淫慾心。

（八）見人發積，不可生怨恨心。

（十）一生行事，要存忠厚心。

三八

（一）衣冠立品，帽子要端正，身上穿衣服，無論新舊，須要乾淨，不可溜混，須要著好，不可袒肩落肚。

（二）舉止立品，人生容貌須要端方，不可荒唐遊戲，行步須要持正，不可輕狂跳躍，坐立須要安穩，不可搖擺橫斜，待人有禮，不可惰慢不恭，說話須要謹慎，不可胡言亂語，頭頸要懸虛，不可鬢動慌張，行事要有身分。

言語者

（一）有了錢財，不可驕傲說話。

（二）長輩面前，不可有恃大說話。

（三）……才學，不可有狂……說話。

（四）女人面前，不可有……說話。

（五）見人富貴，不可有不平話。

因之種於何道而已，人之成敗，應究其始因之端而定其所得之果耳，

俗諺有云，人無千年壽，花無百日紅，斯言成理，三界內外，乾坤時

轉，天地日月，終而復明，亦此道也，外修之士，常悟此理，當可助

於修行之路也，

第十六章　忠恕之道

忠者，心無二心，意無二意之謂，恕者，了己了人，明始明終之

意，先哲常言，處世立忠，待人以恕，能如是，品德兩立，可稱完人

，今日之世，人心離亂，兼以人道不常，每多悖行斯旨，嘆人心之飄

落，嗟末世之歧途，遂使災害頻仍，天禍隨處，若以立教而言，忠恕

二字，應為教者之標，慕道者，更應瞭此以為之，不忠則不敬，不恕

則不成，一忠之得，可以留萬古，可以撼河嶽，忠之失也，可以遺不

成，貽害於萬劫不復，能恕者，患己恕人，不能恕者，患己恕久，古

訓又曰，容大奸，則足以亂國，不容小過，必無完人，即曰，大奸不

可恕，小失可優容耳，若以處世之方，其理至明，若以立教而行教德

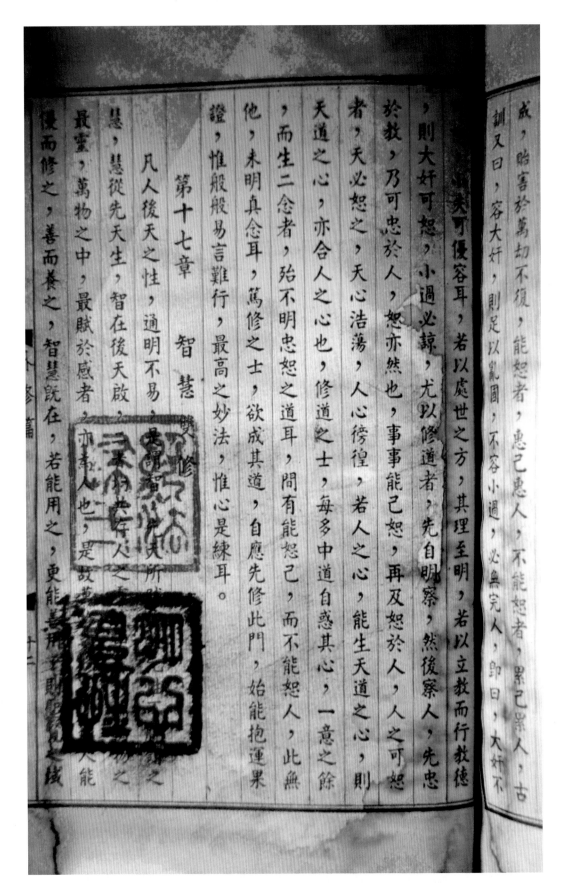

成，貽害於萬劫不復，能恕人者，惠己惠人，不能恕者，累己累人，古
訓又曰，容大奸，則足以亂國，不容小過，必無完人，卻曰，大奸不

，則大奸可恕，小過必諒，尤以修道者，先自明察，然後察人，先忠

於敎，乃可忠於人，恕亦然也，事事能己恕，再及恕於人，人之可恕

者，天必恕之，天心浩蕩，人心徬徨，若人之心，能生天道之心，則

天道之心，亦合人之心也，修道之士，每多中道自惑其心，一意之餘

，而生二念者，殆不明忠恕之道耳，間有能恕己，而不能恕人，此無

他，未明眞念耳，篤修之士，欲成其道，自應先修此門，始能抱運果

證，惟般般易言難行，最高之妙法，惟心是練耳。

第十七章　智慧

凡人後天之性，通明不易，是謂智，是天所賦物之

慧，慧從先天生，智在後天啟，亦奉人也，是故革物之

最靈，萬物之中，最賦於感者，智慧既在，若能用之，更能善用萬物則限萬物之域

慢而修之，善而養之，智慧既在，若能用之，更能善用

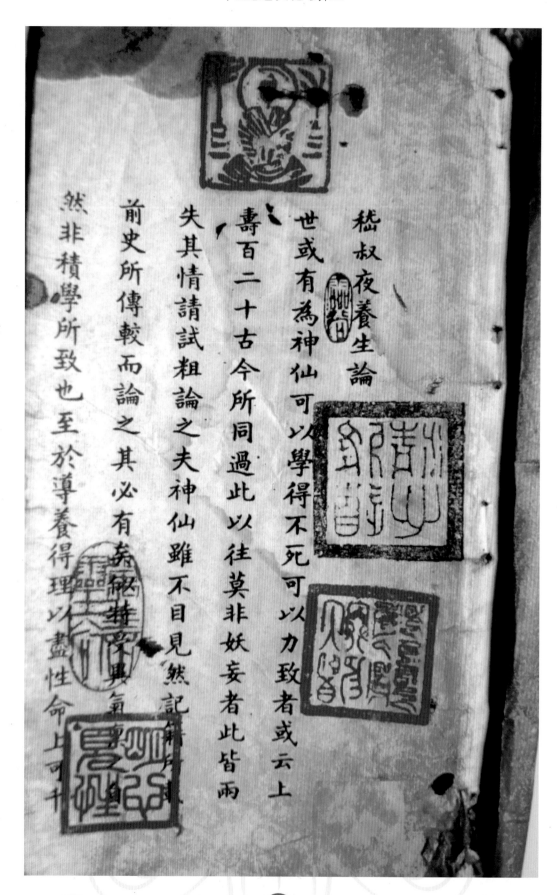

嵇叔夜養生論

世或有為神仙可以學得不死可以力致者或云上
壽百二十古今所同過此以往莫非妖妄者此皆兩
失其情請試粗論之夫神仙雖不目見然記籍
前史所傳較而論之其必有奇
然非積學所致也至於導養得理以盡性命上可并

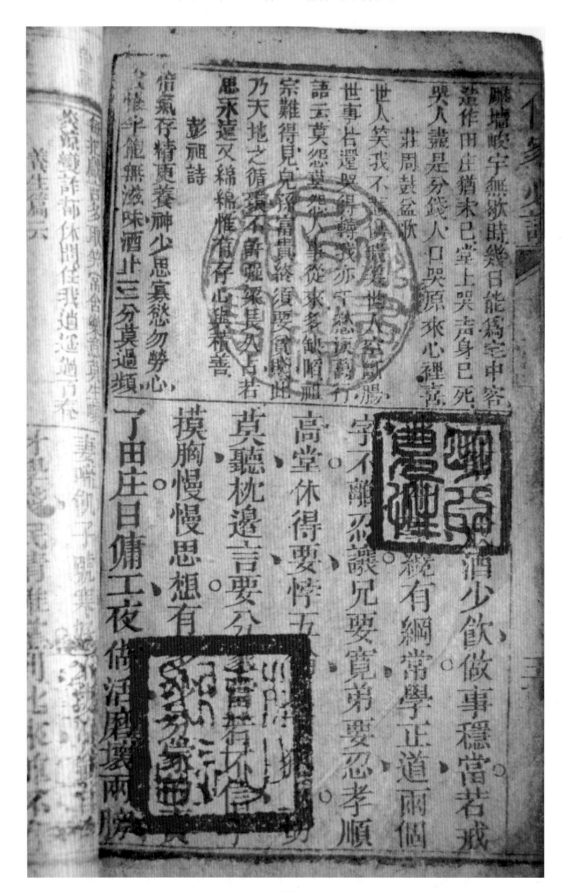

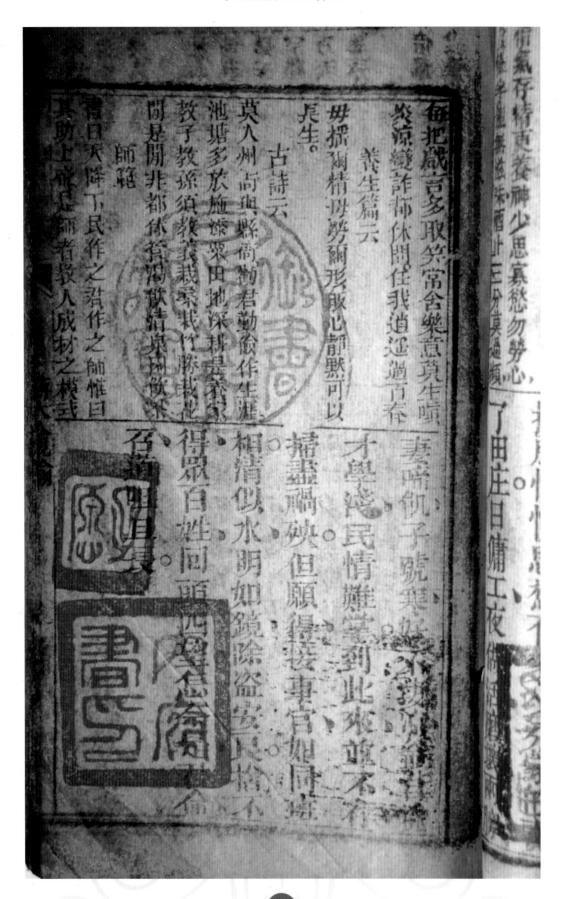

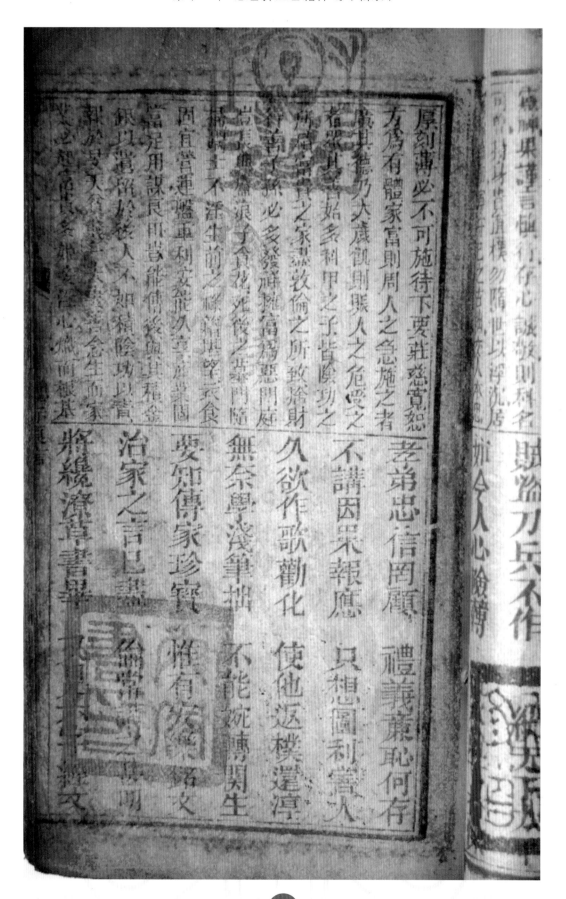

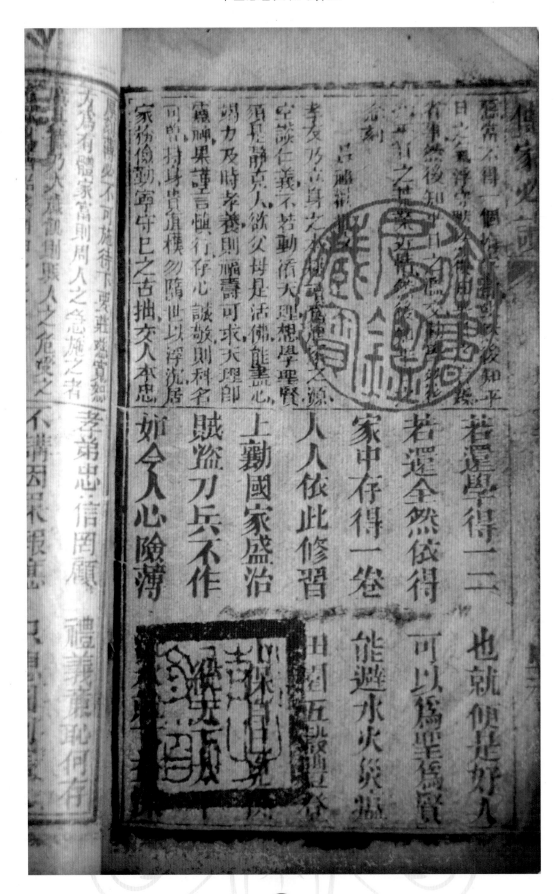

景淨一遂即是仙佛何必別尋仙佛

平安二字便得逍遙安容更覓道遙了處處笑談

立德立言家世法　增福惟行善

為忠為孝古人心　課兒須讀書

源頭自來活水清心極方能深發

閉門即是深山淨業久便可參尋

當澂心地老夫種　養胸中正氣

極大書曰小子耕　學天下好人

讀聖賢書須知所學何事

生天地間當求不愧此心

博家萬事皆宜忍

敦子千方不若勤　一忠孝則前修

微乃如簞瓢菜食美於珍味

景公無德都成　怎教輕餓斃的友

夷齊湘潔清之誹味來全之毀

齊壩與日月爭光

奚以憂之德修謗興不慮之譽勿庸

喜聲聞過情　古人皆是不處之譽勿庸

君子恥之日月就是天地眼果

報只事早與遲願高明者深思之

後外徙即章萬勝便重興

父子婦力山成干

兄弟同心正要會

勤以取持家

務外非君子

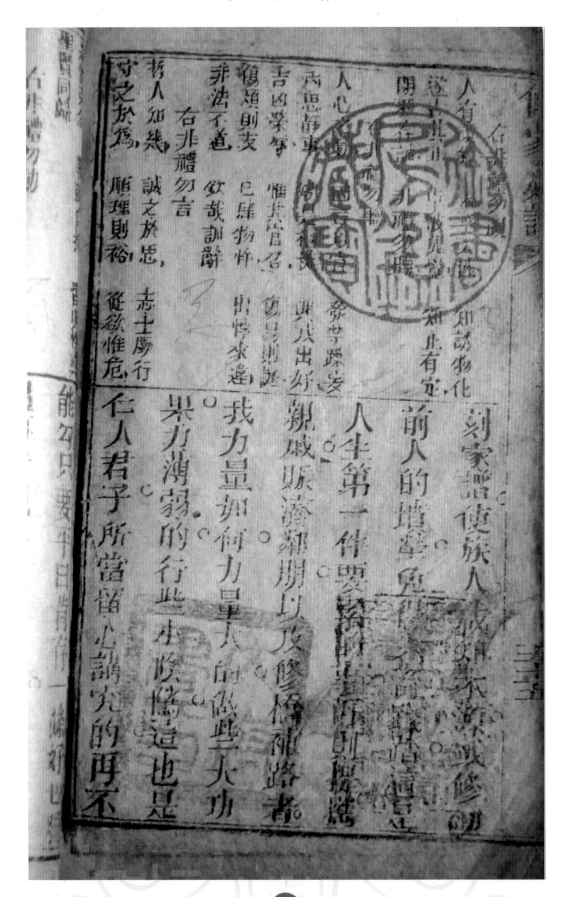

遘次克念　戰兢自持　習與性成

聖賢同歸

○陳氏忍守箴

右非禮勿動

七情之發　惟怒為遽　眾怒之起

當怒火炎　以忍水懰　過一百忍　其乃有濟

忍之又忍　愈忍愈厲　不藏大謀

焉張公藝　不藏大謀

如其不忍　傾敗立至

人生勤儉為本　第一要重綱常

父母先當孝順　手足切勿參商

某家當宏忍誤　持身當擇端方

能勾只要平日非有一條好心腸

遇事盡管說幾何方便話于孫也心

然昌盛的若不然人生世間調不下片

培補善根又不知道勤儉建住候

藥上爭個虛體

就是家道饒談

中不甚克是轉眼蕭條要人創業此

講言

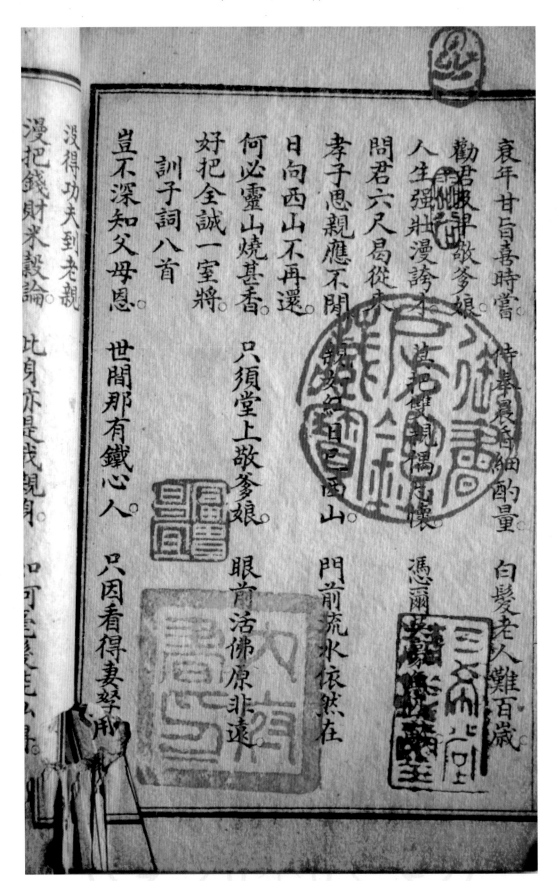

衰年甘旨喜時嘗。侍奉晨昏細酌量。

勸君趁早敬爹娘。其把雙親偶忘懷。

人生強壯漫誇才。白髮老人難百歲。

問君六尺曷從來。親生兒女日西山。

孝子思親應不閒。親生兒女日西山。

日向西山不再還。門前流水依然在。

何必靈山燒甚香。眼前活佛原非遠。

好把全誠一室將。只須堂上敬爹娘。

訓子詞八首

豈不深知父母恩。世間那有鐵心人。只因看得妻孥刑。

沒得功夫到老親。

漫把錢財米穀論。比身亦是戈親身。

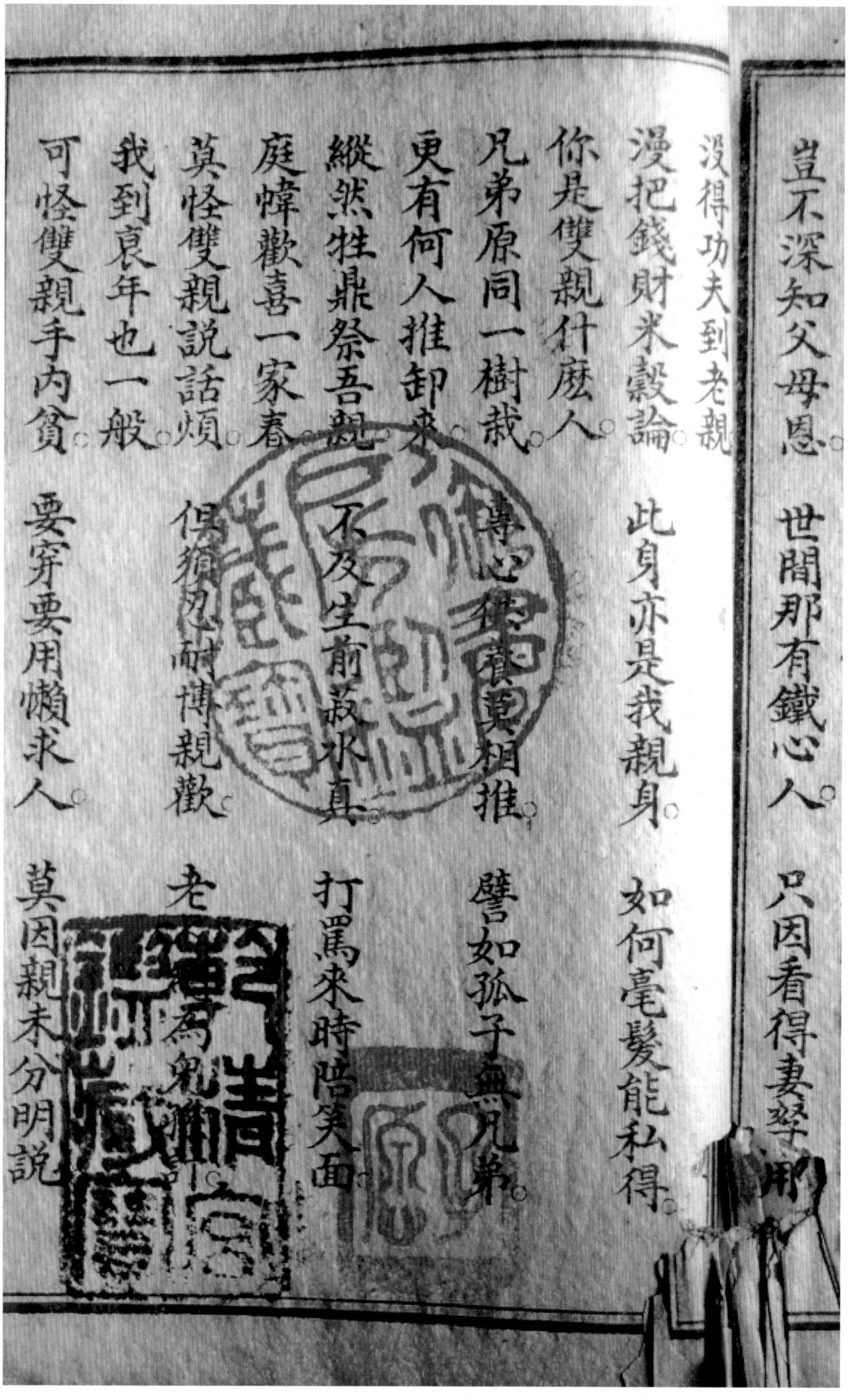

豈不深知父母恩。世間那有鐵心人。只因看得妻孥那

沒得功夫到老親

漫把錢財米穀論。此身亦是我親身。如何毫髮能私得。

兄弟原同一樹栽。譬如孤子無兄弟。

更有何人推卻來。打罵來時陪笑面

縱然牲鼎祭吾親。不及生前菽水具

庭幃歡喜一家春。但猶兒耐博親歡

莫怪雙親說話煩。老

我到良年也一般

可怪雙親手內貧。要穿要用懶求人。莫因親末分明說

你是雙親什麼人

孝莫大於嚴父。

嚴父莫大於配天。則周公其人也。

昔者周公郊祀后稷以配天。

宗祀文王於明堂以配上帝。

是以四海之內各以其職來祭。

夫聖人之德又何以加於孝乎。

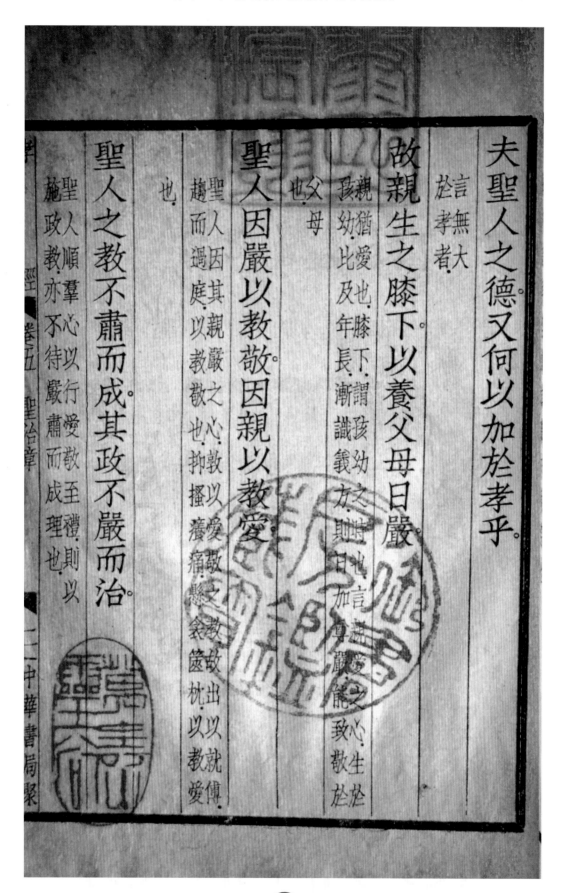

夫聖人之德。又何以加於孝乎。
言無大於孝者。

故親生之膝下。以養父母日嚴。
親猶愛也。膝下。謂孩幼之時也。言親愛之心生於孩幼。比及年長。漸識義方。則日加尊嚴。能致敬於父母也。

聖人因嚴以教敬。因親以教愛。
聖人因其親嚴之心。敬以教愛敬。趨而過庭。以教敬也。抑搔癢痛。懸衾篋枕。以教愛也。故出以就傅。

聖人之教不肅而成。其政不嚴而治。
聖人順群心以行愛敬。至禮則以施政教。亦不待嚴肅而成理也。

聖人之德。

　　　　　經　卷五　聖治章

二十　中華書局聚

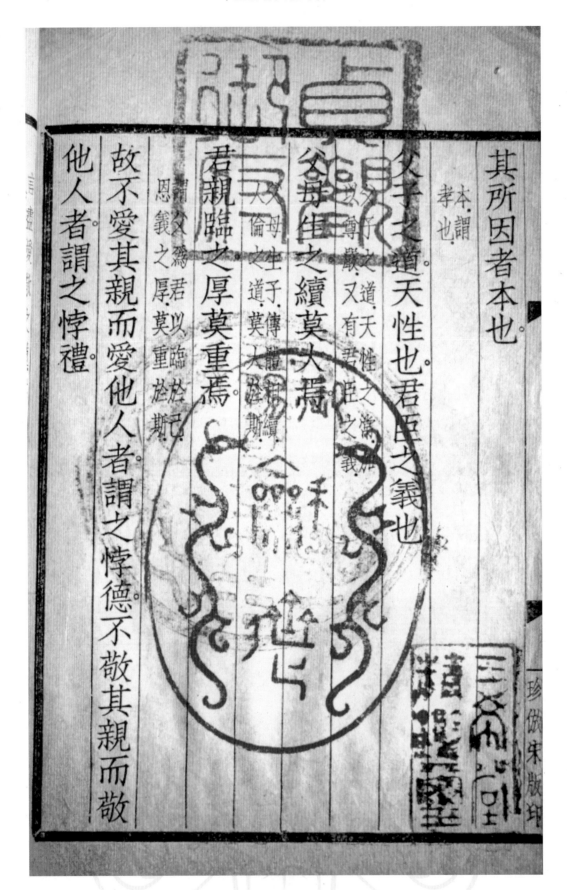

其所因者本也。

父子之道天性也君臣之義也
本謂孝也。

又謂父母生之續莫大焉

君親臨之厚莫重焉

故不愛其親而愛他人者謂之悖德不敬其親而敬
他人者謂之悖禮。

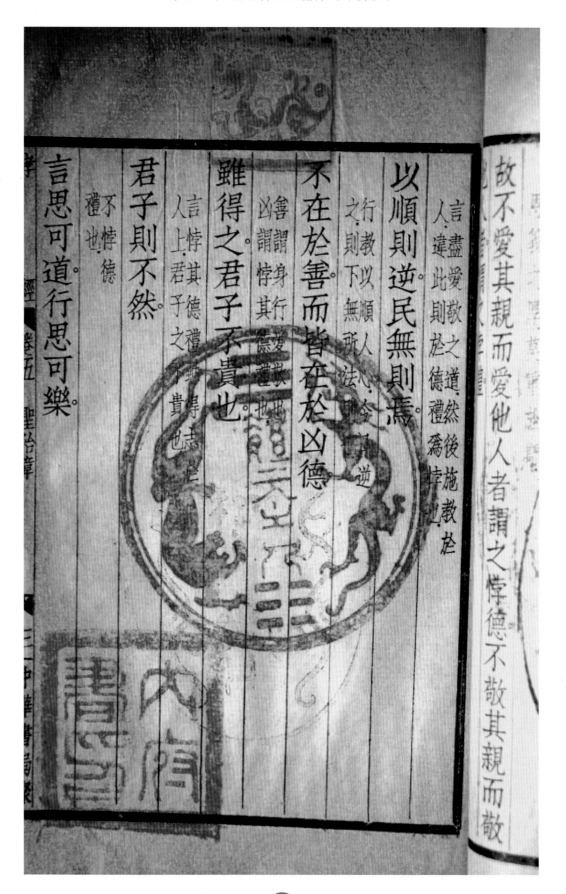

故不愛其親而愛他人者謂之悖德不敬其親而敬

以順則逆民無則焉

言盡愛敬之道然後施教於
人違此則於德禮為悖也

之行教以順下無
則人於法心失德
礼為悖也　　逆

不在於善而皆在於凶德

會謂謂身行
凶謂悖其德
德禮與禮得
也也志也也

雖得之君子不貴也

人言悖其德禮雖得
上則君子之不貴也

君子則不然

不悖德
禮也

言思可道行思可樂

經　卷五　聖治章

三一　中華書局發

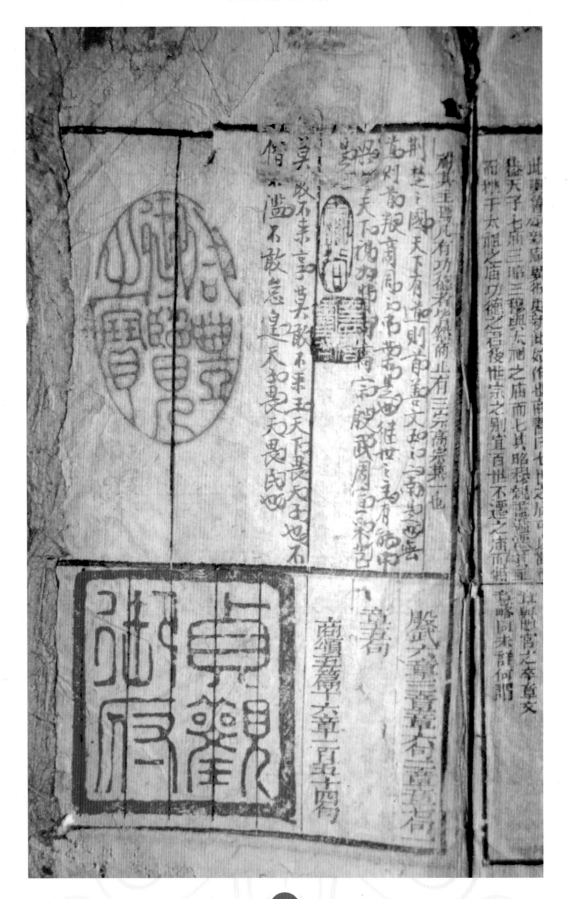

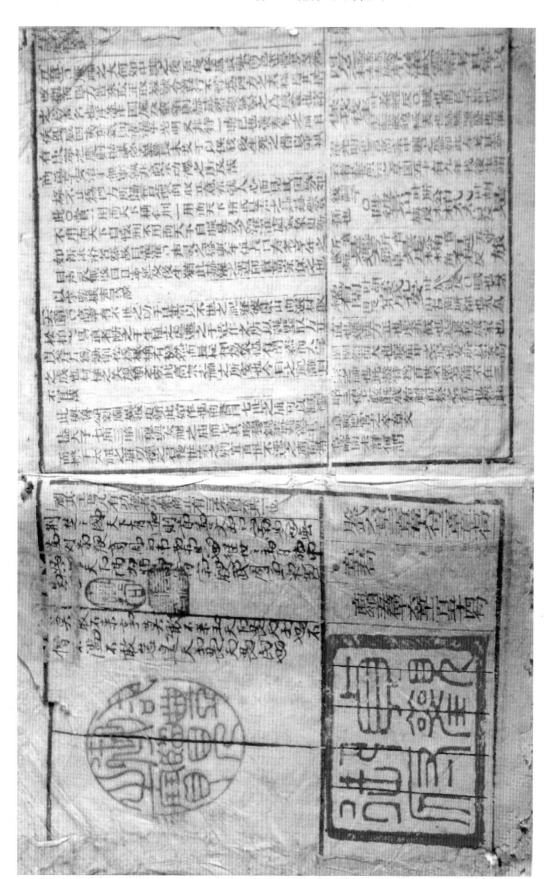

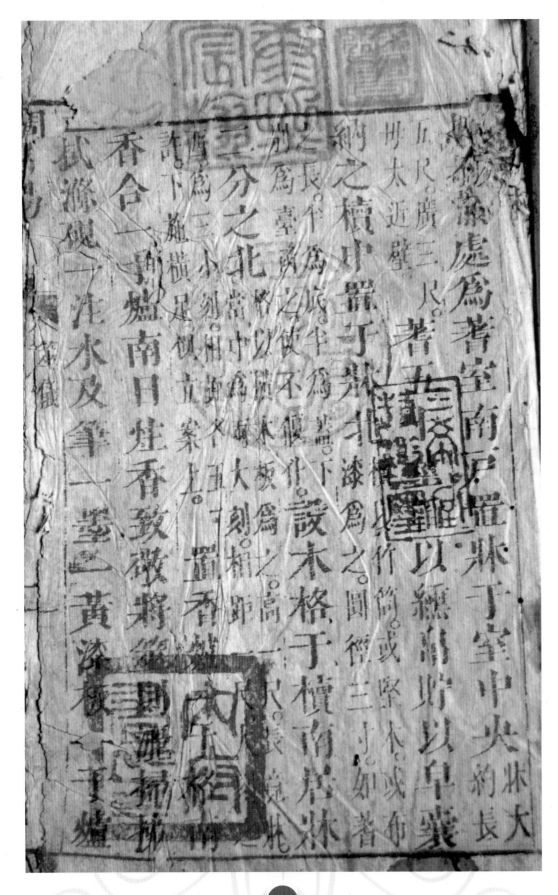

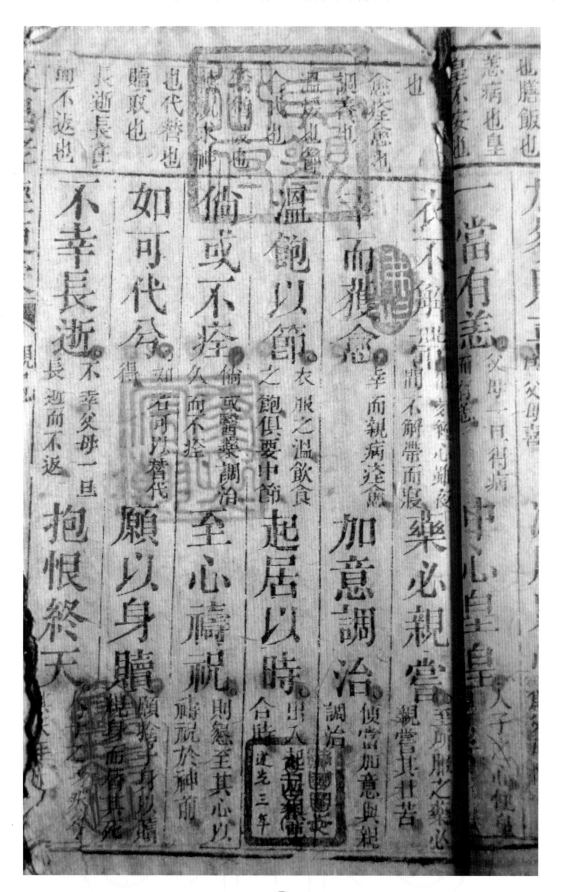

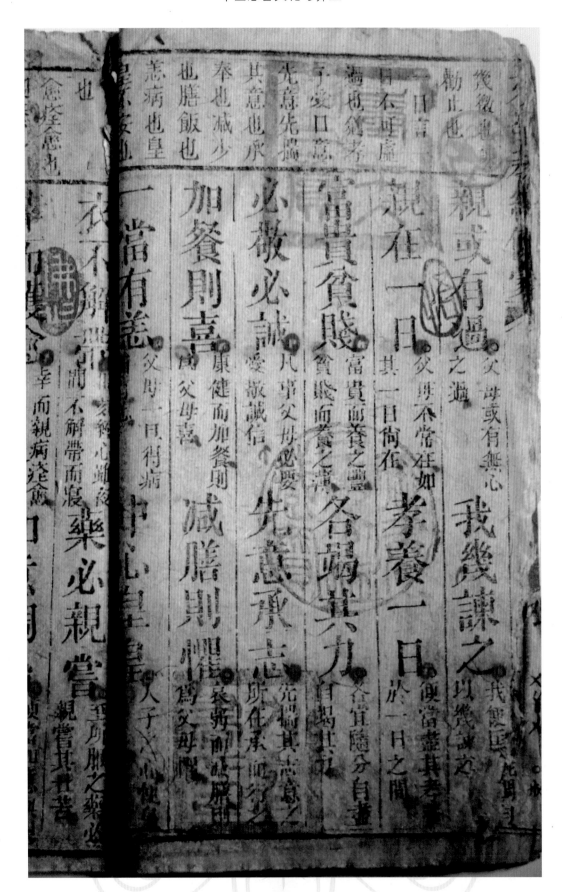

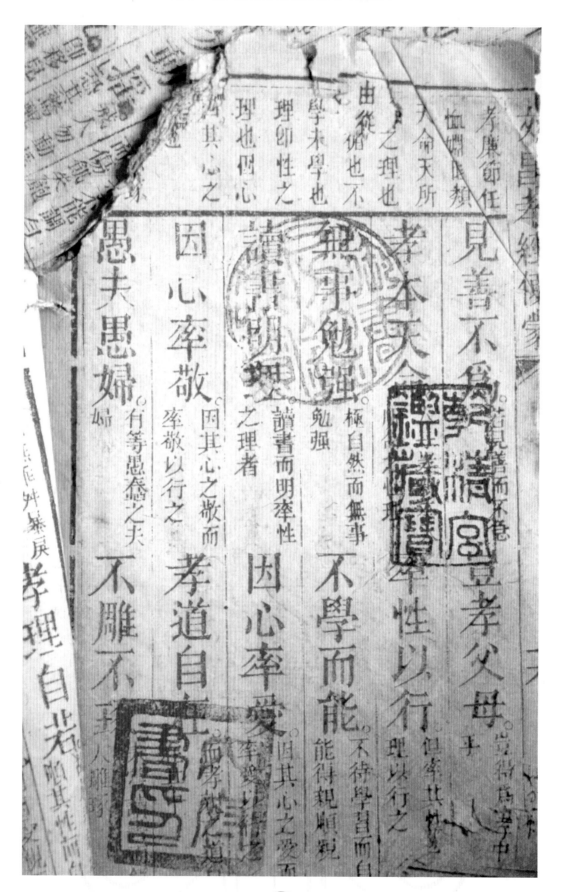

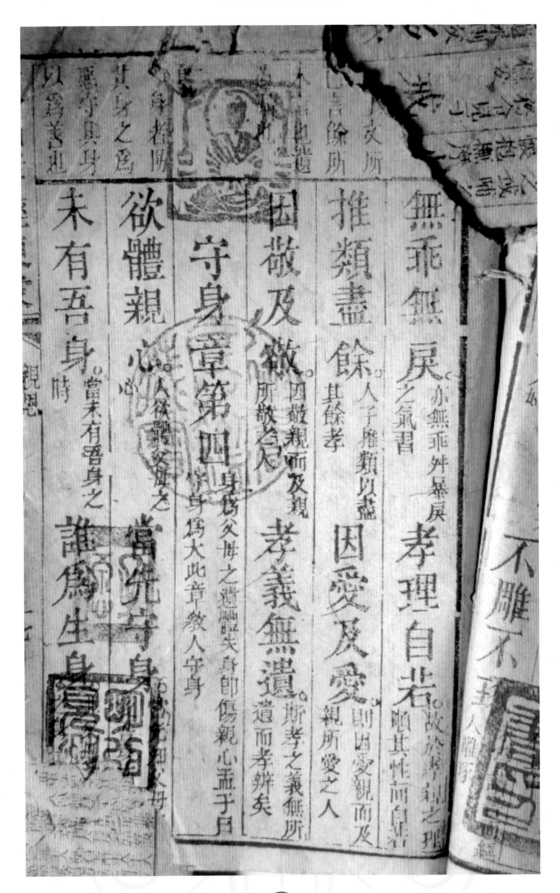

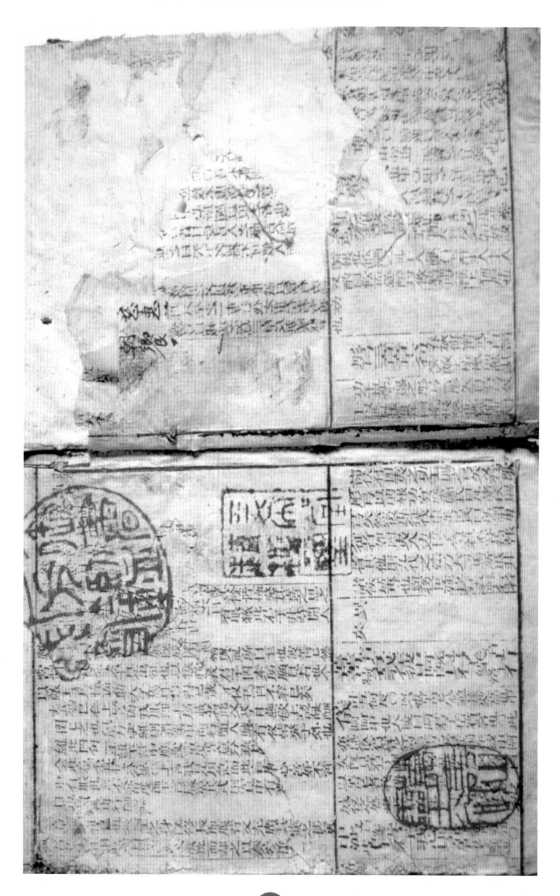

一、传统文化"五伦与健康"

何谓五伦，"父子有亲、夫妇有别、长幼有序、君臣有义、朋友有信"。能基本做到这五点的可以说身心是健康的，家庭是幸福的。一个健康的身心，首先从我们家庭和谐做起，和谐并不是说没有矛盾、没有冲突、没有烦恼，而是有矛盾能自我平衡，有冲突能自我化解，有烦恼能自我解脱。我们在面对矛盾和冲突时，山不转路转，路不转水转，水不转人转，人不转心转。

说起五伦现在的家庭做到的少，颠倒的多。先说婆媳，婆媳也是父子有亲的连续，怎么相处，将心比心，换位思考，做媳妇的要想丈夫是婆婆辛苦养大的，现在将儿子交给我，我应该感谢才对，要将婆婆当成亲生母亲来孝敬。

做婆婆的也要想，人家也是辛辛苦苦栽培成人嫁到你家，帮我照应儿子，养育孙子，我也要感谢媳妇才对，爱媳妇要像爱女儿一样，大家要互相感恩。然而注意的是媳妇对婆婆的孝顺付出可以似亲娘对待，但要求婆婆做些什么或提出一些意见时，只能还是以婆媳的角色。同样的道理，婆婆对儿媳妇的爱护付出可以似亲生女儿对待，但是对媳妇的要求或提一些意见，不能以亲生女儿同样对待，因为媳妇和婆婆毕竟不是从小养大，缺少养育之恩，缺少血缘关系。只能是儿子和她有了情缘关系，才成为一家人。所以要处好婆媳关系要有很好长时间的磨合期，一定要双方共同信守、忍让、宽容、体谅、孝顺、爱护。

还要记住错待婆婆就是虐待丈夫，错待媳妇就是亏待儿子，这是一条千古不变的真理。如果哪个家庭婆媳关系处理不好，最受伤的是中间人"儿子、丈夫"，一边是母亲，一边是妻子，两头受气，只能说自己不是，久而久之忧闷成疾。

五伦中的夫妇有别，古人是男主外、女主内，妇人的主要职责是"相夫教子"，但现在的社会夫妇都出来谋事谋职，绝对的平等。

实在说绝对的不平等，因为把本位定错了，造成老人没人养，儿女没人教，造成父母担心，儿女担忧，社会的不安定是从家庭人员的身心不健康开始的。

夫妻怎样相处，彼此之间每天多一点关爱，少点责备，多点鼓励，少点争吵，多点赞美，少点挑剔，多给对方一点自信。爱情的实质含义是懂得包容对方的缺点，夫妻长期生活在一起彼此之间的缺点就会暴露无遗，此时最重要的是学会"闭上一只眼"互相谅解和包容。如果一味抱怨、指责、苛求对方，并出口恶意，互伤自尊心和人格，后悔当初有眼无珠的话，夫妻感情就会走向深渊。如果能设身处地的为对方想想，你就会发现自己与对方即使不是天生一对，地配的一双，也是半斤对八两，彼此彼此，自然就心平气和了。

兄弟之情，同气连枝各自荣。些些言语莫伤情，一回相见一回老，能得几时为兄弟。兄弟同居忍便安，莫因毫末起争端，眼前生子又兄弟，留与儿孙作样看。

骨肉之间只应该多讲情，不应该多讲理，因为执着了理，便会伤到了情，伤到了情就是非理了啊！现在为了争财产而不顾手足之情的人实在太多了啊！古人说薄待兄弟便是薄待了父母，薄待了堂兄弟就薄待了祖宗啊！

二、老年的呼声

（1）当我老了，不再是原来的我。请理解我，对我有一点耐心。

（2）当我把菜汤洒到自己的衣服上时，请你想一想，当初我是如何手把手地教你。

（3）当我一遍又一遍地重复，你早已听腻的话语，请你耐心的听我说，不要打断我，你小的时候，我不得不重复那个讲过千百遍的故事，直到你进入梦乡。

（4）当我需要你帮我洗澡时，请你不要责备我，还记得小时候我千方百计哄你洗澡的情形吗？

（5）当我对新科技和新事物不知所措时，请你不要嘲笑我，想一想， 当初我怎样耐心地回答你每一个"为什么"。

（6）当我由于双腿疲劳而无法行走时，请你伸出年轻有力的双手挽扶我，就像你小时候学习走路时，我扶你那样。

（7）当我忽然忘记我们谈话主题，请你给我一些时间，让我回想。其实对我来说，谈什么并不重要，只要你能在一旁听我说，我就很满足。

（8）当你看着我老去的话，请你不要悲伤，理解我，支持我，就像你刚开始学习，如何生活时，我对你那样。

（9）当初我引导你走上人生的路，如今请你陪伴我走上人生的路，给我你的爱和耐心，我会报以感激的微笑，这微笑中凝结着我对你无限的爱。

父母呼，应勿缓。父母命，行勿懒。父母教，顺敬听。父母责，须顺承。愿每个儿女都能孝养父母，百善孝为先。

三、仁爱——认识自我

《群书治要》讲：那个进门就喊肚子饿了，怎么还没做好饭的人，是儿女。

那个进门衣服来不及换，就下厨房烧饭菜的人，是父母。

那个一会说粥烫了，一会嫌菜咸的人，是儿女。

那个哪怕就一点青菜豆腐也要精心烹饪，力求做出滋味的人，是父母。

那个动不动就开口要钱，不给就生气的人，是儿女。

那个省吃俭用，精心打算，却从不在教育上吝啬的人，是父母。

那个记不住家人的生日，可一到自己的生日，就早早召集同学朋友聚会的人，是儿女。

那个很少记住自己生日，却用心为家人准备生日礼物的人，是父母。

那个早上赖床，还不停抱怨家人，叫他的人，是儿女。

那个深夜入眠黎明即起，准备早点的人，是父母。

那个受了一点而委屈，回家苦水倒个不停，以求得同情和安慰的人，是儿女。

那个在外面受了再多气，回家却强作欢笑的人，是父母。

那个有牢骚就发，有烦恼就怨，把家当做情绪宣泄所的人，是儿女。

把苦埋在心中，深怕自己的不良情绪影响家人的，是父母。

那个一开口就将家里的积蓄借走，然后舒舒服服住大房子的人，是儿女。

那个劳累了一辈子，到老还住在破旧小屋的人，是父母。

那个羡慕人家多么有钱，自己家多么寒酸的人，是儿女。

那个退了休，还不安分起早摸黑挣钱的人，是父母。

那个宁愿把大量闲暇时间，放在娱乐和朋友聚会，却不愿回家看看的人，是儿女。

那个只要看到儿女，哪怕一会儿都神清气爽的人。是父母。

那个娶了媳妇忘了娘，嫁了老公忘了爹的人，是儿女。

那个为儿女操劳了一辈子心，老了还帮儿女带小孩的人，是父母。

那个总以自我为中心，从不把家人太当一回事的人，是儿女。

那个从不把自己当回事，却总以子女为荣，四处炫耀的人，是父母。

那个总喜欢把爱挂在嘴边，却很少付出的人，是儿女。

那个从不把爱说出口，却将爱播撒于生活每一块土壤的人，是父母。

或许只有也有了儿女，也成了父母时，父母慢慢变老时，我们才回忆起生活里这些点点滴滴，才能真真理解什么是爱，中国有句话，不养儿女不知父母恩，可是我们很多人已经养了儿女。又何尝知道父母恩呢？

有一篇文章写得很感人——《你留意自己的父母吗》

如果你在一个平凡的家庭长大，如果你的父母还健在，不管你有没有和他们同住。如果有一天你发现，你妈妈的厨房不再像以前那么干净；如果有一天你发现，家中的碗筷好像没洗干净；如果有一天你发现，家中的地板衣柜经常沾满灰尘；如果有一天你发现，父母煮的菜太咸太难吃；如果有一天你发现，父母爱吃煮得烂烂的菜；如果有一天你发现，老父母的一些习惯不再是习惯时，就想父母他们不再想要天天洗澡时；如果有一天你发现，父母不爱吃清脆的蔬果；如果有一天你发现，父母爱吃煮得烂烂的菜；如果有一天你发现，父母喜欢吃稀饭；如果有一天你发现，父母过马路行动反应都慢了；如果有一天你发现，父母在吃饭的时候老是咳个不停，千万别误以为他们感冒或着凉，那是和因神经老化的现象；如果有一天你发现，觉得他们不再爱出门；如果有这么一天，我要告诉你，你要警觉父母真的已经老了，器官已经退化，需要儿女照顾了。如果你不能照顾父母，请你替他们找个人照顾父母，并请你千千万万要常常探望父母，不要让他们觉得被你遗弃了。每个人都会老，父母比我们先老。我们要以角色互换的态度去照顾父母，才会有耐心才不会有怨言。当父母不能照顾自己的时候，为人子女要警觉，他们可能会大小便失禁，很多事情做不好，如果房间有异味，可能他们自己也闻不到。请子女不要嫌他们脏，或嫌他们臭，为人子女的只能帮他们清理，并请维持他们的自尊心，当他们不再爱洗澡时，请抽空定期帮他们洗身体，因为他们自己也可能洗不干净了。当我们在享受食物的时候，请你替父母也准备一份，容易咀嚼的一小碗，可能是牙齿咬不动了。从我们出生开始，喂奶、换尿布、生病时，父母不眠不休地来照顾我们，从小教我们生活基本能力，供给读书、吃、喝、玩、乐和补习，关心的行动永远都不停歇。如果他们真的动不了了，角色互换也是应该的，为人子女要切记，看父母就是自己的未来。孝顺要及时，树欲静而风不止，子欲养而亲不待，你留意过自己的父母？

总而言之，家庭的和睦对我们每个人的身心健康有着极大的关系，因为我们每个人极大部分时间都是在家里度过，所以一定要处好父子、婆媳、夫妻、兄弟、姐妹、妯娌等关系，和谐从我做起，从我家庭做起。因为我们是社会大家庭一分子，爱家庭、爱社会、爱国家是担当，是责任。

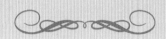

第十二章 修德养生行善篇

第十二章 修德养生行善篇

在浩如烟海的中国传统慈善养生保健文化中，中医药养生保健古朴苍劲，是枝繁叶茂的一株奇葩。虽历经数千年的风雨霜雪，但其在华夏山河大地仍然是芬芳馥郁，可谓"众芳摇落独喧妍"。自幼受过良好传统文化教育，以仁爱之心教书育人，重视保健养生九十五岁高龄的刘瑞麟老师教导作者说：要溯寻具有顽强生命力的中医养生保健丰富内涵，应从秦汉、两晋、南北朝、唐、宋、元、明、清，儒、释、道诸家修德养生文化的积淀，与植根于中华民族几千年的传统文化沃壤大地是密不可分。历史表明，经过数千年的洗礼，三家养生的理论和方法各具特色、争芳斗艳，而又相互渗透、汲取滋养。使修德养生、中医药养生文化的蕴涵凝聚了儒、释、道诸子各家的思想。从而逐渐形成了论理精微、学科多元、知识内涵丰富、方法特色多姿多彩的养生保健文化体系。

继承和发掘祖先留给我们修德养生、中医保健文化的资源，是炎黄子孙的职责。世界教科文卫组织——医学专家刘少雄先生指出："养生保健、防病延年是人们长寿旅途上的跋涉，也是中老年人、亚健康状态人群提高生存质量、增强自身免疫机制的科学方法，是保健延年、防病健身的服务体系。"在中医药学"天人合一""法于自然"和"形神共调"等观念的指导下，我们要按照人类生命生存的规律，顺应自然，因人而宜，科学的运用养生保健方法，有恒的调摄身心的健康。要应用现代高新科技去探索人类的生命科学，使之成为人类医学宝库中的共同财富，要为建设人与自然和谐可持续发展作出积极的努力。

修德养生的善行，将仁爱作为一种责任、一种义务，更是一种推己及人的利他风尚和与人为善修养的一种精神。在传承中华民族传统美德与建设和谐社会中，它将发挥积极的作用。

安徽省刘少雄博爱基金会理事长 周淑华
二〇〇三年三月于古宋城·赣州市生佛坛前益寿堂

一、法于阴阳 动静养生

刘少雄（图片中·右刘少雄看望老师的隐居生活）聆听老师已过百岁还有如此康健的体魄授以养生之秘。古云：上古之人，其知道者，法于阴阳，和于术数，食饮有节，起居有常，不妄作劳，故能形与神俱，而终其天年，度百岁乃去。又，动、静之养：静养者，儒家曰：坐忘；佛家之名：坐禅；道家谓之：致虚极。动养者，以养形耶。人若劳于形，百病不能成。善养生者，动静有方，则阴阳平衡，人体器官功能协调，体质增强也。

（图片：于 1986 年。）

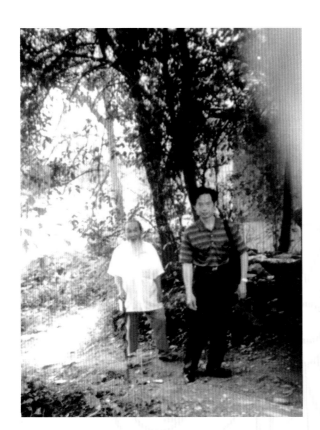

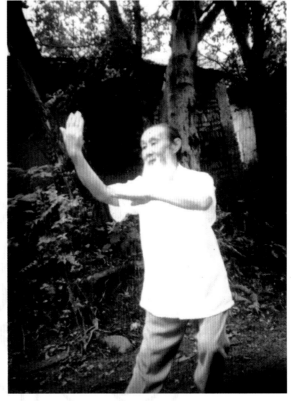

二、养身立德 修身养性

老师、慈母对刘少雄常说：养身、立德要先行，行孝亲之道。孝者，人之高行，为百行之首，为万善之先，乃爱国爱民、回报社会是基本要道。有崇高品德的人必然会长寿。古云："仁者寿"。《黄帝内经》说："德全而不危"，不能淫邪惑心、嗜欲劳目。修身养性，服务社会首要讲"诚"——精神专一，恭敬无欺，心性端正、纯尽，使之修养健康的身体和良好道德品性。

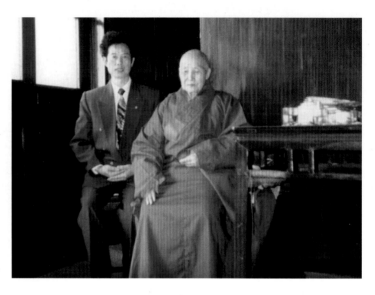

上图为 97 岁佛学大师妙心和刘少雄畅谈佛教养生文化

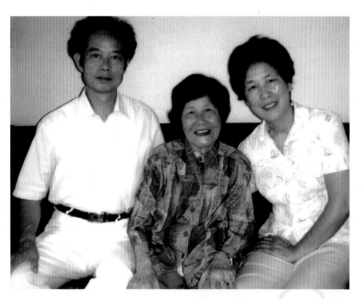

刘瑞麟老师教书育人，常对我们说：慈善之心是人之本性，也是社会文明与进步的思想文化。慈善与养生犹如一缕阳光，它能给社会博爱善良的人带来身心健康的光明，让世间充满温暖。要传承中华民族的传统美德，充分发挥慈善与养生作用，为促进和谐社会的发展做出积极的贡献。

上图为 95 岁刘瑞麟老师与作者夫妇欢聚，畅叙母子清深

三、调三关，安五脏，养六余

老师（图片上·左天柱老人、刘少雄右）教诲刘少雄为医者要有健康之躯，仁者寿，可授以求医者，养生方，以助人为乐。故：为道当令三关恒调，是根精固骨之道也。三关者，口为心关，足为地关，手为人关。三关调则五脏安，五脏则举身无病。人体：齿乃骨之余，常频叩

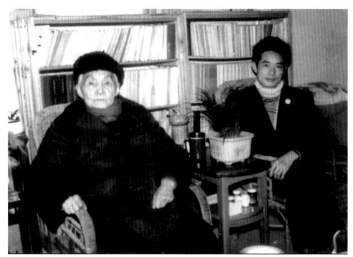

以益骨气；发乃血之余，宜常梳，以
活血气；耳乃肾之余，常温揉以补肾
气；顶乃髓之余，善固之以暖精髓；
爪乃筋之余，常握以全筋气；语乃气
之余，慎言寡语以养神益气。上图：
于1976年；左图：禅宗三祖方丈宽
康（中），左刘少雄，右龚旭东；下图：
左楼观台首长观看天象，右刘少雄。

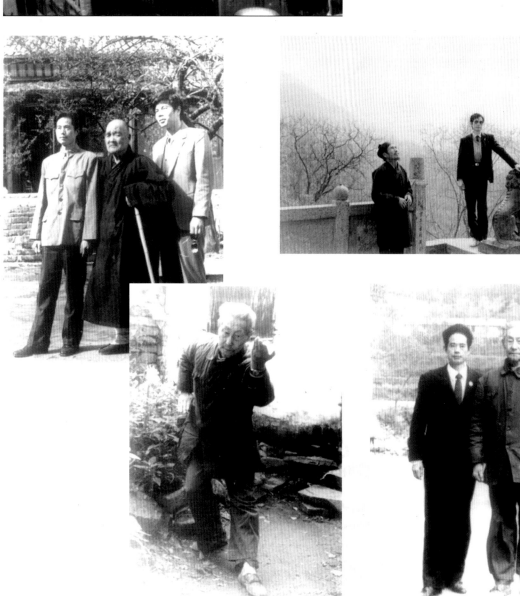

四、形体养生之宜

（图片上·右陈靖元中医养生家、左刘少雄）老师言传身教，使刘少雄感悟《庄子·刻意》以动养形："吹呴呼吸，吐故纳新，熊经鸟伸，为寿而已矣。"东汉著名医学家华佗根据动形之理，认为"人体欲得劳动，但不当使极尔，动摇则谷气消，血脉流通，病不得生，譬犹户枢不朽是也。"虽年事已过百岁，而身体犹如壮容，此乃五禽戏养生之法。

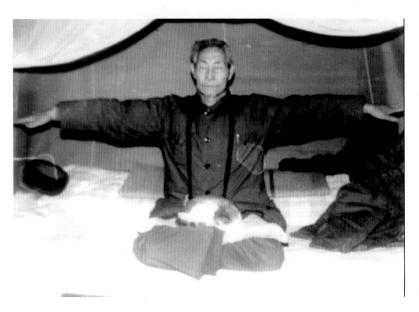

五、净心缘起以调心为法本

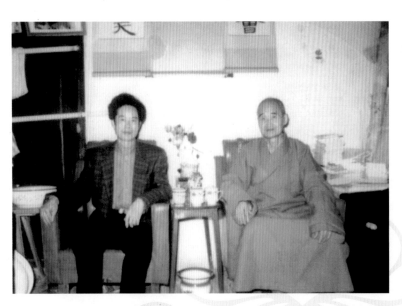

佛学大师（图片上·右仁德方丈、左刘少雄）讲佛法义理、心身医学云："心生则种种法生，心灭则种种法灭"，从根（生理）、尘（环境）、识（精神）三缘和合与人体共存。如心、身、境三者，心起烦恼、无明，则恶业滋生、愚痴蔓延，可致生理疾患；反之，心性明净，品行方正，则生理健康。故"心清净故，血则清净，血清净故，颜（脸）色清净。"这是佛法因果业报轮回《佛说医经》观，论人的道德修养可调整人体心理导致生理机制的失衡，以维系人向文明健康的身心发展。

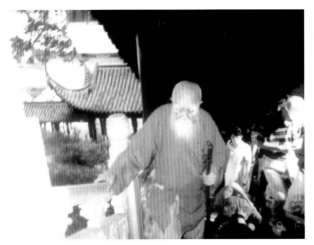
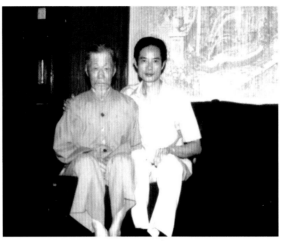

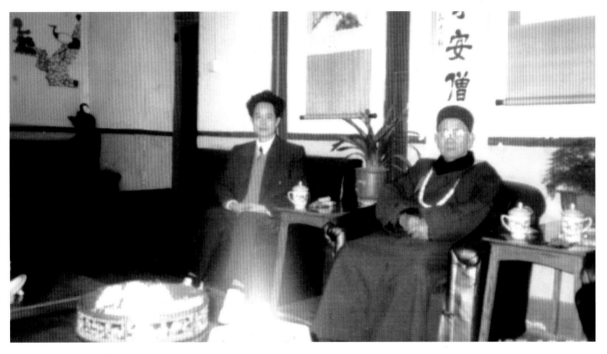

六、修性保神节情

老师要刘少雄（上图为左陈世平尊者、右刘少雄）领悟"人体借精神而立，精神需人体而存"之理。嵇康养生云：形恃神以立，神须形以存。悟生理之易失，知一过之害生，故修性以保神，安心以全身，爱憎不栖于情，忧喜不留于情，泊然无感，而体气和平。又呼吸吐纳，服食养身，使形神相亲，表里俱济矣。又《春秋繁露·阳尊阴卑》曰：夫喜怒哀乐之发……可节而不可止也，节之而顺，止之而乱。人之"七情"生、发、泄、止应顺呼自然以养身心（右图为中国禅宗三祖寺主持宏行大师与作者），（下图为安庆沿江寺主持皖峰大师与作者）。

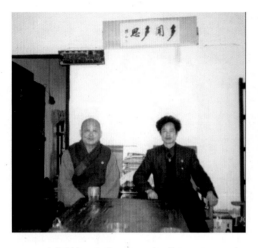 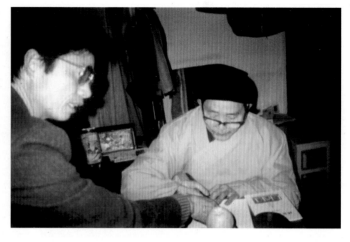

（图片：于 1988 年）

七、五德养五脏

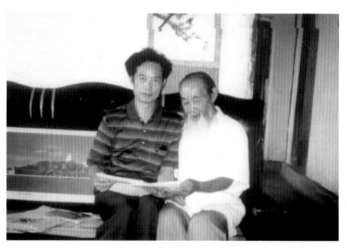

老师教导刘少雄要以五德为养的机理，人是高等情感动物，七情六欲，人皆有之。情志活动健康、文明有益身心，反之则内脏受损致病。

五德应五脏：仁、义、礼、智、信为五德，《素问·天元纪大论》说："人有五脏化五气，以生喜怒思忧恐。"故"恻隐之心以养肝，辞让之心以养心，无妄之心以养脾，羞恶之心以养肺，是非之心以养肾。""天行健，君子以自强不息。"济世利生，能更加完善仁德。

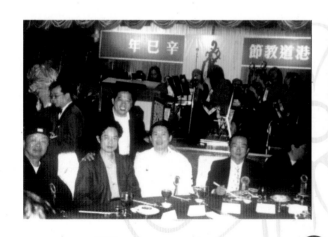

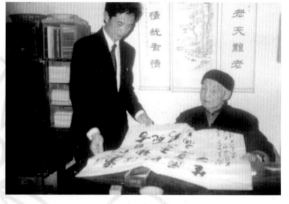

八、友人专访养生家

沙特阿拉伯王室 Mikemzi 先生，2003 年 3 月上旬从香港专程拜望著名中医保健专家刘少雄，并看望 106 岁高龄著名武术养生家张震东老师。（图片上·中张震东、左 Mikemzi 先生、右刘少雄）医学界不少专家学者指出养生，力求古今结合，融会贯通。要按照人类生命客观规律，顺应自然，养生、健身，须持之以恒，科学的运用。

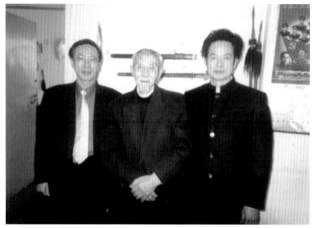

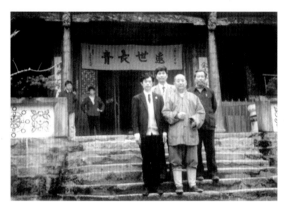

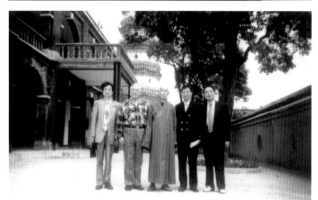

左二著名医学家、博士生导师戴植本教授，
右二安庆第一人民医院院长方荣鉴、
右一洪和贵副院长，左一刘少雄。

九、返朴归真

荷兰国际中医针灸研究院院长方介通先生在安庆市政协副主席汤传友、市政协常委、市侨联常务副主席刘少雄陪同下看望佛教养生家 86 岁的安庆沿江寺皖峰方丈。（图左二皖峰方丈、左一方介通先生、右二汤传友、右一刘少雄）

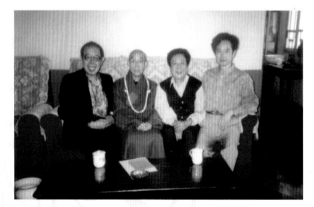

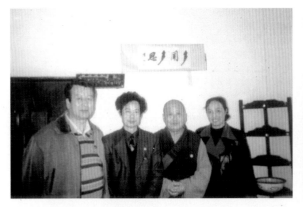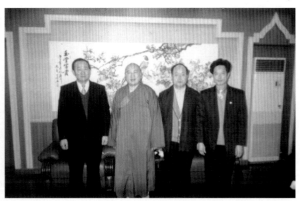

图二：保健养生家、安徽省委副秘书长徐景仁（左一）、中医保健养生家刘少雄在安徽省宗教局李继学局长陪同下拜访、探讨佛教养生文化。

《天柱养生秘要》在论养生延寿年的修心养性方面，将养生"德为本""行善"列为积德修心养生之门径。灵谷认为善行文化中是：悟彻世事的传统箴言。内含：丰富人生的智慧，是修心养生玄机深妙的哲理。指出：养生志士处世为人应知屈伸进退、修身养性、去开阔人生的悟道境界。

在中华民族的古老文明中，积德行善占据着极其重要的部分，古启蒙书《三字经》第一句即云："人之初，性本善"行为传世的家风。尽管历朝历代对善行的观念理解不同，但对"善"所囊括的内容仍趋一致。如：救人一命胜造七级浮屠，扫地不伤蝼蚁之命，施舍赈济贫寒之人，为官清正廉洁，戒淫、戒恶、敦人伦、净心地，救人之难，济人之危，容人之过，忠主孝亲，敬兄信友，和睦夫妇，教训子孙，尊师敬贤，矜孤恤寡，敬老怜贫，行侠仗义，饶人贵己，斗秤公平，待仆宽厚，买物放生，修桥补路，持斋戒杀，勿擒鸟雀，勿毒鱼虾，勿宰耕牛，勿谋人财，勿妒人能，勿淫人妻，勿唆人争讼，勿坏人名节，勿倚权势欺良善，勿恃豪富欺穷困，守规矩、尊法度、和谐家族，解释冤仇，近善人远恶徒，近君子远小人，不口是心非，罔谈周礼之言等等。

十、养身八宝——孝、悌、忠、信、礼、仪、廉、耻

《天柱养生秘要》灵谷大师论身心养生云：孝悌、忠信、礼义、廉耻，此八个字，是人身切记的八宝。此八宝是护身心、平安、幸福、长寿立命之本。譬如房屋之梁柱，若少一梁柱，房屋必然倾倒。又如纲之四傍，绳纲若少一边，如何得用。所以这八件是件件时刻少不得的，却又是人人时刻离不得的，大凡教人做个好人，须要从此八件做起。

孝——父母之恩，如天罔极。为人子者，不可不加意孝顺。若只知妻子饱暖，不顾父母饥寒；只知任性忤逆，不察父母喜怒，这等的人，虽有子孙，也是照样不孝，必不昌盛。纵得富

贵，也是衣冠禽兽，必不常久。千万不可学他，须要以孝为嘉，以不孝为羞愧，方才成的个人。沉一生奉事父母，从无百年永侍。今日有父母，不肯孝顺，日后知孝顺，又无父母，切须时时刻刻把父母记念在心。心事竭力承欢，不可少半点忤逆。这才于心无愧，我的子孙，亦复如是孝我矣。

悌——兄弟同胞共乳，古称手足，全要敬爱。是以让国之事，史册传芳。我每见今人，不独不能尽其恭敬，且有听室人逸语而分析居的，或因些小财产，而构怨致讼，仇恨终身不解的。又或身处富贵，兄弟贫贱，任其饥寒，听其流散，不为心恻，反为深幸的。独不思兄弟谊同一体，如此相待，父母在，伤心固不必言。父母亡，地下必不瞑目。心何忍也？至亲兄弟尚如此，又安望其对叔伯友昆而知敬知爱，见乡里尊长而毋侮毋慢耶？我愿世人尽孝悌之道，做个好人，岂不幸甚。

忠——我等布衣小民，凡忠君爱国的事，何敢多言。只是做人勤俭，早早上完朝廷的钱粮，安分守己，不犯朝廷的法律。每早焚香叩天，保求皇上万寿，天下太平，这就是小民尽忠了。

信——人不信实，诸事不成。亲友俱不相托，虽有说话，俱不听从，自为诌流虚妄之人，自贱自弃，岂不可惜。

礼——礼义经天纬也，包括甚大。我略举日用当行者言之，人生天地间不可一刻无礼。处家庭之内，父母坐于上，子侍立于下。见叔伯过而起，与兄长行而随。食必先让，劳必自居。男女不可杂混，嫂姑姊妹之前，切戒亵体，尤不可戏言，皆礼也。处乡党之中，遇长者必敬，不可慢忽。遇同辈必谦，不可欺侮。衣冠要正，行止要端。迎宾会客，登降拜跪，不可急遽粗俗。务要雍容和蔼，皆礼也。由此观之，凡一言一动，一视一听，皆要合礼。无礼则非人类矣。可不慎欤！

义——义者，宜也。为所当为，谓之义。如为子死孝，为臣死忠之类是也。其次则于宗族乡党之中，见人贫而不能婚嫁，殡葬的，须当量力以赠之。见有遭难困苦，衣食不给的，须当量以济之。见含冤负屈不能伸的，须当出力率众慷慨公道以白之。至于修桥、修路、施药、施棺、赈饥济乏，喜道之善，广行方便，皆义也。子曰："见义不为无勇也"，大哉！圣人之言矣。

廉——廉者，无求无欲，不夺不贪是也。物各有主，苟非吾之所有，虽一毫而莫取，这是正理。如见人有富贵，心怀妒忌，见人有财宝，心怀觊觎，见人有美色，心怀羡慕，皆是不廉。不廉即盗，虽无盗行，已有盗心。不独攘夺偷盗方谓之盗也。

耻——孟子曰："耻之于人大矣。人不可以无耻。"朱子曰："有耻则进于圣贤，无耻则入于禽兽。"可见耻之一字，乃人生第一要事。如知耻，则洁己励行，思学正人，所以皆光明正大。凡污贱淫恶，不肖下流之事，决不知耻，则事事反是。彼岂异于人哉？盖缘心无羞恶，天良已绝。日习日邪，愈趋愈下，与禽兽相去几希。

十一、行善养生

《天柱养生秘要》论"静则慧、德先行"，提出了古人行善与养生的修养精神。如《易经》上说："积善之家必有余庆，积不善之家必有余殃。"司马温公曰："积金贻子孙，子孙未必能守；积书以贻子孙，子孙未必能读，不如积阴德，于冥冥之中，以为子孙长久之计。"

可见行善原是极讨便宜的事，只为世人眼睛看得不远所以不肯着实去行善。你只看行善的，不独自己受到了许多快乐，又免了许多灾难，且而后代子孙绵远久长。较之那不良之人，眼前萤光不久消灭者，真有天渊之隔。

种种善事，先要从人伦上做起。我这书上所说的十件事：孝亲、敬长、和妻、训子、治家、待人、重儒、安分、行善、戒恶，若能依得的就是实在善事，若或不依的就是不行善事。如不从人伦上做起，虽然行了别的好事，也敌不过这几件。

凡有利益于人的，俱为善事，有用谋虑的，有用钱财的，有用气力言语的。今人籍口曰："我没钱财，不能行善。"要知善事时时处处具有，不专在于钱财一件。但世间的人，岂有既无钱财又无谋虑、气力、言语的人？有此数端而不积德行善，深为可惜。

如何是谋虑行善？凡人事关于已者，则无不尽心竭力，至于他人事务，则苟且粗略。须要设身处地，用心筹划，期于有济，这就是谋虑行善了。

如何是钱财行善？凡有钱富翁，行善最易，量力酌事，诚心为之。如赈饥荒、设义仓、施粥施袄、修桥修路。再如见人风寒刺骨战栗难经，或枵腹忍饥形菜色，我随力救济，令其饱暖。又有父母不能奉养的，我助之以供菽水。技士习艺的，我助之以免内顾。又有死丧大事，衣棺无出，柩久停厝，不能归土。又有婚姻喜事，完聚乏资。又有年岁荒歉，卖儿鬻女，身投奴仆的。又有拖欠债负，不堪凌虐而寻自尽的。又有官银逋赋，身罹刑宪，以填狱底的。又疾病卧床，汤药无措，而奄奄待毙的，诸如此类，难以枚举。若肯存心救济，力可能的事，就自己独任，力不能的事，也要竭力倡助，不可视之膜外，虚为嗟叹。至于街乡、瞽目、残疾、乞丐、病人、老人，或一二文钱，或一二抄米，或一二盏便粥便饭，俱可聚少成多，度他的命，济他的急，勿以善小而不为，这就是钱财行善。

如何气力行善？凡见水火盗贼，我急力救护。又有死丧异榇无人，结斗拳打不解，我急力解，这就是气力行善。

如何言语行善？凡见有忧愁的，我用说话宽慰他。人有争闹的，我用说话解劝他。人有恶事的，我用说话谏止他。人有善事，我用说话赞助他。人有昏愚痴迷的，我用说话提醒教导他。至于变乱是非、毁谤圣贤、破离美事、谈说闺阃、起争讼、喜议刺种种不利于人的话，俱闭口莫说，这就是言语行善了。

我看有钱的人，若力他施舍，他就眉诉穷，鄙吝推托，其意不过欲留银钱为自己享用，为子孙厚积。谁知心若不良，每每事出意外，水火盗贼，死丧病讼，钱财如热汤浇雪。纵或间有保全一世，及其死后，或遭不肖子孙嫖赌摇嚼，荡费无存。或遭无赖亲族强势纷争，图谋占夺，若到死变之际，虽欲行善已无及了。何如施财行善，邀上天之庇佑，岂不至当么？

四民有四民当行的善事，富贵贫贱人有富贵贫贱人当行的善事。士子读圣贤书，行仁义事，若训蒙设馆，就尽心授徒。农夫用力耕种，工人制造坚实，商贾货物真诚，出入公平，这就是四民行善了。至于富贵人更该行善，古人云："有福不可享尽，有势不可倚尽。"富者要周贫济乏，救患恤灾；贵者要乘时布德，量力行仁。程子曰："一命之士，苟存心于利物，于人必有所济。"这就是富贵的行善了。人若不幸至于贫贱，俱是生前不曾修积，所以今生困苦。凡事须要尽力竭力，安分守己，一切不良的事不但不行，也不可起于心，这就是贫贱人行善了。各要先存善心为主。

十二、养生行善格言

《天柱养生秘要》行善箴言、善联与养生"净心"视为养生、立德之本。

但行好事，莫问前程。与人方便，自己方便。

善与人交，久而敬之。谏之双美，毁之两伤。

积善之家，必有余庆。积恶之家，必有余殃。

人平不语，水平不流。休争闲气，日有平西。

得荣思辱，处安思危。事要三思，免劳后悔。

积福自厚，无功受禄，寝食不安。

言多语失，食多伤心。酒要少吃，事要多知。

居要择邻，交要良友。顺天者存，逆天者亡。

三人同行，小的受苦。三人同行，必有我师。

人无远虑，必有近忧。寸心不昧，万法皆明。

人间私语，天闻若雷。暗室亏心，神目如电。

肚里藏奸，神道先知。善有善报，恶有恶报。

不是不报，时候未到。莫道眼前无报应，

分明折在子孙边。心要忠恕，意要诚实。

狎昵恶少，久必受累。近朱者赤，近墨者黑。

屈志老成，急可相依。滴水之恩，当以涌泉相报。

施惠无念，受恩莫忘。勿营华屋，勿谋良田。

祖宗虽远，祭祀宜诚。子孙虽愚，读书宜读。

刻薄成家，理无久享。休争三寸气，白了少年头。

百年随此过，万事转头空。

多金非为贵，安乐值钱多。黄金浮世在，白发故人稀。

结有德之朋，绝无义之友。常怀克己心，法度要谨守。

君子坦荡荡，小人长戚戚。见事知长短，人面识高低。

道高龙虎伏，德重鬼神钦。休依时来势，提防时去时。

官满如花谢，势败奴欺主。但得一步地，何须不为人。

人无千日好，花无百日红。厨中有剩饭，路上有饥人。

量小无君子，品高是丈夫。长存君子道，须有称心时。

为仁不富矣，为富不仁矣。君子喻于义，小人喻于利。

在家敬父母，何须远烧香。家和贫也好，不义富如何。

国正天心顺，官清为自安。妻贤夫祸少，子孝父心宽。

说来是非者，必是是非人。

静坐常思已过，闲谈莫论人非。

积善有善报，积恶有恶报。报应有早晚，祸福自不知。

忠臣不怕死，怕死不忠臣。家贫知孝子，国乱显忠臣。

命好心也好，富贵直到老。命好心不好，中途夭折了。

心命都不好，穷苦直到老。年老心未老，人穷志不穷。

善若施于人，祸不侵于己，熟读孔孟之书，必达周公之礼。

君子敬而无失，与人恭而有礼。长想有力之奴，

不念无为之子。君子当权必积福，小人仗势必欺人。

马有垂缰之义，狗有湿草之恩。

怕人知道休做，要人敬重勤学。人道谁无烦恼，

风来浪也白头。交情当慎初相见，到老终无怨恨心。

但能依理求生计，何必欺心作恶人。莫作亏心侥幸事，

自然灾患不来侵。人要人死天不肯，天要人死有何难。

眼见几家贫了富，几家富了又还贫。三寸气在千般用，

一旦无常万事休，是非只为多开口，烦恼皆因强出头。

平生正直无私曲，问甚天公饶不饶。家业有时思无有，

还钱长记借钱时。青山只会明古今，绿水何曾洗是非。

临崖勒马收缰晚，船到江心补漏迟。金风未动蝉先觉，

无常暗算死不知。常将有日思无日，莫到无时思有时。

劝君莫作亏心事，古往今来放过谁？日高僧道尚未起，

看来名利不如闲。欺心莫赌洪誓愿，古往今来放过谁？

长江一去无回浪，人老何曾再少年？大道劝人三件事，

戒酒除花莫赌钱。言多语失皆因酒，义断亲疏只为钱。

有事当以君子说，是非休听不具言。妻贤何愁家不富，

子孝何须父向前。心好家门生贵子，命好何须靠祖田。

侵人田土骗人钱，荣华富贵不多年。草怕严霜霜怕日，

恶人自有恶人磨。月过十五光明少，人到中年万事知。

良言一句三冬暖，恶语伤人六月寒。若不与人行方便，

念尽弥陀总是空。少年莫笑白头翁，花开能有几时红。

越奸越狡越贫穷，奸狡原来天不容。富贵若从奸狡得，

世间呆汉吸西风。小人狡猾心肠歹，君子公平托上苍。

乘汉瞒痴汉，痴汉总不知，乘汉变驴子，倒被痴汉骑。

万般皆下品，唯有读书高。慷慨丈夫志，生当忠孝门。

家贫才能出孝子，乌兽尚知哺育恩。

父子原是亲骨肉，爹娘不敬敬何人。儒以孝为百行之本，
佛以孝为至道之宗。

十三、醉笔堂养生善联

《天柱养生秘要》灵谷云：

积德、行善以修心养性，乃养生之道耶。

为养最乐，读书更佳。总集福荫，备致嘉祥。

宜兄宜弟，克俭克勤。友天下士，读古人书。

文章华国，诗礼传家。乾坤会泰，诗礼传家。

千祥云集，百福骈臻。登仁寿域，纳福禄庥。

知足不辱，能忍便安。宽宏忍让，忠厚和平。

时和世泰，人寿年丰。读书教子，勤俭持家。

勤俭治家，孝悌力田。守分安命，顺时听天。

风德传家久，麟书纪岁新。利友终有益，克己自无私。

克己情交久，公平意不疏。庆余积善家，寿同山岳水。

福星临吉地，瑞日映华堂。勤俭持盈久，谦和受益多。

有容德乃大，无期心自安。德门膺厚福，仁里乐长春。

有道唐虞世，无私天地春。天相吉人家，福临君子地。

居家惟世俭，祝国愿年丰。三德齐今古，藏书教子孙。

德宅芳春水，祥门化日长。百丑纳万福，一和致千祥。

平生怀直道，大化扬仁风。积德绵世泽，读书振家声。

三阳从地起，五福自天来。敬天地父母，宜子孙家人。

修身如执玉，积德在遗金。瑞绕生财地，祥开造福门。

忠厚传家久，读书继世长。

多欲心胸则窄，寡欲心胸则宽。寡酒色以清心，
多静坐以收心。好色者性必伤，酗酒者德必败。
识不足则多事，才不足则少谋。悟至理以明心，
论古训以警心。处事以退为尚，律身惟廉为宜。
闲谈莫论人非，静坐常思己过。听言不如观事，
观事不如观行。本立道生君子务，见利思义圣贤心。
和顺齐家之本，为善治家之道。唯宽可以容人，
唯厚可以载物。至安莫如教子，至乐无如读书。
作大事不觉难，作小事不敢忽。毋借公道逐私情，
勿施小惠伤大体。人心公则如烛，四方无所不照。
智者顺时而谋，愚者逆理而动。好自夸者人多笑，
好奸人者身必危。一公则万事通，一私则万事闲。
海市蜃楼皆幻影，忠臣孝子即神仙。地狱空留点鬼薄，
人心自有上天梯。宁可正而不足，不可邪而有余。
能积善方为志士，肯吃亏不是痴人。宁可清贫自乐，
不作浊富多忧。传家万事不如忍，教子千万莫若勤。
宁可忍饥而死，不可苟利而生。入室不言身外事，
对窗且读古时书。无花可延卿相寿，有钱难买子孙贤。
一家和厚便为福，四季平安即是春。世间好事忠同孝，
天下良图读与耕。向阳门弟春常在，积善人家庆有余。
修身有道心常泰，积善之家庆有余。华清堂上人千寿，
吉庆门楣禄万钟。名誉自屈辱中彰，德量自隐忍中大。
静坐常思自己过，闲谈莫论他人非。积德前程应远大，
存仁厚地自宽宏。忠厚只求传古道，和平常欲对春风。
福禄寿三星共照，天地人一体同春。从来忠厚能滋福，
到底诗书不负人。道在人宏修在我，善由吾积福由天。
德可承先心自远，仁能遗后福偏多。积珠玉不如积善，
友富贵莫若友仁。善为至宝生生用，心作良田世世耕。
兄友弟恭千载义，父慈子孝一家风。百岁安康缘积善，
一堂福寿皆为春。一等人忠臣孝子，两件事耕田读书。
欲高门弟须为善，要好儿孙必读书。天地间诗书最乐，
家庭内孝悌为先。心同佛定香火直，目极天高海月升。
大其心容天下之事，虚其心受天下之善。平其心论天下之事，

潜其心观天下之理。一念疏忽是错起头，一念决裂是错到底。

觉性凡夫登佛位，乐于斗室胜仙都。

省身三要持躬上策，养正一篇教子良方。荣耀已看前绪盛，

光辉又喜后人贤。耕田读书自然富贵，积德行善何等安闲。

居货通商生财有道，兴家立业获福无疆。孝友力田君子务本，

诗书执礼圣人我师。不二法门昙花散彩，大千世界甘露生香。

天道启元时见阳和满地，人间贺节方知福禄重新。

天地无私为善自然获福，圣贤有教修身可以齐家。

怕事忍事不生事自然无事，平心守心不欺心何等放心。

积玉积金莫若积功积德，学勤学俭更宜学礼学诗。

阴报阳报迟报速报终须有报，天知地知人知鬼知何谓无知。

忍得气吃得亏安身大宝，忘些情割些爱立命真符。

善为至臻一生用之不尽，心作良田百世耕之有余。

天意回春万物光辉资发育，人心乐善四时和气获祯祥。

书是良田传世休言恒产无，仁为安宅居家何用有华堂。

做几件吃亏事为百世享用，留点善念心田使儿孙永耕。

阳世三间积善作恶皆由你，古往今来阴曹地府让过谁。

做个好人心在身安魂梦稳，行些善事天地钦鬼神钦。

作恶享荣华终无结局，为善遭磨难究有团圆。

天网虽疏从不一丝漏过，人心难测何曾有半点便宜。

善则福之何须密语千声嘱，恶必祸矣岂受欺心一柱香。

有几分忠孝心肠方可登堂顶礼，无半点兄弟情义何庸人庙烧香。

福善祸淫，万里高悬明鉴，锄强扶弱，千年永奠山河图。

要做好人，自古忠臣孝子都有善报，

莫作坏事，请看大奸巨恶怎样收场。

夫妻今世缘，为善缘，为恶缘，有缘即至，

儿女生前价，是还债，是讨债，无债不来。

万恶我能为，想来报应场中，俨然可畏，有亏谁可肯吃，

看在儿孙份上，却也无妨。为善到人知处，乐，到人不知处，

更乐，为恶到人知处，苦，到人不知处，更苦。

百善孝为先，论心不论事，寒门无孝子，万恶淫为首，

论事不论心，论心千古少完人。

日月如梭，霎时贫富已循环，当急急为善，

人生若梦转瞬黄童成白发，还宜事事留余。

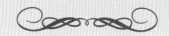

第十三章 中医与儒、释、道各家养生术

第十三章　中医与儒、释、道各家养生术

一、天竺保健按摩法

此法是唐《千金要方》记载的天竺国按摩法，古称“婆罗门法”，其保健按摩养生共十八势，以坐式为主，兼以站式。运动量适中，适中老年人养生保健，其方法简便易行，功效显著。

【原文】

天竺国①按摩，此是婆罗门②法。

两手相捉纽捩③，如洗手法。

两手浅相叉，翻覆向胸。

两手相捉共按胫，左右同。

两手相重按髀④，徐徐捩身，左右同。

以手如挽五石力弓，左右同。

作拳向前筑，左右同。

如拓石法，左右同。

作拳却顿，此是开胸，左右同。

大坐斜身，偏欹如排山，左右同。

两手抱头，宛转髀上，此是抽胁。

两手拒地，缩身曲脊，向上三举。

以手反捶背上，左右同。

大坐伸两脚，即以一脚向前虚掣，左右同。

两手拒地回顾，此是虎视法，左右同。

立地反拗身三举。

两手急相叉，以脚踏手中，左右同。

起立以脚前后虚踏，左右同。

大坐伸两脚，用当相手勾所申⑤，脚，著膝中，以手按之，左右同。

上十八势，但是老人日别能依此三遍者，一月后百病除，行及奔马，补益延年，能食，眼明，轻健，不复疲乏。

【注释】

①天竺（音竹）国：印度的古称。

②婆罗门：古代印度四个种姓中的最高一级，掌握神权，是政教合一的统治者。因此，古印度

也称为婆罗门国。

③纽捩（音列）：扭转；纽，同"扭"。

④陛（音陛）：股，大腿。

⑤申：通"伸"。

二、老子按摩与养生法

在唐《千金要方》收录老子按摩法共四十九势，配合了拍打的内容。保健按摩功法根据中医阴阳、经络学的理论，自上与下、前与后、左与右，以及整体与局部的相互关系，为中医养生导引的运用研究提供了文献史料。本功法在《遵生八笺》《延年却病笺上》《太上混元按摩法》尽有记载。

【原文】

两手捺脞，左右捩①身二七遍。

两手捻脞，左右扭肩二七遍。

两手抱头，左右扭腰二七遍。

左右摇头②二七遍。

一手抱头，一手托膝三折，左右同。

两手托头，三举之。

一手托头，一手托膝，从下向上三遍，左右同。

两手攀头，下向三顿足。

两手相捉③，头上过，左右三遍。

两手相叉，托心，前推却挽三遍

两手相叉，著心三遍。

曲腕，筑肋，挽肘，左右亦三遍。

左右挽，前后拔，各三遍。

舒手挽项，左右三遍。

反手著膝，手挽肘，覆手著膝上，左右亦三遍。

手摸肩，从上至下使遍，左右同。

两手空拳筑三遍。

外振手三遍，内振三遍，覆手振亦三遍。

两手相叉，反覆搅，各七遍。

摩扭指三遍。

两手反摇三遍。

两手反叉，上下扭肘无数，单用十呼。

两手上耸三遍。

两手下顿三遍。

两手相叉，头上过，左右申肋十遍。

两手拳，反背，上掘脊，上下亦三遍。

两手反捉，上下直脊三遍。

覆掌搦④腕，内外振三遍。

覆掌前耸三遍。

覆掌两手相叉交横三遍。

覆手横直，即耸三遍。

若有手患冷，从上打至下，得热便休。

舒左脚，右手承之，左手捺脚，从下至下直脚，三遍。右手捺脚亦尔⑤。

前后捩足三遍。

左捩足，右捩足，各三遍。

前后却捩足，三遍。

直脚三遍。

扭月坒 三遍。

内外振脚三遍。

若有脚患冷者，打热便休。

扭膑，以意多少；顿脚三遍。

却直脚三遍。

虎据，左右扭肩三遍。

推天托地，左右三遍。

左右排山，负山拔木，各三遍。

舒手直前，顿、申手三遍。

舒两手、两膝，亦各三遍。

舒脚直反，顿、申手三遍。

捩内脊、外脊各三遍。

【注释】

①捩（音列）：扭转。

②摇头：本作"挑头"，据《遵生八笺》校改。

③相捉：相握。

④搦（音诺）：捏，握持。

⑤亦尔：也这样。

三、左洞真经按摩导引诀

是《遵生八笺》以歌诀的形式展示，每句四字，除第一句为说明炼功时间外，其余每句都介绍一种功法，多为头部器官之按摩。每句附有注文，对于理解经诀很有帮助。全套功法简明实用，数百年中流传甚广，其中多种功法一直传习至今。篇首有明代养生学家高濂短序一则，论述按摩导引"行血气，利关节"乃至"延年却病"的原理与意义，是中医养生保健的疗效功法。

【原文】

高子^①曰：人身流畅，皆一气之所周通。气流则形和，气塞则形病。故《元道经》曰："元气难积而易散，关节易闭而难开。"人身欲得摇

动，则谷气易消，血脉疏利。仙家按摩导引之术，所以行血气，利关节，辟邪外干，使恶气不得入吾身中耳。传曰。"户枢不蠹，流水不腐。"人之形体，亦犹是也。故延年却病，以按摩导引为先。

夜半子候^②，

少阳之气，生于阴分，修生之士，于子时修炼。古人一日行持始于子，一岁功用起于复^③。（一阳之月是也，即今之十一月。）

转胁舒足。

《混元经》曰：戌、亥、子三时^④，阴气生而入寐，寐则气滞于百节。养生家睡不厌缩，觉不厌伸。故阳始生则舒伸转擎，务令荣卫周流也。

导引按蹻^⑤，

踊身令起，平身正坐，两手叉顶后，仰视，举首左右招摇，使项与手争。次以手扳脚，稍闭气，取太冲之气。（太冲穴在大指本节后二寸，骨罅间陷者。）左挽如引弓状，右挽亦如之。令人精和血通，风气不入。久能行之，无病延年。

捏目四眦^⑥。

《太土三关经》云："常以手按目，近鼻之两眦，闭气为之，气通即止。终而复始，常行之，眼能洞见。"又云："导引毕，以手按目四眦，三九遍，捏令见光明。"是检眼神之道。久为之，得见灵通也。

摩手熨目，

捏目四眦毕，即用两手侧立，摩掌如火，开目熨睛数遍。

对修常居。

《内景经》云："常以两手按眉后小穴中二九，一年，可夜作细书。亦可于人中密行之，勿语其状。眉后小穴为上元六合之府，主化生眼晕，和莹精光，长珠彻瞳，保炼月精，是真人坐起之道。"

紫微夫人曰："仰和天真，俯按山源。天真是两眉之角，山源是鼻下人中也。两眉之角，

是彻视之津梁；熏下人中，是引灵之上房。"

俯按山源，

紫微夫人云："俯按山源，是鼻下人中之本侧，在鼻下小谷中也。"楚庄公时，市长宋来子洒扫一市，常歌曰："手为天马，鼻为山源。"每经危险之路，庙貌⑦之间，心中疑忌之意者，乃先反舌内向，咽津一二遍毕，以左手第二第三指，捏两鼻孔下人中之本，鼻中隔孔之内际也。鼻中隔孔之际，一名山源，一名鬼井，一名神池，一名魂台。捏毕，因叩齿七遍，又以手掩鼻，手按山源，则鬼井闭门；手薄神池，则邪根分散；手临魂台，则玉真守关。鼻下山源，是一身之武津，真邪之通府。守真者，所以遏⑧万邪，在我运摄云耳。

营治城郭。

《消魂经》⑨云：耳欲得数按抑左右，令无数，使人听彻。所谓"营治城郭，名书皇籍。"

击探天鼓，

天鼓者，耳中声也。举两手心紧掩耳门，以指击其脑后，常欲其声壮盛，相续不散。一日三探，有益下丹田。或声散不续，无壮盛者，即元气不集也，宜整之。

拭摩神庭。

《真诰》云："面者，神之庭；发者，脑之华。心悲则面焦，脑减则发素。"

《太素丹经》云："一面之上，常欲得两手摩拭之使热，高下随形，皆使极匝，令人面色有光泽，皱斑不生。行之五年，色如少女，所谓山泽通气，勤而行之，手不离面，乃佳也。"

《颖阳书》云："发宜多栉⑩，齿宜数叩，液宜常咽，气宜常炼，手宜在面。此五者，所谓'子欲不死修昆仑⑪也。'"

上朝三元，

《真诰》云：顺手摩发，如理栉之状，使发不白。以手乘额上，谓之手朝三元，固脑坚发之道也。头四面，以手乘顺就结，唯令多也。于是头血流散，风湿不凝。

下摩生门。

《黄庭经》云：两部水王⑫对生门。生门者，脐也。闭内气，鼓小腹令满，以手摩一周天，三十六度。

栉发去风，

《谷神诀》："凡梳头勿向北，梳欲得多，多则去风。多过一千，少不下数百，仍令人数之。《太极经》云："理发欲向王⑬地栉之，取多而不使痛，亦可令侍者栉也。于是血液不滞，发根常坚。"

运动水土。

《真诰》云：食勿过多，多则生病；饱慎便卧，卧则心荡。学道者当审⑭之。

《登真秘诀》云：食饱不可睡，睡则诸疾生。但食毕须勉强行步，以手摩两胁上下良久，又转手摩肾堂，令热。此养生家谓之运动水土。水土，即脾肾也。自然饮食消化，百脉流通，五脏安和。

《养生论》云：已饥方食，才饱即止。申未之间[15]，时饮酒一杯，止饥代食，酒能淘荡阴滓。得道之人，熟谷之液，皆所不废，酒能炼人真气。

《灵剑子服气经》云：酒后行气易通，然不可多。及吐，反有所损。

【注释】

①高于：明代养生家高濂自称。

②子候：子时，夜间十一点至凌晨一点。

③复：《周易》十二消息卦之一，震下坤上，在农历十二个月中代表十一月，为阳气初生之月。

④戌：晚上七点至九点之间。亥：夜间九至十一点。

⑤按蹻（音敲）：按摩，导引。按：按摩。蹻，举足，谓如蹻捷者的举动手足，即导引。

⑥眦（音自）：眼眶。

⑦庙貌：宗庙中祭奉的祖先形象。

⑧遏（音饿）：抑止，阻止。

⑨《消魂经》：《灵剑子引导子午记》作《消魔经》。

⑩栉（音质，旧读节）：梳理。

⑪昆仑：头部。

⑫水王：本指大海，这里指左右二肾。肾为水脏，故称。

⑬王：通"旺"。

⑭审：慎重，审慎。

⑮申未之间：下午一点至五点之间。下午三点至五点为申，下午一点至三点为未。

四、延年九转法

延年九转法，是清人方开传授给颜伟的一种导引、按摩健身法，雍正十三年（1735）由颜伟编刻流传。方开年近百岁，人称"方仙"，故有《方仙延年法》之称。咸丰八年（1858）潘蔚收入《卫生要术》，改名为《却病延年法》。《曾演易筋洗髓内功图说》也辑入此法，改名《操腹九冲图》。

本法以按摩为主，导引及静功为辅，着重在摩腹（是调理胃肠功能的保健法）。由于采用转圈式按摩为主，并由八种按摩方式，加上一种转摇上半身的动作，故名"九转"。颜传自序云："余少多疾，药饵导引，凡可愈疾者，无不遍访，最后始识方君，……乃语以延年九转之法，……余循习行之，疾果渐减。后以此法语亲友中，病者无不试有奇效。"道光二十年（1841）韩德元跋称，他以奔走劳心太甚，"致患失眠，迄今二十余年，遍访医方调治，竟未能愈。兹得朴之冉公藏《方仙延年法》，朝夕定心闭目，调息守中，如法课之，作为性命之工。未及两月，患已若失，每晚课毕，竟能彻夜酣睡，次日精神爽朗，行数十里。脚力更觉轻健。"

【原文】

第一图

以两手中三指按心窝，由左顺摩，圆转二十一次。

第二图

以两手中三指由心窝顺摩而下，且摩且走，摩至脐下高骨为度。

第三图

以两手中三指由高骨处向两边分摩而上，且摩且走，摩至心窝两手交接为度。

第四图

以两手中三指由心窝向下，直推至高骨二十一次。

第五图

以右手由左绕摩脐腹二十一次。

第六图

以左手由右绕摩脐腹二十一次。

第七图

以左手将左边软肋下腰肾处、大指向前，四指托后，轻捏定，用右手中三指自左乳下直推至腿夹二十一次。

第八图

以右手将右边软肋下腰肾处，大指向前，四指托后，轻捏定，用左手中三指自右乳下直推至腿夹二十一次。

第九图

推毕，遂跌坐，以两手大指押子纹，四指拳屈，分按两膝上，两足十指亦稍钩曲，将胸自左转前，由右归后，摇转二十一次。毕，又照前自右摇转二十一次。前法如摇身向左，即将胸肩摇出左膝，向前，即摇伏膝上；向右，即摇出右膝，向前，即弓腰后撤。总以摇转满足为妙，不可急摇，休使著力。

全图说

全图则理备，生化之微更易见也。天地本乎阴阳，阴阳主乎动静。人身，一阴阳也；阴阳，一动静也。动静合宜，气血和畅，百病不生，乃得尽其天年。如为情欲所牵，乖违动静①，过动伤阴，阳必偏胜；过静伤阳，阴必偏胜。且阴伤而阳无所成，阳亦伤也；阳伤而阴无所生，阴亦伤也。既伤矣，生生变化之机已塞，非用法以导之，则生化之源无由启也。摩腹之法，以动化静，以静运动，合乎阴阳，顺乎五行，发其生机，神其变化，故能通和上下，分理阴阳，去旧生新，充实五脏，驱外感之诸邪，消内生之百证，补不足，泻有馀，消长之道，妙应无穷，何须借药烧丹，自有却病延年之实效耳。

凡摩腹时，须凝神静虑，于矮枕平席，正身仰卧，齐足。手指轻摩缓动，将八图挨次做完为一度。每逢做时，连做七度毕，遂起坐摇转二十一次。照此，清晨睡醒时做为早课，午中做为午课，晚来临睡做为晚课。日三课为常，倘遇有事，早、晚两课必不可少。初做时，一课三度；三日后，一课五度；再三日后，一课七度。无论冗忙②，不可间断。

【注释】

①乖违动静：指过动或过静。

②冗忙：烦忙

五、揉法——保健养生功

清·天休子所著《修昆仑证验》揉法保健养生功，该书撰成于道光二十六年（1846）。揉法篇中认为，人的气血、津液可因感伤而发生停滞和凝结，这便是"积"。百病诸症，皆以气血为主，通则无积，不通则积；新则积小，久则积大。揉法有疏通气血和消积的作用，积消则病除。基于这一认识，作者自创了一套按摩养生功法——揉法，长期坚持实践，取得了很好的健身效果。文中详细记述了作者的练功方法及切身受益的体验，为行善著述传世，造福桑梓。

【原文】

《黄庭经》："尺宅寸田可治生。"尺宅，面也。寸田，两眉间，为上丹田。心为绛宫田。脐下三寸为下丹田。

《庄子·外物篇》："眦㜷可以休老。"①眦㜷，按也，摩也。以两手按目四眦，令眼神光明；按㜷皱纹，可以沐浴老容。

古书："顶中旋毛中为百会穴，前寸半为前顶，前三寸为囟门。"囟，顶门也。子在母胎，诸窍尚闭，脐纳气，囟出气。既生，窍开，口鼻纳气，闾尾泄气，囟乃渐合，阴阳升降之道也。

《说文》："囟，顶门骨空，自囟之心，如丝相贯不绝。"

《六书精蕴》："元神何宅？心为之宅。元神何门？囟为之门。"

《孙真人卫生歌》："汝欲不死修昆仑，双手揩摩常在面。"《庭经》语："昆仑，山名，西北至高之位，比喻首也。"下句真人身体力行，行要诀而言也。其天民②之先觉者乎？

（一）

予已试之矣，有奇效焉。面者，统言之也，非靠颧③与夹车，不能著力揉也。一身血脉条直，唯夹车十二经血脉上下汇走，屈曲交互，易致壅积。夹车，耳门下之钩骨也。此处一通，内外上下皆无滞塞矣。其积附于项骨之旁，停于肩、背、胁、肋、腰、胯、腿、脚，外视微粗，不能望见也。于夹车直骨中揉之，自能吊动。由夹车之上，下耳后出走大迎，入颈，人迎下消。行次按三阳经，鱼贯不紊，实非人力能致。此积一去，则肓上膏下④无滞，病自不生。惟初揉却难见功。何也？各处经络久已淤闭，即夹车骨亦淤积阔大，先已盖满，必得潜心耐性，逐渐推动，初觉气满充溢，各处似有开裂，豁然贯通，功到自悉⑤自悟也。

（二）

若论平时，本应常揉百会、眉心、眼内外眦、颧夹以通气血，免致生积。而头皮紧急，颈项壅粗，肩背肋肋塞满，非于颧夹著骨揉之不能吊动，且其消动自有先后，不必亟亟乱揉也。今将揉夹车及颧，吊动行消之积列后：

（1）自脑后，由顶鬓至夹车下去。

（2）自夹车上出，至夹车下去。

（3）自夹车上出，由下胲左右交，至夹车下去。

（4）由夹车下出，至夹车上去。

（5）由夹车下出，至颧骨后去。

（6）由下夹车串上唇，左右交，至夹车下去。

（7）由耳门上及夹车中，吊动阳明经，由下胲左右交，上耳门至额顶，由眉棱至颧后夹前去。

（8）揉颧及夹车下尖，不知长短一大根，碎去，此太阳经也。

（9）揉夹车吊动足少阳，约自锐眦由耳门至夹车，下大迎去。

（10）由耳门上，靠后吊动，由两鬓太阳穴至眉心交下。

此积之大而成形者，因其附项，形与项骨同，其长如带，完后自相接续，其余无事琐赘。至夹车骨或开或合、忽长忽短，有水到渠成之势，神乎其莫测矣。而揉之顺逆上下，亦须见景生情，神领意会，不专心致知，则不得也。

（三）

手三阴，自腹上头走手指；手三阳，自手上头走而；足三阳，自面下腹走足指；足三阴，自足入腹走头，各至交宫。阴走膜内、颃颡、结喉、柔内、腋下、臂腕；阳走皮里、肩背、大椎、夹车、大迎、人迎、缺盆、膻中。阴阳往来上下，皆附夹车内外。结喉两旁动脉人迎穴，夹车横骨中大迎穴，面前横骨陷中缺盆穴，脑下项骨三节为大椎，对腋处为柔内，两乳间为膻中，数处皆所必经，而夹车直骨尤为至要，头项清后仍揉夹车，毋使再积而已。

（四）

结喉即肺系气血之总会也，两旁动脉人迎穴在皮里膜内，五脏六腑与头上及四肢通者，除脐外惟此一处。气血往来上下皆在其中，经脉皆在其中，积即生其中。一经揉散，不入脏腑仍归气分，由原经络退回脐中，至胃，下大小肠之皮里膜内，出屎窍、精窍。何以知之？每揉夹车必泄气，且以淋浊便血知之。六阴六阳之积上夹车反消于此，清气上升，浊气下降，永无痞闷胀鼓之病矣。脐下腰胯之积，一概由足入腹，似不再上夹车也。

（五）

人身统此夹皮袋耳，中之硬者为骨，实处是血，虚处是气，其余筋肉，皆应绵软，方是无病。一经淤积，骨则粗而大，肉则壅而滞，筋则拳而曲，皮则绷而紧，能无病乎？凡有滞积，无不宜揉，随宜而施，何能执一？神而明之，存乎其人。如六阳上头、夹车诸处宜揉，六阴过茎、海底诸处亦应揉也。思之思之，鬼神通之，信夫！

（六）

眉心、目眦，六阳经交接处；夹车、下胲、阳经上下出入之路；肾囊、阳茎，阴经上下会走之处；十手足指尖，阴阳交接处；手足腕背，经脉出入处；手足大指后腕骨之上廉日关，阴阳交互处。数处待常揉之，可以流通气血。两鬓塞满，揉山根、眉心。项后壅起，揉夹车反推。胸膈之积，自脑下反至大椎，亦于夹车反推。结喉旁壅满，揉耳上及两鬓。两腿胯胀满，揉海底、囊、茎⑥及膝盖后筋。阳明交山根，治生之地，而不任揉，于鼻脊盖以膏药，方可著力⑦也。

（七）

揉要对，不可偏。揉久手疫，则直伸两臂用力掼两手腕，疫软可立止，此神仙自拳然⑧之法。神仙拳：掐诀直臂，闭目念咒，其手自掼，少时诀散而拳作矣，确有仙气。予因手疫而截取之，先可流通气血也。淤积之处，其皮糟，揉破涂矾，结痂愈快。先以矾涂，可免擦损。或以大矾块代揉，兼可以括磨筋骨上之积，事半而功倍矣。手足指退皮绽裂出紫血，挤尽即愈。大积将上，周身微寒，出头即止，积块虽大，喉自能容，梗芥作咳，不碍饮食，此六阴之积也。

（八）

头皮宽厚者，寿像也；面皮紧薄者，夭相也，有积无积之分耳。即中风麻木、手足不仁、痀劳鼓膈、痈疽疮疡、病也，亦积也。医书所谓痹也、饮也、癥也、瘕也，皆是积也。相书云："露齿结喉，饿死他州"，因阳明淤积，唇掀缩短也；"山根断兮早虚花"，因鼻梁四面壅高成凹形也。予自揉后，上下唇常合，鼻脊自高起，眼内眦向不容指，今已绰有余地，是亦可为一证。

（九）

于之揉也，实无所师承，苦自病而试得者也。亦曾见有按摩诸书，名目纷多，无从记忆，且莫明所以然，繁而且难者也。兹则一言以蔽

之日"揉夹车"，以清头上六阳之积，下部六阴之积由足上，继之日"揉海底"，疏通腿胯，为善后之计，终仍归总于夹车。易而且简，易知易从者也。今虽身试获效，实不料其至于如此之极耳。积形似蛇，大小长短不一，常时一块一条，贴伏筋骨之间，必待原处吊动，勃起须间，直串两夹，盘绕颈部，下由结喉内去，而贴伏者悉带去矣，虽极粗大，喉间自然开让。予项所出不下数十百条，久暂不一。其有夜半睡梦肩夹塞满，颡中作恶，惊醒坐起，揉消。以此告人，谁能信之，实是去积良法，何以诸书不载？或以去积太速、太尽有损于人乎？予现身试，有益无损也。惟方书治风痹用白花蛇，或取其形似乎？虽未明言，前人可谓智矣。然药服于胃中，而欲令药性速行于皮里膜内，消粘著不动之死积，想见其难，徒耗正气而已。

（十）

《庄子》有云："道引之士，养形之人"，《留侯世家》："道引不食谷"，注云："服气法"。此法不知世有传书否？然细绎"道引"二字之义，道之使动，引之使行，似与揉法相近。按摩诸书世固不乏，惜予少见。今揉而有效，私意即以名此，可乎？倘世有古传揉法，予未及见，则不免河东白首之诮⑨，否则即请以此册为修身之嚆矢⑩。

（十一）

一隅三反，此后原可无庸琐言。但予积久而多，历时许久，方克尽净，恐后有为者不知究竟，畏难中止，以致前功之或弃也，故备记巅末以勖⑪之。止，吾止也；进，吾往也，自勉而已。

（十二）

子揉夹车及颧，旬月以来，头积见消，喉间暂清，而脑后、肩上仍壅。意谓下者未必全由上消，改揉颈项。忽然由背涌起一大块，自右而上，厚于项，宽于肩，下胲塞满，如此之大，无从再为著力，只就原处揉之。少时由左胲，下至左穴而下。如此左右数次，正是勇⑫出时也。

（十三）

揉至岁除，脑后总未见消。因思六阳经皆会大椎，其积甚厚，或为其盖住，或手腕不通。于是先揉手腕，次揉大椎，积厚颇费寻觅，及见骨后揉之良久，骨节忽然高起，涌而上行，如脱壳然。直上右夹，下结喉中去，厚皮消去一半，随去积亦多。

（十四）

新正八日未刻，觉周身微寒，意必项后有积来，专力揉脑后。一时许，项之左右并出二根，上夹车，湾入结喉，二刻方完。完后，忽从脊中涌出一大片，中硬边软，阔五六寸，右旋而入结喉，亦数刻方完。意者前二条是脊左右，后一片是脊中带肋积而出也。入结喉分左右旋者，想是腔内、腔外之分也。

（十五）

每于项旁揉时，摸得腹中及胁下之积直冲而上，走结喉内消。及摸得两肋骨尖，长而忽软，揉之脱壳，改为一条上消。大约皆六阴之积，上至夹车，还而入喉，虽粗大亦宽绰，而行若六阳经，于下胲剥削细小，面上能容，方始上走。项后亦有粗大能上走者，须揉头顶及角吊之。若脊骨四周之积，必由耳门后上，粗大亦可吊消，仍由顶额下夹车、大迎穴，由颈中人迎穴入腹，别无出路故也。

（十六）

头平顶软，一切皆庶几矣。忽而左边上牙作痛，知是足阳明经病。揉鼻外梁，反推其内，左边有积一片插入山根，揉之有声，清涕直流，痛亦稍止。以次而下，退揉人中，不意鼻梁脱壳而下，随即揉散。予右侧卧鼻息不通十余年矣，不知何故，今忽现出而消，想因诸积渐清，自不能容耳，从此可以右侧卧矣。五官有病者，亦可类此求之。

（十七）

揉至望后，面上已净，头皮亦活，大椎皮亦薄，须虽粗，亦干净。惟项骨三节，哑门、风府、大椎有硬筋盖住，摸项两旁，有筋头大各一点，不放手揉之，半时许，粗者亦至，愈上愈粗，左右连去四条。后又揉耳上，忽由项自耳后出二条，由耳上至额角、眉梢，下夹车去。又有二条自项骨前出耳门上，直走鬓额，交顶，由脑后下肩去。此条长而且粗，时许方完，不知是何经络。接连又二条，铺得甚阔，行走同前而稍下，亦出肩穴去。或附脊之积如此出耶？或因在夹车外耶？俟后来者证之。

（十八）

揉至各处见清，独大椎筋未消。日间坐立不见形迹，卧后摸项肩内尚有隐伏。意者脏腑之积，筋膜贯串如龙潜伏，一经吊动，夭矫而去。至此附脊之积不能自行，于是伏卧用大指带拨带揉随指而上，愈上愈阔，拨碎者皆上壅脑后，右转至夹车，内消结喉中，此腔外背肋之积也。至腔内之积，一经吊动，则自颈环圆铺至缺盆，如筒而上，揉拨之，则左旋于结喉内消，而大椎之筋亦无矣。

（十九）

二月朔夜⑬，摸两肩，其髀骨埋入积中，臂动不见骨之棱角起伏，其积一片，中高寸余，四垂而薄，长阔约尺余，意谓太阳经出肩绕髀，必其积也。揉本处不动，退揉大椎，为太阳交下缺盆处也，尽日之功，揉亦不动，惟见手少阳经由耳后走耳上及耳门后，亦有上者，皆有棱有脊，横梗而行，汇至鬓额眉心交下，摸颈项间，亦有迹矣。于是傍颈项间揉之，有左右涌上者，有环圆铺至缺盆如筒上者，有贴骨脊粗大上者，随时即揉去之。摸项前形如大蛇，上背下腹，棱起水波，尖如刀刃，撑满结喉，此所以梗芥作咳也，可怕之至。因思前次项前之积，在耳门上揉以吊之，今亦照前揉之，随手而上，始阔寸余，中几三寸，仍同前由鬓额至顶下项后，两时许方完，约有行程之长，不止一二丈矣，仍如蛇形，惟改扁耳。及摸肩下之积，一扫无余，为之一快，而喉中亦释然，究不知是何经络也。

（二十）

数旬以来，惟揉耳上及两鬓，源源而上，迭出不穷，腔内胁肋之积想须全上头行故耶。一日正揉间，忽觉喉中紧窄似要作痛，意思稍歇再揉，及摸夹车、耳下有积，粗大塞满其中，势不可停，然料如此之大断乎难上，且尽力揉之，竟改扁而上，兼揉额角、眉心即消。

（二十一）

各处虽净，然肩项两旁、枕骨之下似尚有滞，于是专揉夹车，久之四面皆吊动矣。三阳经自手交肩，走耳后，出耳上，反夹车，下大迎，入人迎而至缺盆。少阳走枕骨，上出耳前；太阳出夹车中；阳明走夹车下角。三阳经自缺盆回而上头者，皆贴喉间，揉下胲尖，积方上消。手阳明由下胲尖绕唇鼻至山根，交足阳明，走上唇、下胲、夹车，上耳前，至额颅；手太阳由夹车上尖反夹车外，由大迎走颧，至目内眦交足太阳，上额交顶；手少阳由膻中自喉出夹车外下角，自项出耳上至目外眦，交足少阳，上头角，下耳后。然三阳下项，皆由夹车下大迎、人迎也。

（二十二）

自始至今，从无痛痒。一日正揉间，两胁两臂奇痒似癣，断不敢搔，逐处分揉，三两日，串至膻中、缺盆而愈，想是两处之积上消矣。于是各处始有痒者，上下、大小、久暂不一，揉之即愈。可见一向皮肉之木，特尚未至于麻耳。

（二十三）

自揉夹车以来，项骨已细，然大椎尚有小积一条。于是搜其根以拨之，愈拨愈上，满顶皆硬，以为留存余积皆上也，遂于缺盆前拨之。拨至细与项等，然后知亦一大根已半入前正面而下，明许方完。随后又出两大根、两小根，完后已夜深而卧。不知如何次早醒时仍是塞满，拨至良久，仍是一根，继又一根，左右交下，想是入人迎穴矣。项中已清，第不知腹中尚有多少？设使不拨，又不知如何作病矣。

（二十四）

各处已净，喉中忽作梗芥，方知贴项前又有二根向外之尖所刺，须于耳上揉吊乃消。行迳由额角上顶，下脑后，自夹车阔三寸余，二时方完。稍下寸余，接连又是二根，直出耳上，交顶而下，惟揉头角吊之。正揉间，觉其自项后左右同往上窜，如以帛蒙顶。此积所占去之皮还归原处，而顶中积仍复累然，揉两夹车即消，顶上脑后俱清矣。

（二十五）

头顶俱清之后，仍揉顶心夹车间，有条块随即揉消。一日忽然腰痠[14]，腰中向有病痛，揉后久愈，此或吊动而然，不在意中也。数日痠后继之以痛，几不能行立，无法如何，尽力揉夹车以吊之。半日后大块即至，本是左右双上，此则分先后上，盖粗大不容并行。六十余年腰痛之积其大无疑，难得其分上也，奇矣！揉至夜半，周身汗出，痛亦止矣。手足中之筋亦有吊动者，可知病根之深，无怪乎积之长，用大指反推夹车千万下，始消完，而小腹下条块亦消矣。

（二十六）

头腰俱完后，一日揉间，左手小指筋缩而强，知为手太阳小肠脉也。揉半日，左肩涌起一块，斜贯右夹下，回头由中而下，而脑后乃壅。乃揉耳门上，方始上额顶，反脑后，由夹车消。源源涌上，其大如杯、幸得畅行，方知是太阳经。上头，由顶反脑，右边则无，又知病有左右轻重，以积之多少分也。

（二十七）

各处尽净，自以为是矣，而夹车骨上总未能清，皆项根左右而上，一阵跟一阵，相继而来。有肩胁串气作痛者，有膻中发癣作痒者，有背脊作虫行者，有手足抽筋作痒痛者。随出之积不复大块长条，无从再为分别矣。推原其故，头上清楚之后，如坛去盖，以下之积皆须上消，走夹车下人迎穴。即如厥阴肝经起足大趾，自腿而上，绕阴器，抵小腹，入胃，属肝，络胆，上贯膈，其积尚不多，布于胁肋，寻喉咙，胁肋多则积亦多矣。必由夹车上消清，方上颃颡[15]进目系也。各经皆然，夹车之积所以不易净也。要之总有尽日，惟问功夫之到不到耳。

（二十八）

耳中听宫穴是小肠太阳本经，何以方书云耳聋耳鸣皆属肾虚？缘少阳三焦自手交肩而上，直插耳根后，出耳上走夹车，所积皆蔽听宫。且阳明、太阳过耳门、出耳上，始积风鸣，重则聋矣。予三十一岁，左耳中生疮，俗名耳底是也。痛闷不堪，极其至也，终夜掩耳绕走于庭，铮然一鸣，气出而愈，此耳聋之始也。五十七岁后，右耳轮边常生小疮，脓溃结痂，触之痛甚，十余年虽揉亦未已也。今左耳中又生小疮，一连三次，出脓方愈，痛亦异前，而右耳轮之痛亦止，莫名其所以然。向意经络，左、右之上，即右、左之下，或者是乎？不然何以两耳同愈也？

（二十九）

耳愈后仍揉夹车。迟数日，忽然周身阴面同时发癣，不似前次之仅在胁肋矣，腹胯胀痒无法如何。用大矾一块，连揉带括，幸未脓溃。而肾囊之痒尤为甚焉，囊中之筋如蚯蚓团结，揉捻方散，脱皮甚厚，不计其次。兼揉左右前后，四肢之癣退皮亦愈。因思六阳经上头会顶，以理推之，六阴经必上茎会尖。而肾囊为经络汇走上下之处，所有揉散六阴之积不得过茎，逆流而为癣矣。肾茎通后，仍以夹车为主，积之出路也。前闻拳技家揉肾茎以防踢打，未闻以之治病者，今而始知下部之病悉可以治。海底揉通，筋脉无滞，病不能存，立见奇效。方书无传，创法新奇，人虽不信，我已奏功，神乎其神矣。

（三十）

手少阳由耳后二至目锐眦，足少阳起目锐眦，上头角下耳后，支从耳后出耳前至目后，迩来揉动似于少阳脉交山根而下，不然何以两鬓塞满，揉山根即消耶？然未见前言也。意谓目生翳膜，是少阳经从目后包转以致失明，若频揉四眦及眉心、山根，经络活动，其翳自退。目有病者，盍试之？曾遇幼瞽，两目皆白翳蒙住。叫其揉四眦，一日后改满红丝，泪出如泣，惜其不愿而止。势无中立，焉知不能退尽复明耶？新生翳揉即退，已屡试屡验矣。予目久昏，揉后灯下尚能作楷，亦可为证矣。

（三十一）

经络起止，方书具载，随在可查。兹揉久觉有未尽者，如六阳经自手交肩上头，由夹车附肺管入腹，书所载也。以理推之，六阴经应自足交毛中上茎，由囊附溺管入腹，书所未载也。阳明交鼻额、太阳交额巅，书所载也。少阳经交山根，书所未载也。又私意六阳六阴皆该入脑，阳在外，走前；阴在内，走后，交接而行，循环无首，随在分明，无另起理。此皆臆说矣，俟后来者驳之。即以目论，书云眼为肝窍，五脏六腑之精气上注于目而为之精，筋骨气血之精与脉并而为之系，上属于脑，后出于项中，此六经入脑之一证也，《经络歌》上惟心肝二经系连目系而已。

（三十二）

经络自手交肩至脑后，出耳上，下夹车至缺盆，三阳经左右六根，自缺盆回往颈夹已成十二根，共十八根，皆环贴颈项。一经淤积，经脉仍通，积则淤停，再积则多，再多则长，再长则弯，弯则垂为双头，多一根矣。一根变而为三，成为五十四根，颈项焉得不粗？翳膜取给于上，头皮焉得不紧？头上从此亦生淤积矣。且垂下双头至肩背则驼，至腰胯则疫痛，至腿脚则痿痹、臃肿、脚气，上冲则头痛，在面前则压于膈上，五脏六腑能无病于？即如六阳经自缺盆回头，其积则垂至腿中，统于下胲、承浆穴，揉根以吊之，方始上消。自头下者，则随与足三阴上消。其积如石在土，日有增长，以积引积，久而自大，虽坚硬如磐石而转折如流沙，此天留生路以与人也。

（三十三）

或有问积究竟何似者？

予曰：考之方书，阴阳不和，脏腑虚弱，四气七情失常，所以为积聚，久为癥瘕，中为痰饮，右为食积，左为死血。以予年来所觉，是皆另病，积则非是。何也？以其坚如石，流如沙，体其质似，皆小水泡也。水泡非病，由少至多，实足以致病。如大河水涨，岸边水沫聚成大块，皆小水泡之所积也。人身何以有此？请譬之。即如家常余留饭菜，一经受热，则酸而起泡，再迟则白沫上涌，皆蕴热为之也。人之腹中亦然。饮食不时，胃中蕴郁成热，时则有吞酸之病，气蒸而酸，久必作泡。泡轻而浮，先气而行，周流四肢、百窍，气可转回，小泡淤停粘著，日积日多，成条成块，凡有孔隙窒塞，而百病生矣。吊之能行，揉之即散，所以为水泡之论也。予自幼右肋下有积，横梗心下，医去伏梁，由来已久，揉后无之。又予左臂生癣，内如细粟，揉尽而愈。此水泡之证也。逢冬咳嗽吐痰、手足冻瘃，揉后均愈。因知人病咳嗽，是积尖刺碍肺管；久而吐血，是积大胀破肺管，故血色鲜红。若积消长合，血止而愈，否则大吐矣。推而至于噎嗝，积成条块挤住食嗓，阳分开，阴分闭，非积之使然乎？余病可以类推，然仍是阴阳不和之故。阴阳气血相生，何至不和？譬如夫妇本和，小人间之，必致化离。小人者，积也，可不亟亟去之乎？

（三十四）

凡人物秉受生气者，皆不能无病。物不能自治，人则可以自治。天之生成，于人独厚矣。得此揉法，非但可以自治已病，并可以治病之未生，岂非《素问》所云"至人治未病不治已病"之谓耶？语人曰：吾不能，是不为也，非不能也。安于吾身不能居仁与义，谓之自弃也。可惜乎？否乎？孟子曰：拱把之桐梓，人苟欲生之，皆知所以养之者，岂爱身不若桐梓哉？纵无竟日长工，亦随在可偷半日闲也。上登五福

之二，下免六极⑯之三，于己取之而已。不得式者，以十五六成童比较为样，如同诊脉可以知积之有无，以人治人，复自己之本来面目，无病而止，非同索隐行怪之为也。

（三十五）

予尝慨治生者之惑矣，既欲其病，又不准其病，是惑也。饮食男女，大欲存焉，不节不时，淫以生疾，非欲其病乎？死亡病苦，大恶存焉，凉热攻补，急以任医，非不准其病乎？即使药到病除，而气血已亏，何如预为调摄之是耶？不知服药仍靠本人气旺行之，否亦不易见功。甚有受药病而再以药治药者，人不受累乎？补药尤不足凭，至补者无如五谷六畜，设使不吃而专服补药，能长生精神乎？夫人知其不可也。至于人参，仅止性热，原不能补益人之生气，无病调养，已觉多此一层，有病用之，立见大害，何乐乎？占富有之名而自戕乎？谚云："药医不死病，佛度有缘人。"然则欲治死病者，当舍药物而求于揉、晒矣。附此以劝戒者，吾将以为类者缘也。暴病不吃，觉饿即愈，新病揉之、晒之即愈，旧病久揉、久晒亦愈，如此而已。

（三十六）

去冬悟孙真人修昆仑语，推广为之，节节见效。正如山穷水尽，忽而柳暗花明，境界不可思拟，转瞬即难追想，随时随笔记之，直录无文者也。意在善与人同，不恤言之详尽，其中不无重复矛盾者，譬之游山独逢佳境，喜而归告，不自觉其拉杂矣。芒芒助长之心，只欲人知揉之可为，而亦为之。说仅大略，未能达意也。若果有为者，则造道自得，必另有一番境遇。如山阴道上

应接不暇，光景亦推善同之意，向后来者告，有余师矣，暇计予言之是非耶？非然者将谓山径蹊间之路，必无为间茅塞之理，则予言更是有若无矣。遇与不遇，有缘无缘，尽吾之心焉而已；信与不信，有积无积，任人之意焉而已。

（三十七）

自揉至今，同人揉效者列后：手疫麻者、结喉露齿者、颈结瘰疬者、眼中生翳者、脑漏兼痔者、面生白瘤者、喉痹时发者、睡难翻身者、指不任用者、腿上生癣者、以上皆揉颧夹及海底而愈。至予之积久病多，揉愈者，散见于前矣。再凡有揉者，从无脑晕头痛之病，众口同声，此修昆仑不死之明证也。

（三十八）

予揉夹车起手，终于海底，所历之境如此。若积有浅深，揉有先后，殊途同归，原无一定办法也。年余竭力，旧病悉除，耳目重明，手足便利，阳萎复起，秃发再生，实不自觉为七十也。壮不如人，老将奚为？但愿后来者趁壮年行之，当必精力倍增，早建事业，并试行有效，广为传习，同登彼岸，是则予之后望也夫。

【注释】

①眦贼（音自灭）：古代类似今日按摩的一种养生方法。眦，眼眶。休老：延缓衰老。休，止。休亦作"沐"，故本篇下文有"沐浴老容"之说。

②天民：通称人民。

③颧：颧骨。眼下、两腮上突出的颜面骨。

④肓（音荒）：中医指心脏与膈膜之间的部位。膏：古代医学谓心下为膏。

⑤自悉：自知。

⑥海底：即会阴。囊：阴囊。茎：阴茎。

⑦著力：用力。

⑧自拳然：疑当作"自然拳"。

⑨诮（音翘）：责备。

⑩嚆矢：响箭。发射时，声先于箭而到，因以比喻事物的开端、先声。

⑪勖（音序）：勉励。

⑫勇：疑当作"涌"。

⑬朔：农历每月的初一日。

⑭痠（音酸）：身体酸疼。

⑮颃颡（音抗嗓）：咽喉。

⑯五福、六极：语出《尚书·洪范》。见本书第一章《五福六极》。

六、陈朴养生内丹诀

《陈先生内丹诀》的作者陈朴，字冲用，唐末五代时人。因避乱入蜀，隐居灌县青城大面山，受道于钟离权，与吕洞宾相师友。所撰《内丹诀》共分九转：一转升丹，二转交媾，三转养阳，四转养阴，五转换骨，六转换肉，七转换五脏六腑，八转育火，九转飞升。这里选的是第一转口诀。功夫极为具体切实，完全是他本人炼功的切身体验，堪为初学指南。

【原文】

行持下手之初，先须以饮食养和五脏，不可失饥过饱。心田安静，无忧无愁，乃可入道也。

凡于二更尽、三更初，先须洗漱，于静室烧香，盘膝坐。闭目存神，候息出入匀调，以舌倒卷，塞定舌根两窍，闭息，渐次觉左、右太阳经有两道气，从大牙根下贯太阳[①]，入顶门[②]，至泥丸宫，即为一次。却开眼。良久，再闭目存神，依前卷舌候气，至泥丸宫，即止。如此，每夜行三次。行数夜，或旬日，或半月，渐觉气到泥丸宫后，流入脑，下重楼十二环[③]，过夹脊，串尾闾，到上入心、贯胆，觉胸中温温，微觉意思和畅，乃是真气降也。如此，又行数夜后，渐觉口中微苦，乃是中黄之气[④]自胆而出，阴阳大和，将有降丹之象也。如此之后，每夜行持之初，令一人在门外，以绝入来之人及猫狗等，恐忽然相惊故也。至每夜行三次时，须于坐前横一几，忽行气间，觉身体渐大，精神腾腾，渐见住宅与诸城市天地，皆在身内，一身上觉充天，下觉塞地，手足皆不知所在，乃急以手按几，闭目，只觉心头一块光明，团团如日，忽然坠落，乃是丹降也。丹降之后，不可便开眼，渐渐收拾精神却归，四体手足却复旧，或觉手足微麻，定省多时，然后开眼，吃人参汤，乃睡。至来日吃粥食，将息一二日，乃丹降毕功也。丹降之后，百病消除，更无疾厄之苦也。

【注释】

①太阳：经外穴名，别名前关。位于眉梢与外眼角连线中点，向后约一寸凹陷处。

②顶门：即脑门。

③重楼十二环：指喉管。《金丹大成·金丹问答》："何谓十二重楼？答曰：人之喉咙管有十二节是也。"

④中黄之气：即胆气。陈朴解释说："天一生气，名曰中黄，其气藏之于胆，以为性命之根；其味苦，故人之胆气味亦苦。……人能通胆之气，然后内丹成就一转之功。"

七、东坡养生诀

北宋苏轼（1037—1101）不仅是一位伟大的文学家，也是养生的积极倡导者与实践者。他平日注重饮食起居的调摄，提倡用诗词书画陶冶心神，在养生导引方面也颇多真切、深入的体验。在他的著作中，留下了大量关于养生的篇章。后人王如锡曾将他论述养生的作品汇辑成书，题名《东坡养生集》，凡收录饮食类九十五篇，方药类七十八篇，居止类八十二篇，游览类九十三篇，服御类一百零六篇，翰墨类一百零二篇。

本篇选自《东坡全集》，是他写给好友张安道的一封书信，信中详细介绍了他所亲身实践的一种闭气服气方法，兼以按摩，以及有关的注意事项。以苏轼在文学史上的崇高地位，此法遂对后世特别是文人产生了广泛的影响。

【原文】

近来颇留意养生，读书延纳方士多矣①。其法数百，择其简而易行者，间或行之，辄验。今此法特奇妙，乃知神仙长生不死，非虚语也。其效初亦不甚觉，但积累百余日，功用不可量，比之服药，其力百倍。久欲献之左右，其妙处，非言语文字所能形容，然可道其大略，若信而行之，必有大益。其状如下②：

每夜以子后（三更三四点至五更以来），披衣起（只床上拥被坐亦可），面东若③南，盘足，扣齿三十六通，握固（以两拇指握第三或第四指握拇指，两手拄腰腹间），闭息（闭息最是道家要妙处，先须闭息却虑，扫灭座相，使心澄湛，诸念不起，自觉出入息调匀，即闭定口鼻也）。内观五脏：肺白，肝青，脾黄，心赤，肾黑（常求五脏图，挂壁上，使心中熟识五脏六腑之形状）；次想心为炎火，光明洞彻，入下丹田中，待腹满气极，即徐出气（不得令耳闻），惟出入均调，即以舌接唇齿内外，漱炼津液（若有鼻液，亦须漱，使不嫌其咸，炼久自然甘美，此是真气，不可弃之也），未得咽，复前法，闭息内观，纳心丹田，调息漱津，皆依前法。如此者三，津液满口，即低头咽下，以气送入丹田，须用意精猛，令津与气谷谷然有声，径入丹田。又依前法为之，凡九闭息，三咽津而止。然后以左右手热摩两脚心（此涌泉穴，上彻顶门，气诀之妙），及脐下腰脊间，皆令热彻（徐徐摩之，使微汗出不妨，不可喘促尔）；次以两手摩熨眼、面、耳、项，皆令极热，仍按捉鼻梁左右五七下，梳头百余梳而卧，熟寝至明。

上④其法至简易，在常久不废，而有深功。且试行一二十日，精神自已不同，觉脐下实热，腰脚轻快，久而不已，去仙不远。但当习闭息，使渐能持久，以脉候之，五至为一息。近来闭得渐久，每闭百二十至而开，盖已闭得二十余息也。又不可强闭多时，使气错乱，或奔突而出，反为之害，慎之慎之！

又须常节晚食，令腹中宽虚，气得回转。昼日无事，亦时时闭目内观，漱炼津液咽之，摩熨耳目，以助真气。盖清静专一，即易见功矣。

神仙至术，有不可学者：一，忿躁；二，阴险；三，贪欲。公雅量清德，无此三疾，窃谓可学，故献其区区。若笃信力行，他日相见，复陈其妙者，文书口诀，多枝词隐语，卒不见下手径路。今且直指精要，可谓至言不烦，长生之根本也。幸深加宝秘，勿使庸妄⑤窥之，以泄至道也。

【注释】

①书延纳方士多矣：意思是：阅读养生方面的书籍和结交养生方面有奇能异技的方术之士已经很

多了。

②其状如下：其法如下。下，原文为"左"，今由竖排改横排，依意改。

③若：或。

④上：原文为"右"，今由竖排改横排，依意改。

⑤庸妄：指平庸、邪妄的人。

八、养生十六字妙诀

本诀全称《李真人长生一十六字妙诀》，在中国古代流传很广。许多著名的养生学典籍，如冷谦的《修龄要指》、高濂的《遵生八笺》、胡文焕的《类修要诀》和周履靖的《赤凤髓》等，均子收录。诀中所述，是一种以丹田为气机升降的枢纽、以任督二脉为运气路线的经络导引功法，实开后世"小周天"之先河。

【原文】

一吸便提，气气归脐。

一提便咽，水火相见。

上①十六字，仙家名曰"十六锭金"，乃至简至易之妙诀也。无分于在官，不妨政事；在俗，不妨家务；在士商，不妨本业。只于二六时中②，略得空闲，及行、住、坐、卧，意一到处，便可行之。

口中先须嗽津三五次，舌搅上下腭，仍以舌抵上腭，满口津生，连津咽下，汨然有声。随于鼻中吸清气一口，以意会及心目寂地，直送至腹脐下一寸三分丹田、元海之中，略存一存，谓之一吸。随用下部轻轻如忍便状，以意力提起，使归脐，连及夹脊，双关③、肾门，一路提上，直至后顶玉枕关，透入泥丸顶内。其升而上之，亦不觉气之上出，谓之一呼。一呼一吸，谓之一息。气既上升，随又似前汨然有声咽下，鼻吸清气，送至丹田，稍存一存。又自下部如前轻轻提上，与脐相接而上，所谓"气气归脐，寿与天齐"矣。凡咽下，口中有液愈妙，无液亦要汨然有声咽之。如是一咽一提，或三五口，或七九，或十二，或二十四口，要行即行，要止即止。只要不忘，作为正事，不使间断，方为精进。如有疯疾，见效尤速。久久行之，却病延年，形体变，百疾不作，自然不饥不渴，安健胜常。行之一年，永绝感冒、痞积、逆滞不和、瘫痪疮毒等疾，耳目聪明，心力强记，宿疾俱瘳，长生可望。如亲房事，欲泄未泄之时，亦能以此提呼咽吸，运而使之归于元海，把牢春汛，不放龙飞，甚有益处。所谓造化吾手，宇宙吾心，妙莫能述。

【注释】

①上：原文为"右"。今由竖排改横排，依意改。

②二六时中：指一天的十二个时辰之中。

③双关：即夹脊关。

九、通周天的任督脉修炼法

明代中后期的著名针灸学家杨继洲（1522—1620），也是一位精通内丹术的养生家。他指出了任督二脉与练功的密切关系，认为功法种类虽多，但实际锻炼均没有离开任督二脉。他强调了任督在练功中的意义，详尽地论述了小周天的练功进程，以及每一步骤的练功感觉，并提出了练功的禁忌和基本要求。他的论述对于廓清内丹术中宗教神秘色彩和揭开内丹之谜有重要贡献。

【原文】

（任）脉起中极①之下，以上毛际，循腹里，上关元，至喉咙，属阴脉之海。以人之脉络，周流于诸阴之分，譬犹水也，而任脉则为之总会，故名曰"阴脉之海"焉。用药当分男女，月事多主冲任，是任之为言妊也，乃夫人生养之本，调摄之源。

督则由会阴而行背，任则由会阴而行腹。人身之有任督，犹天地之有子午也。人身之任督，以腹背言；天地之子午，以南北言，可以分、可以合者也。分之以见阴阳之不杂，合之以见浑沦之无间，一而二，二而一也。但在僧道，不明此脉，各执所尚，禁食、禁足、禁语、断臂、燃指、烧身，枯坐而亡，良可悲夫！间有存中黄②一事，而待神气凝聚者；有运三华五气③之精，而洗骨伐毛者；有搬运周天火候者；有日运脐、夜运泥丸炼体者；有呼九灵④、注三精而归灵府⑤者；有倒斗柄而运化机者；有默朝上帝者；有服气吞霞者，有闭息存神者，有采炼日精月华者；有吐纳导引者；有单运气行火候者；有投胎夺舍者；有旁门九品、渐法三乘者。种种不同，岂离任督？盖明任督以保其身，亦犹明君能爱民以安其国也。民毙国亡，任衰身谢，是以上人哲士，先依前注，导引各经，调养纯熟，即仙家之能筑基是也。然后扫除妄念，以静定为基本，而收视返听、含光默默，调息绵绵，握固内守，注意玄关，顷刻水中火发，雪里花开，两肾如汤煎，膀胱似火热，任督犹车轮，四脚若山石，一饮之间，天机自动，于是轻轻然运，默默然举，微以意定，则金水自然混融，水火自然升降，如桔槔之呼水，稻花之凝露，忽然一粒大如黍米，落于黄庭⑥之中。此采铅投汞之真秘，予不揣鄙陋，扫却旁蹊曲径，指出一条大路，使人人可行也。到此之时，意不可散，意散则丹不成矣。紫阳真人⑦曰："真汞生于离，其用却在坎。姹女过南园，手持玉橄榄。"正此谓也。日日行之无间断，无毫发之差，如是炼之一刻，则一刻之周天；炼之一时，则一时之周天；炼之一日，则一日之周天；炼之百日，则百日之周天，谓之立基；炼之十月，谓之胎仙。功夫至此，身心混沌，与虚空等，不知身之为我，我之为身，亦不知神之为气，气之为神，不规中⑧而自规中，不胎息而自胎息，水不求而自生。火不求而自出，虚室生白，黑地引针，不知其所以然而然，亦不知任之为督，督之为任也。

至于六害不除，十少不存，五要不调，虽为小节之常，终为大道之累。何名六害？一曰薄名利，二曰禁声色，三曰廉货财，四曰损滋味，五曰屏虚妄，六曰除嫉妒。六者有一，卫生之道远，而未见其有得也。虽心希妙理，口念真经，咀嚼英华，呼吸景象，不能补其失也。何名十少？一曰少思，二曰少念，三曰少笑，四曰少言，五曰少饮，六曰少怒，七曰少乐，八曰少愁，九曰少好，十曰少机。夫多思则神散，多念则心劳，多笑则肺腑翻，多言则气血虚耗，多饮则伤神损寿，多怒则腠理奔浮，多乐则心神邪荡，多愁则头面焦枯，多好则志气溃散，多机则志虑沉迷，兹乃伐人之生，甚于斤斧，蚀人之性，猛于豺狼也。卫生者，戒之哉！

【注释】

①中极：经穴名。别名玉泉、气原。位于腹正中线脐下四寸处。

②中黄：丹田的别称。一说指脾。

③三华，一作"三花"，指精、气、神。五气：五脏真气。内丹学认为，肾主精，心主神，肝主魂，肺主魄，脾主意。因此，五脏真气亦即精、神、魂、魄、意。

④九灵：道家内丹学名词，指人身中最重要的九种神灵。

⑤三精：指日、月、星。灵府：即心。一说指丹田。

⑥黄庭：这里指丹田。

⑦紫阳真人：北宋道士张伯端（984—1082），号紫阳，人称"紫阳真人"。道教南宗祖师。所著《悟真篇》，为内丹学重要经典。

⑧规中：本指丹田，亦名玄关，这里指气沉丹田的一种气功状态。

十、养生运功规法

《运功规法》本为明代养生学家曹士珩所著《保生秘要》一书的总论，系述其家传养生秘术。后原书佚失，今仅可从《沈氏尊生书》所辑者窥见其面貌。

曹氏这套功法共有二式七法。其中"南旋式"包括"归元""周天"二法，"北旋式"包括"艮背""行庭""通关""缘法""涤秽"五法。古代方位，以身前为南方，身后为北方。本套功法，是沿特定的身体路线以"意"领"气"作螺旋式的推进。所以着重于身体前面的运功法称"南旋式"；着重于身体后面的运功法称"北旋式"。这种以意领气的经络式导引，即后来所称的"意气功"。这种运气的方法，要求如"风车样不疾不徐；皮里膜外，挨次运去，可大可小（指螺旋圈），任意收而放，放而复收"。

【原文】

南北规中引

凡人妄念奔驰，不思回头，盖不知有己。然学道初入门，及乎却病初下手，每云先要筑基炼己者，何也？己者，意中之土也。时时返念守中，然昆仑至于涌泉，周身前后之窍，虽各家传授，各取其善，若能精守其一，皆可起病，不必得一望二，持两可之见而辨孰是孰非。余诀云：总之摄心归一，专其一处，皆可止念，故取身中前后二窍为则，其归元取用父母生前受气初而能聚气之原，运动周天，可参艮背、通关之效。然艮背者，昔林子阐教为最。余受之家传，捷径而更妙。若夫运动，则贯彻任督二脉，兼以导引，则神功烁见矣。

南旋式

归元诀窍

归元[①]者，父母生人受气之初，剪断脐带，一点落根元也。有生之后，情欲雕琢，未免精耗气散，不能返本，须求安土敦仁之法。盖土者，归元也。人者，仁也。以一点仁心，敦养于土，六根[②]皆归于元。心有所注，久久凝定，便觉真种常在，方可用意运行。行之之法：提意初上，斡旋造化，从左而右，先运脐轮，收而放，放而复收，以还本位，不离这个，念自归真矣。

周天

先立安土守中，得诀纯熟，后行周天，流通一身，散彻四肢滞气。其法从前运于脐轮，由小而大，大而收小，依次而上，至璇玑穴，向左臂打圈而下，至曲池，经内关，溯掌心及指尖，圈出手背外关，而上肘后、肩井及大椎而下，运于尾闾。由下复下，过玉枕、逾昆仑、泥丸、面部，上鹊桥[③]，降重楼[④]，达胃口，过脐，至玉柱，复气海，行于右腿，历膝关，由鞋劳穴穿足背，至指尖，转涌泉，踵后，上运过阴谷，通尾闾，又圈至顶门，如前下鹊桥，依次送左腿，似右法而落涌泉。又升泥丸及璇玑穴右行，照左手转过肩背，贯昆仑，而下摄元海。如此将周身经脉宣畅，徐徐回转，但意至而气相随。是为有作之周天法，亦可与造化参。

北旋式

艮背[⑤]诀窍

易曰："艮其背"。艮者，止也，其象属土。背从北方水，属于阴；心从南方火，属于阳。人能以南火而投于北水之中，得以水火交而既济，所谓洗心退藏于密也。盖五脏六腑根蒂皆系于此。所谓止者，先立内念之正，而止外念之邪也。然大道贵无念，虽立正念，亦是念也，当明内外两忘。以妄而离妄，必先忘其外者，而后定其心，自念其内也。故初学之士，静坐片时，将万虑扫除，凝神定志，于本穴之中，背之腔子里，平心元虚处，初起口念太乙救苦咒四，而渐归于心、归于背，存无守有，念兹在兹，有复冥于无，神自虚而灵矣。

行庭

吾身，一小天地也。周身三百六十骨节，七孔八窍，一窍相通，窍窍光明。而乾旋坤转，前属于天，后属于地，前从左旋，后运右转，前后相通，周乎其天，则知人与天一矣。其法：从艮背守念，念而提出腔子，行其背数十回，复收归腔。稍空，又运行至两肾之间，念刻许，从肾中意想溯尾闾起运上泥丸，经明堂、人中，接下承浆，降重楼，至于心脐之间，约以脐上三指为则，不前不后不左不右之中而为立极定枢，悬一斗杓，行于脐下一寸三分，斡旋上升，左转于心之后，右旋下降于肾之前。循环不息。上行由背之此，下行由脐之南，如北极定枢、斗柄推旋者。若转，则以意随之；不转，则以意引之，久而炼度，所以混其气、且所以和其神也。

通关

从北极定枢，斗柄大旋三遍，天地包罗，行于脐下，分开两路，旋下两腿之前，联络不绝，双行转脚底，向后绕元海上至命门会合，从右转左，大旋三遍，从椎骨下分行两肩，经肘后外关，达掌心，循内关，过肩井，由项后透泥丸，行明堂，渐落双瞳，自面部下胸隔，会心窝。从左转下降，大旋三遍，如前脐下分开，循环遍体，周流运行。卯酉二辰行之，或九度，或二十一度而止。慎勿执著，若有若无，此所谓炼其形、和其气也。

绦法

从归元注念起，用意左边，运绦过腰，从右旋上，至左肩膊。绦至胸前，行旋过右膊，后下旋至腰。如法运数十回，而又复绦上行，周而复始，不必计筹，使前后融洽。或从艮背起手，转绦而前，左右次序，会意行之。

涤秽

其法在胃口旋入，凭虚而行，运入大肠，由左绕右，回旋九曲，以真气涤垢，转出谷道，嘘往吸回，自右而左，旋出胃口，收归元海。静念刻许，以还本位。此法不宜轻用，凡送浊气出谷道外，即随念吸转，慎泄真气。丹法有云："勿使尾闾坠"，盖谓此也。

运规十二则

身若安和，气不必运，宜当守静定息，节饮除欲，则百病不生。若身稍有丝毫不快，宜速行运动，免气久滞，积成大病。故设调养之功，用之须得其宜。然运法如风车样，不疾不徐，皮里膜外，挨次运去，可大可小，任意收而放、放而复收，男左女右，阴阳之分，一动一静，天之行也。

行功之时，目视顶门，微露一线，迎天地之光；返照内景，勿全下视，免致昏沉驰念。

却病坐功，不比真修磨炼。每按时坐香后，欲睡即睡，睡则病者精神完足。若心血少，不寐，可定意想归元，或依法运转，神自安而寐矣。

开关之说，学者不必用意，候到自然通透。盖静中运用，无念自是水升，不然则为火矣。或腹中响声，或两肾微动，或背或眉端隐隐如蚁行，手足似一线冷风，皆现真境也。亦有阳火冲病根，肠内有声即用真意逐响运旋，撤而散之。

凡行气过峡处，或昆顶，须多旋绕数十匝，令气浸灌为妙。闲时如不守前后二窍，悬心于空虚地，四大皆空，无人无我，极为养火之法。又名休息以养其气。若运法无时度，则神敝疲。譬如伐兵劳顿，而又遇劲敌，岂不危乎！

观灯玩月，目向外射，则伤神。返照于我，多益于我。其他自可以类推。

却病功夫，须立课程，逐日检点，勿失其时。日日如是，提醒缜密，自不间断而效。

运气当由后而前，以取西北方水，而灌东南方火，不可逆此。或有传法：各关节处，不必打圈，直行亦可。行后定要收归元位，退欲火法，注念气海，记数斡旋，或记运尾闾，升降之法，邪火自散，大固元阳。

入定看书，易于通悟。坐下止念为先，定神元海，不以目睹，而以心视；不以心视，而以内观。盖神有所敛，不至散于外，受益自无穷尽矣。

嘻笑场中，最宜耗神，令人疲倦。得以内敛音声，言语少减，或气穴中发，神气亦不觉其耗。

上丹田穴，最可养性。亦可注念，为藏神之府。运法旋至鼻柱七窍之宗，斡行入内些些，则耳目口三宝皆有灵矣。

想涌泉穴，最能健步。行动略得运法，血脉自可以渐渐流通，而不伤筋，省气。

【注释】

①归元：元，指人体的根元，即脐部。归元，指把意念归注于脐部，即意守下丹田。

②六根：佛教用语，指眼、耳、鼻、舌、身、意六官。《大乘义章》："六根者，对色名眼，乃至第六对法名意，此之六官能生六识，故名为根。"眼对色境而生眼识，耳对声境而生耳识、鼻对香境而生鼻识，舌对味境而生舌识，身对触境而生身识，意对法境而生意识。故六官名为六根。

③鹊桥：指舌。

④重楼：指喉。

⑤艮背：《易经·艮卦》所述的一种静功。"艮其背"，即把意念集中在背部；"行其庭，不见其人"，即忘却周围的人和事。如此，则神形和调，自然无咎。

十一、小周天的修炼法

此法是由对《李真人长生一十六字妙诀》作了较大的改进而成。其特点，一是任督脉循环圈趋于完整；二是在经络导引之前增添了较充分的入静诱导；三是在内导完成之后又继之以外导，辅以擦丹田、拭目、擦鼻、擦耳、擦面、鸣天鼓、朝天揖、摆肩、擦玉枕、擦腰眼、擦脚心等多种按摩导引法，从而更加提高了练功效果。随着《勿药玄诠》在国内外的广泛流传，此法亦成为人们养生防病的保健功。即"小周天"的修炼法。

【原文】

先要止念，身心澄定，面东跏坐（平坐亦可，但前膝不可低，肾子不可著物）。呼吸平和，用三昧印①（掐无名指，右掌加左掌上）按于脐下。叩齿三十六通，以集身神。赤龙搅海内外三十六遍（赤龙，舌也；内外，齿内外也）。双目随舌转运，舌抵上腭，静心数息三百六十天，毕，待神水满，漱津数遍，用四字诀（撮、抵、闭、吸也。撮提谷道，舌抵上腭，目闭上视，鼻吸莫呼）。从任脉撮过谷道到尾闾，以意运送，徐徐夹脊中关，渐渐速些。闭目上视，鼻吸莫呼，撞过玉枕（颈后骨），将目往前一忍直转昆仑（头顶），倒下鹊桥（舌也），分津送下重楼，入离宫（心也），而至气海（坎宫，丹田）。略定一定，复用前法，连行三次，口中之津，分三次咽下，所谓"天河水逆流"也。

静坐片时，将手左右擦丹田一百八下，连脐抱住，放手时，将衣被围住脐轮，勿令风入（古云：养得丹田暖暖热，此是神仙真妙诀）。次将大指背擦热，拭目十四遍，去心火；擦鼻三十六遍，润肺；擦耳十四遍，补肾；擦面十四遍，健脾。双手掩耳鸣天鼓，徐徐将手住上，即朝天揖。如此者三。徐徐呵出浊气四、五口。收清气。双手抱肩移筋换骨数遍。擦玉枕关二十四下，擦腰眼一百八下，擦足心各一百八下。

【注释】

①三味印：即定印，佛家手印之一种。《陀罗尼集经》："诵咒有身印等种种印法，若作手印诵诸咒法，易得成验。"古代修持之士多作印于指环上，以助入静，不使心意散乱。

十二、行立坐卧四禅图说

《性命圭旨》，亦称《性命圭旨全书》《性命双修万神圭旨》，是明代一部重要的内丹学著作。书出自尹真人高弟之手笔，初刊于明神宗万历四十三年乙卯（1615）。全书分为元、亨、利、贞四集，博采儒、释、道众家内丹养生之说，内容丰富，绘图精工，为历来道书所不及，甚得后人称许。清初大儒尤侗盛赞其书"独揭大道，而儒释妙义，发挥旁道，要之以中，合之以一，而尽性至命之理，殊途同归。惟独柱下五千（指《老子》），蘬括靡遗，并六十四卦（指《周易》），四十二章（指《四十二章经》），无不累若贯珠。"民国时内丹家守一子更认为它可与道家内丹学的经典著作《周易参同契》《悟真篇》相提并论。

本篇选自该书亨集，总题为编者所加。篇中述平日行、立、坐、卧修心养命之方，并广泛征引历代贤哲名论以为发挥，朴直平易，没有分毫玄奥浮华之词，极便初学。

行禅图

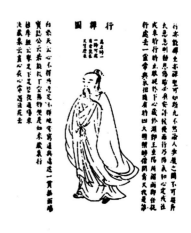

行禅图说

万法归一，一归何处？

有者个在①，又恁么去②。

"行亦能禅坐亦禅，圣可如斯凡不然。"论人步履之间，不可趋奔太急，急则动息伤胎。必须安详缓慢而行，乃得气和心定。或往或来，时行时止，眼视于下，心藏于渊。即王重阳③所谓"两脚任从行处去，一灵常与气相随。有时四大醺醺醉④，借问青天我是谁？"

白乐天⑤云："心不择时适，足不择地安，穷通与远近，一贯无两端。"

宝志公⑥云："若能放下空无物，便是如来藏里行。"

《维摩经》云："举足下足，皆从道场来。"

《法藏集》云："昼心夜心，常游法苑去。"

立禅图

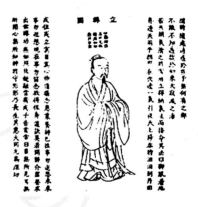

立禅图说

心无所住，湛然见性。

体用如如，廓然无圣。

随时随处，逍遥于庄子无何有之乡⑦。不识不知，游戏于如来大寂灭之海⑧。

若天朗气清之时，当用立禅纳气法而接合。其法曰：

脚根道地鼻辽天，两手相悬在穴边⑨。

一气引从天上降，吞时汩汩到丹田。

或住或立，冥目冥心，检⑩情摄念，息业养神，已往事，勿追思；未来事，勿迎想；现在事，勿留念。欲得保身道诀，莫若闲静介洁。要求出世禅功，无如照收凝融。昔广成子告黄帝曰："目无所见，耳无所闻，心无所知，神将守形，形乃长生。"其意大同，允为深切。

坐禅图说

坐久忘所知，忽觉月在地。

泠泠天风来⑪，蓦然到肝肺⑫。

俯视一泓水⑬，澄湛无物蔽。

中有纤鳞游⑭，默默自相契。

无事此静坐，一日如两日。

若活七十年，便是百四十。

静坐少思寡欲，冥心养气存神。

此是修真要诀，学者可以书绅。

坐不必趺跏，当如常坐。夫坐虽与常人同，而能持孔门心法，则与常人异矣。所谓孔门心法者，只要存心在真去处是也。盖耳目之窍，吾身之门也。方寸之地⑮，吾身之堂也；立命之窍⑯，吾身之至也。故众人心处于方寸之地，犹人之处于堂也，则声色得以从门而摇其中。至人心藏于立命之窍，犹人之处于室也，则声色无所从入而窥其际。故善事心者，潜室以颐晦，而耳目为虚矣；御堂以听政，而耳目为

用矣。若坐时不持孔门心法，便是坐驰，便是放心⑰。《坛经》曰："心念不起，名为坐；自性不动，名为禅。"坐禅妙义，端不外此。

卧禅图说

觉悟时切不可妄想，则心便虚明。

纷扰中亦只如处常，则事自顺遂。

扫石焚香任意眠，醒来时有客谈玄。

松风不用蒲葵扇，坐对清崖百丈泉。

元神夜夜宿丹田，云满黄庭月满天。

两个鸳鸯浮绿水，水心一朵紫金莲。

古洞幽深绝世人，石床风细不生尘。

日长一觉羲皇睡，又见峰头上月轮。

人间白日醒犹睡，老子山中睡却醒。

醒睡两非还两是，溪云漠漠水泠泠。

开心宗之性，示不动之体。

悟梦觉之真，入闻思之寂。

古人有言："修道易，炼魔难。"诚哉！是言也。然色魔食魔，易于制伏，独有睡魔难炼。

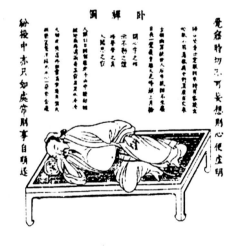

是以禅家有长坐不卧之法。盖人之真元，常在夜间走失。苟睡眠不谨，则精自下漏，气从上泄，元神无依，亦弃躯而出。三宝各自驰散，人身安得而久存哉！

至人[18]睡时，收神下藏丹窟[19]，与气合交，水火互相拘钤，则神不外驰，而气自安定矣。今以常人言之，神则寄于目矣。而夜寐既熟，则藏之于肾，至凤兴之时，而目之神有不爽然清乎？藉其不夜，而肾神岂能清？

今又以天道言之，日则丽之于天矣，而夜沦地中则藏之于海，至启明之候，而天之气有不爽然乎？藉其不夜而海气岂能清？此则崔公《入药镜》所谓"水火交，永不老"是也。

今之人，懵然而睡，忽然而醒，是何物主之昏、使之觉也？夫魂与神并，则觉；魄与尸合，则昏。昏者，死之根；觉者，生之兆。魂属阳而喜清虚，魄属阴而好驰骋。魄者，鬼也。魂者，神也。神则日接之于物，夜形之于梦。黄粱未熟，南柯未寤，一生之荣辱富贵，百岁之悲忧悦乐，备尝于一梦之间。使其去而不还，游而不返，则生死路隔，幽冥之途绝矣。

由是观之，人不能自生，而其所以生者，梦中之人为之也。不能自死，而其所以死者，梦中之人为之也。然不知所以梦，则亦不知所以死；不知所以觉，则亦不知所以生。梦中之有觉者，以梦之中而自有真觉者在焉。死中之有生者，以死之中而自有长生者在焉。是故因觉知生，因梦知死。知斯二者，可以入道矣。

夫人之觉也，耳其有不能听乎？目其有不能视乎？手其有不能持乎？足其有不能行乎？心其有不能喜、不能怒乎？而人之睡也，耳固在也，何其不能听乎？目固在也，何其不能视乎？手固在也，何其不能持乎？足固在也，何其不能行乎？心固在也，何其不能喜、不能怒乎？由此观之，则其死也，似为无知而无觉矣。

而人之睡而梦也，而梦之时，亦有耳能听矣，而其听也，何其不属于人之耳乎？亦有目能视矣，而其视也，何其不属于人之目乎？亦有手能持矣，而其持也，何其不属于人之手乎？亦有足能行矣，而其行也，何其不属于人之足乎？亦有心能喜、能怒矣，而其喜也、怒也，何其不属于人之心乎？由此观之，则其死也，似为有知而有觉矣。

然死生通乎昼夜之道、梦觉之常者乎？古之真人[20]，其觉也，无忧；其寐也，无梦。故无梦地位，非道成之后不能到也。然初机之士，炼心未纯，昏多觉少，才一合眼，元神离腔，睡魔入舍，以致魂梦纷飞，无所不至，不唯神出气移，恐有漏炉进鼎之患。

若欲敌此睡魔，须用五龙盘体之法。诀曰：

东首而寝，侧身而卧。

如龙之蟠，如犬之曲。

一手曲肱枕头，一手直摩脐腹。一只脚伸，一只脚缩。未睡心，先睡目。致虚极，守静笃。神气自然归根，呼吸自然含育，不调息而息自调，不伏气而气自伏。依此修行，七祖有福。陈希夷已留形于华山，蒋青霞曾脱壳于王屋。此乃卧禅的旨，与那导引之法不同。工夫到时，自然寝寐神相抱，觉悟候存亡，亦能远离颠倒梦想。即漆园公[21]所谓"古之真人，其觉也无忧，其寝也无梦"是也。

然虽睡熟，常要惺惺[21]；及至醒来，慢慢辗转。此时心地湛然，良知自在，如佛境界，正白乐天所云："前后际断处，一念未生时。"此际若放大静一场，效验真有不可形容者。

昔尹师静室中有一联云：

觉寤时，切不可妄想，则心便虚明；

纷扰中，也只如处常，则事自顺遂。

李真人《满江红》词云：

好睡家风，别有个睡眠三昧。但睡里心诚，睡中澄意，睡法既能知旨趣，便于睡里调神气。这睡功消息，睡安禅，少人会。

又，《敌魔》诗云：

坐中昏睡怎禁它？鬼面神头见也么。

昏散皆因由气浊，念缘未断属阴多。

潮来水面侵堤岸，风定江心绝浪波。

性寂情空心不动，坐无昏散睡入魔。

上古之人，有息无睡。故曰："向晦入晏息。"若一觉睡熟，阳光尽为阴浊所陷，就如死人一般。若知宴息之法，当向晦时，耳无闻，目无见，口无言，心无累，鼻息无喘，四肢无动，那一点元神真气，相依相恋。如炉中种火相似。久久纯熟，自然神满不思睡，气满不思食，精满不思欲，元气自聚，真精自凝，胎婴自栖，三尸自灭，九虫自出，所谓睡魔不知从何而去矣。其身自觉安而轻，其心自觉虚而灵，其气自觉和而清，其神自觉圆而明。若此便入长生路，休问道之成不成。

【注释】

①者个：这个。

②恁（音认）么：如此，这样。

③王重阳：即金代著名道士王嘉（1112—1170），道教全真道的创始人。

④四大：指人身。醺醺醉：比喻自由自在，逍遥得意。

⑤白乐天：即唐代著名诗人白居易（772—846）。

⑥宝志：亦作"保志"（418—514）。南朝齐、梁时僧人。

⑦无何有之乡：宽旷虚寂无人无物的地方。这里借喻为一种无拘无束的境界。

⑧大寂灭之海：即佛家所谓的大涅槃。这里借喻一种大觉大悟的精神境界。

⑨穴边：穴，指双乳间的膻中穴。拱手相悬于膻中穴前。

⑩检：约束；制止。

⑪泠泠：（音零）：清凉的样子。

⑫蓦（音然）：猝然，忽然。

⑬泓水：比喻心田澄静，如深沉广润的水潭。

⑭纤鳞游：比喻真气如同鱼儿在身内自由游荡。

⑮方寸之地：指心。

⑯立命之窍：指命门，下丹田。

⑰放心：心境放驰，思虑万千。参见第 3 卷《求放心》条。

⑱至人：杨上善《黄帝内经·素问·上古天真论》注："积精全神，能至于道，故称至人。"

⑲丹窟：即丹田。

⑳真人：至真之人。《黄帝内经·素问·上古天真论》："余闻上古有真人者，提挈天地，把握阴阳，呼吸精气，独立守神，肌肉若一，故能寿敝天地，无有终时。"

㉑漆园公：即庄子（约前 369 一前 286）。名周，宋国蒙（今河南商丘县东北）人。做过蒙地方的漆园吏，后人因称"漆园公"。

㉒惺惺：警觉。

十三、养生延年六字诀

养生延年六字行气诀是历史悠久的祛病健身方法。在道家的养生著作《太上老君养生诀》和南朝陶弘景的《养性延命录》中，有详实的记载。后经唐代著名医学家孙思邈和著名养生家胡愔的调整和发展，遂为后世所普遍遵循，千余年间盛行不衰，一直流传至今。

本篇选自明代养生家冷谦的《修龄要指》，以歌诀的形式咏述六字气法的各自对症与效验，文字晓畅简明，甚便记颂与操作。

【原文】

肝若嘘时目瞪睛，肺知呬气手双擎。

心呵顶上连叉手，肾吹抱取膝头平。

脾病呼时须撮口，三焦客热卧嘻宁。

吹——肾气诀

肾为水府主生门，有病尪羸气色昏①。

眉蹙耳鸣兼黑瘦，吹之邪妄立逃奔。

呵——心气诀

心源烦躁急须呵，此法通神更莫过。

喉病口疮并热痛，行之目下便安和。

嘘——肝气诀

肝主龙涂位号心，病来还觉好酸辛。

眼中赤色兼多泪，嘘之去病效如神。

呬——肺气诀

呬呬数多作生涎，脑膈烦满上焦痰。

若有肺病急须口四，用之目下自安然。

呼——脾气诀

脾宫属土号太仓，痰病行之胜药方。

泻痢肠鸣并吐水，急调呼字免成殃。

嘻——三焦诀

三焦有病急须嘻，古圣留言最上医。

若或通行土壅塞，不因此法又何知。

【注释】

①尪羸（音汪雷）：瘦弱，瘠病。

十四、智顗论调和与养生

道家的养生功法文献习用隐语，曲折隐晦，往往详于理论与结果的叙述，而略于具体方法的介绍。与道家相反，佛家的有关文献则趋向于公开宣传，讲究普及。智顗的《修习止观坐禅法要》可说是"满口道之"的典型，于禅学的静功修习方法叙述明示。比如静功中的体势方法，历来道教文献都语焉不详，而《坐禅法要》在"调身"一节中，对全跏、半跏体势的安置，作了详尽的描述，使人阅后了然于胸、知所遵循，从而成为后世静功全跏、半跏体势的经典文献。智顗提出的调食、调睡眠、调身、调息、调心这五种调和身心的事项，不仅涉及修炼过程中的注意事项与辅助功法，还包括一些重要的练功原则。特别是"调身、调息、调心"，这"三调"对我国静功的发展影响尤为深远。它不仅适用于坐禅功法，也普遍地适用于各种静功，并且其原则还适用于动功，以至"三调"至今尚为各派养生、炼功家的"口头禅"。

【原文】

云何名调和？今借近譬，以况①斯法。如世间陶师②，欲造众器，先须善巧调泥，令使不强不懦③，然后可就轮绳。亦如弹琴，前应调弦，令宽急得所，方可入弄④，出诸妙曲。行者修心，亦复如是。善调五事⑤，必使和适，则三昧⑥易生；有所不调，多诸防难，善根难发。

（一）调食者。

夫食之为法，本欲资身进道，食若过饱，则气急身满，百脉不通，令心闭塞，坐念不安；若食过少，则身羸心悬，意虑不固；此二皆非得定之道。若食秽触之物，令人心识昏迷；若食不宜之物，则动宿病，使四大⑦违反。此为修定之初，须深慎之也。故经云：身安则道隆，饮食知节量，常乐在空闲，心静乐精进，是名诸佛教。

（二）调睡眠者。

夫眠是无明惑覆，不可纵之。若其眠寐过多，非唯废修圣法，亦复丧失功夫，而能令心暗昧，善根沉没，当觉悟无常，调伏睡眠，令神气清白，念心明净，如是乃可栖心圣境，三昧现前。

故经云：初夜后夜，亦勿有废，无以睡眠因缘，令一生空过，无所得也。常念无常之火，烧诸世间，早求自度，勿睡眠也。

（三）调身，四、调息，五、调心。此三应合用，不得别说，但有初、中、后方法不同，是则入、住、出相有异也。

夫初欲入禅调身者，行人欲入三昧调身之宜。若在定外，行住进止，动静运为，悉须详审；若所作粗犷，则气息随粗。以气粗故，则心散难录，兼复坐时烦愦⑧，心不恬恬⑨，身虽在定外，亦须用意逆作方便。后入禅时，须善安身得所。初至绳床⑩，即须先安坐处，每令安稳，久久无妨。次当正脚⑪，若半跏坐⑫，以左脚置右脚上，牵来近身，令左脚指与右胫⑬齐，右脚指与左齐。若欲全跏，即正右脚置左脚上。次解宽衣带周正，不令坐时脱落。次当安手，以左手掌置右手上，重累手相对，顿置左脚上，牵来近身，当心而安。次当正身，先当挺动其身，并诸支节，作七八反，如似按摩法，勿令手足差异。如是已则端直，令脊骨勿曲勿耸。次正头颈，令鼻与脐相对，不偏不斜，不低不昂，平面正住。次当口吐浊气。吐气之法，开口放气，不可令粗急，以之绵绵，恣气而出，想身分中百脉不通处，放息随气而出，闭口鼻纳清气，如是至三。若身息调和，但一亦足。次当闭口，唇齿才相拄著，舌向上腭。次当闭眼，才令断外光而已，当端身正坐，犹如奠石，无得身首四肢切尔摇动，是为初入禅定调身之法。举要言之，不宽不急，是身调相。

（四）初入禅调息法者。

息有四种相：一风，二喘，三气，四息。前三为不调相，后一为调相。云何为风相？坐时息虽无声，而出入结滞不通，是喘相也。云何气相？坐时息虽无声，亦不结滞，而出入不细，是气相也。云何息相？不声不结不粗，出入绵绵，若存若亡，资神安隐，情抱悦豫⑭，此是息相也。守风则散，守喘则结，守气则劳，守息即定。坐时有风、喘、气三相，是名不调。而用心者，复为心患，心亦难定。若欲调之，当依三法：一者下著安心，二者宽放身体，三者想气遍毛孔出入，通同无障。若细其心，令息微微然，息调则众患不生，其心易定，是名行者初入定时调息方法。举要言之，不涩不滑，是调息相也。

（五）初入定时，调心者有三义：一入，二住，三出。

（1）初入有二义：一者调伏乱想，不令越逸，二者当令沉浮宽急得所。何等为沉相？若坐时心中昏暗，无所记录，头好低垂，是为沉相。尔时当系令鼻端，令心住在缘中，无分散意，此可治沉。何等为浮相？若坐时心好飘动，身亦不安，念外意缘，此是浮相。尔时宜安心向下，系缘脐中，制诸乱念，心即定住，则心易安静。举要言之，不沉不浮，是心调相。其定心亦有宽急之相：定心急病相者，由坐中摄心用念，因此入定，是故上向胸臆急痛，当宽放其心，想气皆流下，患自差⑮矣。若心宽病相者，觉心志散慢，身好逶迤，或口中涎流，或时暗晦，尔时应当敛身急念，令心住缘中，身体相持。以此为治，心有涩滑之相，推之可知，是为初入定调心方法。夫人定本是从粗入细，是以身既为粗，息居其中，心最为细静，调粗就细，令心安静，此则入定初方便也，是名初入定时调二事也。

（2）住坐中调三事者。行人当于一坐之时，随时长短，十二时，或经一时，或至二三时，摄念用心,是中应须善识身息心三事调不调相。若坐时向虽调身竟,其身或宽或急,或偏或曲,或低或昂,身不端直,觉已随正,令其安隐,中无宽急,平直正住。复次一坐之中,身虽调和,而气不调和。不调和相者,如上所说,或风或喘,或复气急,身中胀满,当用前法随而治之,每令息道绵绵,如有如无。次一坐中,身息虽调,而心或浮沉宽急不定,尔时若觉,当用前法调令中适。此三事的无前后,随不调者而调适之,令一坐之中,身息及心,三事调适,无相乖越,和融不二,此则能除宿患,妨障不生,定道可克。

(3)出时调三事者。行人若坐禅将竟,欲出定时,应前放心异缘,开口放气,想从百脉随意而散,然后微微动身,次动肩膊及手头颈,次动二足悉令柔软,次以手遍摩诸毛孔,次摩手令暖,以掩两眼,然后开之,待身热稍歇,方可随意出入。若不尔者,坐或得住心,出既顿促,则细法未散,住在身中,令人头痛,百骨节强犹如风劳,于后坐中烦躁不安,是故心欲出定,每须在意。此为出定调身息心方法。以从细出粗故,是名善入住出。如偈说:

进止有次第,粗细不相违。

譬如善调马,欲住而欲去。

【注释】

①况:比拟;双方。

②陶师:制造陶器的工匠。

③不强不懦:不硬不软。

④入弄:古代百戏乐舞中指扮演角色或表演节目,这里指入调。

⑤五事:指调食、调睡眠、调身、调息、调心。

⑥三昧:指心注一境,即定。

⑦四大:指人体。

⑧愦(音溃):昏乱;胡涂。

⑨恬恬(音甜):安静的样子。

⑩绳床:即交椅。

⑪止脚:谓半跏或全跏。

⑫半跏坐:单以右足押在左股上,或单以左足押在右股上。俗称单盘。

⑬髀(音必):股;大腿。

⑭豫:悦乐;安适。

⑮差:同"瘥",病愈。

十五、保健养生——调心

调心是坐禅前的修养方法,题名《豫行》,意为正式练功前的放松入静,实则保健是养生的入门方法。明·袁黄强调练功者应当随时调心，其法有三：一是"系缘收心"，即把意念集中在一个地方，以排除杂念；二是"借事炼心"，即不回避事物的干扰，反而有意识地借助事物的干扰来锻炼心境的宁定；三是"随处养心"。静功锻炼，不是教人避喧就静，独处山林，逃避现实世界。恰正相反，练功者应从处理日常事务中进行锻炼，使工作与静炼并行不悖，做到"触事无恼"，"闹处炼神"，"动中习存，应中习止"。袁黄说："静处养气，闹处炼神。金不得火炼，则杂类不尽；心不得事炼，则私欲不除，最当努力。这一理论在现实生活中对养生炼功人士而言，具有极其重要的指导意义。

【原文】

修禅之法，行、住、坐、卧，总当调心。但卧多则昏沉，立多则疲极，行多则纷动，其心难调。坐无此过，所以多用耳。然人日用不得常坐。或职业相羁①，或众缘相绊，必欲静坐，遂致蹉跎②。学者须随时调息此心，勿令放逸。亦有三法：一，系缘收心；二，借事炼心；三，随处养心。

何谓系缘收心？唐人诗云："月到上方诸品净，心持半偈万缘空。"自俗人言之，心无一物，万缘始空。今云："心持半偈万缘空"，此理最可玩索。盖常人之心，必有所系。系之一处，渐束渐纯，半偈染神，万妄俱息。故云：系心一处，无事不辨。究实论之，即念佛、持咒及参话头③之类，皆是妄念。然借此一妄，以息群妄，大有便益。学者如此，日用间或念佛，或持咒，或参一公案④，行住坐卧，绵绵密密，无丝毫间断，由是而读书作文，由是而应事接物，一切众缘，种种差别，而提撕⑤动用，总属此心。吾参祖师活公案，不参凡夫死公案，又何间断有之。

何谓借事炼心？常人之心，私意盘结，欲情浓厚，须随事磨炼。难忍处须忍，难舍处须舍，难行处须行，难受处须受。如旧不能忍，今日忍一分，明日又进一分，久久炼习，胸中廓然⑥，此是现前真实功夫也。古语云：静处养气，闹处炼神。金不得火炼，则杂类不尽；心不得事炼，则私欲不除。最当努力，勿当面错过。

何谓随处养心？坐禅者调和气息，收敛元气，只要心定、心细、心闲耳。今不得坐，须于动中习存，应中习止：立则如斋，手足端严，切勿摇动；行则徐徐举足，步动心应；言则安和简默，勿使躁妄；一切运用，皆务端详闲泰，勿使有疾言遽色⑦，虽不坐，而时时细密，时时安定矣。如此收心，则定力易成。

【注释】

①羁（音机）：束缚。

②蹉跎：指时光白白过去。

③参话头：即"看话禅"。佛教禅宗名词。宋代临济宗杨歧派下的大慧宗杲住云居山（在今江西永修）时所创。他不同意当时的默照禅法，主张阅读古人公案，取其中含有机要的现成话语，教人集中精神参究，作为明心见性的方法。

④公案：原指公府判断是非的案牍。禅宗认为前辈祖师的言行范例，可以用来判断是非迷悟，故借用。《灵峰宗论》卷3："若缘木求鱼，守株待兔，三藏十二部是试疮疣纸，千七百公案亦陈

腐葛藤。"

⑤提撕：提醒，留意。

⑥廓然：广大，空廓。

⑦疾言遽（音据）：色：语言躁急，神色慌张。遽：惶恐窘急。

十六、调息与养生

调息养生是天台宗的三种调息方法：一是，"六妙门"；二是，"十六特胜"；三是，"通明观"。篇中运用了大量的佛教精神分析法，但也保存了不少宝贵的养生导引资料。

【原文】

天台禅门①口诀，只言调息为修禅②之要，乃诸方法，厥有多途。即以调息一门言之，一者六妙门，二者十六特胜，三者通明观。

六妙门者，一数、二随、三止、四观、五还、六净也。于中修证，又分为十二。如数有二种，一者修数，二者修相应。乃至修净与净相应，亦如是。

何谓修数？学者调和气息，不涩下滑，安详徐数，或数入，或数出，皆取便为之，但不得出入皆数。从一至十，摄心在数，不令驰散，是名修数。

何谓数相应？觉心任运，从一至十，不加功力，心息自住，息既虚凝，心相渐细。患数为粗，意不欲数，尔时学者，应当舍数修随。

一心依随息之出入，心住息缘，无分散意，是名修随。心既渐细，觉息长短，遍身出入，任运相依，应虑怡然凝静，是名与随相应。觉随为粗，心厌欲舍，如人疲极欲眠，不乐众务，尔时学者，应当舍随修止。

三止之中，但用制心止也，制心息诸缘虑，不念数、随，凝净其心，是名修止。复觉身心泯然入定，不见内外相貌，如欲界未到地，定法持心，任运不动，是名止相应。学者即念心虽寂静，而无慧照破，不能脱离生死，应须照了，即舍止求观。

于定心中，以心眼细观此身中细微入出息，想如空中风，皮筋、骨肉、脏腑、血液，如芭蕉不实，内外不净，甚可厌恶；复观定中喜乐等受，悉有破坏之相，是苦非乐；又观定中心识无常，生灭刹那不住，无可着处；复观定中善恶等法，悉属因缘，皆无自性，是名修观。如是观时，觉息出入遍诸毛孔，心眼开明，彻见筋骨、脏腑等物，及诸虫户，内外不净，众苦逼迫，刹那变易，一切诸法，悉无自性，心生悲喜，无所依倚，是名与观相应。观解既发，心缘观境，分别破析，觉念流动，非真实道，即舍观修还。

既知观从心发，若随析境，此则不会本源，应当返观此心，从何而生？为从观心生，为从非观心生？若从观心生，则先已有观，今数、随、止三法中，未尝有观；若非观心生，为灭生，为不灭生？若不灭生，即二心并；若是灭生，灭法已谢，不能生现在。若言亦灭亦不灭生，乃至非灭非不灭生，皆不可得。当知观心本自不生，不生故不有，不有故即空，空无观心。若无观心，岂有观境？境智双忘，还源之要，是名修还。从此心慧开发，不加功力，任运自能破析，还本还源，是名与还相应。学者当知，若离境智，欲归无境智，总不离境智之缚，心随二边故也。尔时当舍还修净。

知道本净，即不起妄想分别，受想行识，亦复如是。息妄想垢，是名修净。举要言之，若能心常清净，是名修净。亦不得能修所修，及净不净之相，是名修净。作是修时，忽然心慧相应，无碍方便，任运开发，无心依倚，是名与净相应。证净有二：一者相似证，谓似净而实非净也；二者真实证，则三界③垢尽矣。

又，观众生空，名为观；观实法空，名为还；观平等空，名为净。又，空三昧相应，名为观；无观三昧相应，名为还；无作三昧相应，名为净。又，一切外观，名为相；一切内观，名为还；一切非内非外观，名为净。又，从假入空观，名为观；从空入假观，名为还；空假一心，名为净。

此六妙门，乃三世诸佛入道之本，因此证一切法门，降伏外道。

所谓十六特胜者，一知息入，二知息出，三知息长短，四知息遍身，五除诸身行，六受喜，七受乐，八受诸心行，九心作喜，十心作摄，十一心作解脱，十二观无常，十三观出散，十四观欲，十五观灭，十六观弃舍。

一知息入，二知息出，此对代数息也。学者既调息绵绵，专心在息，息若入时，知从鼻端入至脐，息若出时，知从脐出至鼻。由此而知精细：为风为气，为喘则粗，为息则细。若觉粗时，即调之令细。入息气迫，常易粗；出息涩迟，常易细。又知轻重：入息时轻，出息时重，入在身内则无轻，出则身无风气故觉重。又知涩滑：入常滑而出常涩，何也？息从外来，气利故滑；从内吹出，滓秽塞诸毛孔故涩。又知冷暖：入冷而出暖。又知因出入息则有一切众苦烦恼，生死往来，轮转不息，心知惊畏。譬如阍者④守门，人之从门出入者，皆知其人，兼知其善恶，善则听之，恶则禁之。当此之时，即觉此息无常，命依于息，一息不属，即便无命。知息无常，即不生爱；知息非我，即不生见。悟无常，即不生慢。此则从初方便，已能破诸结使，所以特胜于数息也。

三知息长短者，此对欲界定。入息长，出息短，心既静住于内，息随心入，故入则知长；心不缘外，故出则知短。又，觉息长则心细，觉息短则心粗。盖心细则息细，息细则入从鼻至脐微缓而长，出息从脐至鼻亦尔；心粗则息粗，息粗则出入皆疾矣。又，息短则觉心细，息长则觉心粗，何也？心既转静，出息从脐至胸即尽，入息从鼻至咽即尽，是心静而觉短也。心粗则从脐至鼻、从鼻至脐，道里长远，是心粗而觉长也。又，短中觉长则细，长中觉短则粗。如息从鼻至胸即尽，行处虽短而时节大，久久方至脐，此则行处短而时节长也。粗者从鼻至脐，道里极长，而时节却短，欻然⑤之间即出至鼻，此则路长而时短也。如此觉长短时，知无常由心生灭不定，故息之长短相貌非一。得此定时，觉悟无常，更益分明，证欲界定时，犹未知息相貌，故此为特胜也。

四知息遍身者，对未到地定。当彼未到地时，直觉身相泯然如虚空。尔时实有身息，但心粗眼不开，故不觉不见。今特胜中发未到地时，亦泯然入定，即觉渐渐有身，如云如影，觉息出入遍身毛孔。尔时亦知息长短相等，见息入无积聚，出无分散，无常生灭，觉身空假不实，亦知生灭刹那不住。三事和合，故有定生。三事既空，则定无所依。知空亦空，于定中不着，即较前未到地为特胜也。

五除诸身行者，对初禅觉观境。身者，欲界道中发得初禅，则色界之身，来与欲界身相依共住也。身行即观境，此从身分生。知身中之法有所造作，故名身行也。学者因觉息遍身，发得初禅，心眼开明，见身中腑脏三十六物臭秽可厌，觉四大之中各各非身，此即是除欲界身也。于欲界中，求色界之身不可得，即除初禅身也。所以者何？前言有色界造色，为从外来乎？为从内出乎？为在中间住乎？如是观时，毕竟不可得，但以颠倒忆想，故言受色界触者，细观不得，即是除初禅身。身除故身行即灭。又，未得初禅时，于欲界身中起种种善恶行，今见身不净，则不造善恶诸业，故名除身行。

六受喜者，即对破初禅喜境。初禅喜境，从有垢觉观而生。既无观慧照了，多生烦恼，故不应受。今于净禅观中，生有观行破析，连观性空。当知从觉观生喜亦空，即于喜中不着，无诸罪过，故说受喜。如罗汉不着一切供养，故名应供也。又真实知见，得真法喜，故名受喜。

七受乐者，对初禅乐境。初禅既无观慧、乐中多染，故不应受、今言受乐者，受无乐、知乐性空，不著于乐，故说受乐。

八受诸心行者，此对破初禅定心境。心行有二，故说诸。一者动行，二者不动行。有谓从初禅至三禅，犹是动行；四禅已上，名不动行。今说觉观四境名动行，定心境名不动行、初禅入定心时，心生染著，此应不受。今知此定心虚诳不实，定心非心，即不受著。既无罪过，即是三昧正受，故说受诸心行。

九心作喜者，此对二禅内净喜。彼二禅之喜，从内净而发，然无智慧照了，多所恋著。今观此喜，即是虚诳，不著不受矣。不受此喜，乃为真喜，故名心作喜。

十心作摄者，此对二禅定心境。彼二禅之喜虽正，不无涌动之患。今明摄者，应返观喜性空寂，毕竟定心不乱，不随喜动，故云作摄。

十一心住解脱者，此对破三禅乐。彼三禅有遍身之乐，凡夫得之，多生染爱，受缚不得解脱。今以观慧破析，证遍身乐时，即知此乐从因缘生，空无自性，虚诳不实，不染不著，心得自在，故名心作解脱。

十二观无常者，此对破四禅不动也。四禅名不动定，凡夫得此定时，心生爱取。今观此定，生灭代谢，三相所迁，知是破坏不安之相，故名观无常。

十三观出散[⑥]者，此对破空处也。出者，即是出离色界；散者，即是散三种色。又出散者，谓出离色心，依虚空消散自在，不为色法所缚也。凡夫得此定时，谓是真定，今初入虚空处时，即知四阴和合故有，本无自性，不可取著。所以者何？若言有出散者，为空出散乎？为心出散乎？若心出散，则心为三相所迁，已去已谢，未来未至，现在无住，何能耶？若空是出散者，空本无知，无知之法，有何出散？既不得空定，则心无受著，是名观出散。

十四观离欲[⑦]者，此对识处盖一切受著，外境皆名为欲，从欲界乃至空处，皆是心外之境。

若认虚空为外境，而我顾受之，则此空即欲矣。今识处空缘于内识，能离外空，即离欲。凡夫得此定，无慧照察，谓心与识法相应。认为真实，即生染著。今得此定时，即观破析若言以心缘识，心与识相应得入定者，此实不然。何者？过去、未来、现在三世识，皆不与现在心相应，乃是定法持心，名为识定，此识定但有名字，虚诳不实，故名离欲也。

十五观灭⑧者，此对无所有处。盖此定缘无为法尘。心与无为相应，对无为法尘，发少识。故凡夫得之，谓之心灭，多生爱著。今得此定时，即觉有少识。此识虽少，亦有四阴和合，无常无我虚诳。譬如粪秽，多少俱臭，不可染著，是名观灭。

十六观弃舍⑨者，此对非想非非想。盖非想非非想乃是双舍，有无具舍中之极。凡夫得此定时，认为涅槃。今知此定，系四阴、十二入、三界及十种细心数等和合而成，当知此定无常，苦空无我，虚诳不实，不应计为涅槃，生安乐想。不受不着，是名观弃舍。弃舍有二种：一，根本弃舍；二，涅槃弃舍。永弃生死，故云观弃舍。学者深观弃舍，即便得悟三乘涅槃，如须跋陀罗，佛令观非想中细想，即获阿罗汉果，今名悟道，未必定具十六，或得二三特胜，即便得悟，随人根器，不可定也。

第三通明观，学者从初安心，即观息、色、心三事，俱无分别。

观三事必须先观息道。云何观息？谓摄心静坐，调和气息。一心细观此息，想其遍身出入，若慧心明利，即觉息入无积聚，出无分散，来无所经由，去无所涉履，虽复明觉此息出入遍身，如空中风性无所有，此观息如也。

次则观色。学者既知息依于身，离身无息，即应细观身色，本自不有，皆是先世妄想因缘招感，今生四大造色围空，假名为身，一心细观头腹、四肢、筋骨、脏腑，及四大四微，一一非身。四大四微，亦各非实，尚不自有，何能生此身诸物耶？无身色可得，尔时心无分别，即达色如矣。

次观心。学者当知由有心故有身色，共来动转，若无此心，谁分别色？色因谁生？细观此心藉缘而生，生灭迅速，不见住处，亦无相貌，但有名字，名字亦空，即达心如矣。

学者若不得三性别异，名为如心。学者若观息时，既不得息，即达色心空寂。何者？谓三法不相离故也。观色、观心亦尔。若不得息、色、心三事，即不得一切法。何以故？由此三事和合，能生一切阴入界众等烦恼。善恶行业，往来五道，流转不息。若了三事无生，则一切诸法本来空寂矣。学者果能如是观察三法，悉不可得，其心任运，自住真如，泯然明净，此名欲界定。于此定后，心依真如，泯然入定，与如相应，如法持心，心定不动，泯然不见身色息心。三法异相，一往犹如虚空，即是通明未到地也。从此而发四禅四定，最为捷速。

【注释】

①天台禅门：指禅宗，中国佛教宗派。实际创始人是陈隋之际的智顗，因常住浙江天台山，故名。智顗确立定（止）、慧（观）双修原则，所著《摩诃止观》《修习止观坐禅法要》被后世佛门奉为气功经典，影响极为深远。

②禅：佛教名词。谓心注一境、正审思虑。

③三界：佛教把世俗世界划分为欲界、色界、无色界，认为是有情众生存在的三种境界。欲界，为具有食欲、淫欲的众生所居。色界，位于欲界之上，为已离食、淫二欲的众生所居。其"器"（宫殿等）及"有情"仍为"色所属界"，即仍离不开物质。无色界，更在色界之上，为无形色众生所居。

④阍（音昏）者：守门人。

⑤欻（音虚）然：如火光之一现，言迅速。

⑥观出散：佛门功法认为，气功修炼达到高级阶段后，可以使人进入"四无色定"的身心状态。所谓"无色"，是指没有任何物质性的观念与感受。观出散，即"四无色定"中的第一定——空无边处定。指思想排除对一切物质形态的想法，只对"虚空"作无边的思维。

⑦观离欲：即"四无色定"中的第二定——识无边处定。指舍去"空无边处"的思维，转到思维"识无边"所达到的心理状态，也就是以内识为对象，作超越空无边处的观想。

⑧观灭：即"四无色定"中的第三定——无所有处定。指出"识无边处定"进一步觉悟到，不仅物质和虚空不存在，而且连识也不存在，一切思维的对象都不存在。

⑨观弃舍：即"四无色定"中的第四定——非想非非想处定。无所有处定是舍弃一切想法，叫做"非想"，"非想"也是一种"想"，也应当舍弃，叫做"非非想"。所谓"非想非非想处定"，就是要超越无所有处的观想而入任何观想都不存在的绝对寂静状态。

十七、佛教四禅八定修炼法

四禅八定是天台宗坐禅的练功方法，以及随着入静深进所出现的种种自我体验。虽然宗教色彩浓厚，但养生的经验非常宝贵。

天台宗坐禅法对入静的要求很高，它将入静状态分为四个阶段，即：初禅、二禅、三禅、四禅。本功从调身开始，方法与《童蒙止观》基本一致。先是诱导入静："调息观脐，息之出入皆根于脐，一心缔观。若有外念，摄之令还，绵绵密密，努力精进。"其初"妄念迁流，如火熠熠，未尝暂止"；接着"心渐虚凝"，但自发的意识活动尚未完全止息，尚有"微细流注，刹那不停"；以后"愈凝愈细"，即觉"身心自然正直，坐不疲倦，如物持身"，自感心境"自然明净"。待到杂念不再出现，便可体验到空间感在逐渐消失，"坐中不见已身及床座等物，犹如虚空。"但仔细分析此时，尚有模糊的本体感觉："还觉渐渐有身，如云如影。"到此境界，可出现十六种自我感觉的变化，即所谓"十六触"。袁黄按印度地、水、火、风"四大"学说进行分类，即：沉、重、坚、涩，从"地"中出；凉、冷、软、滑，从"水"中出；暖、热、猗、痒，从"火"中出；动、掉、轻、浮，从"风"中出。以上是初禅阶段。进入二禅后，感觉"恬淡悦怡，绵绵美快"从内心而发。进入三禅阶段，则觉"遍身内外，充满恬愉"。最后为四禅阶段，此时，"定心安稳，出入息断"，"无苦无乐，空明寂静"，"心如明镜不动，亦如静水无波"。此时暗示感受性高涨，若进行各种自我暗示，皆有满意的效果，比如"一心缔观己身，一切毛道及汗孔，身内空处，皆悉虚疏，犹如罗縠，内外相通；亦如芭蕉，重重无实，作是观时，即便得见。"

【原文】

凡静坐，不拘全跏半跏，随便而坐，平直其身，纵任其体，散诞①四肢，布置骨解，当令关节相应，不倚不曲，解衣缓带，辄有不安，微动取便，务使调适。

初时从动入静，身中气或未平，举舌四五过，口微微吐气，鼻微微纳之，多则三四五遍，少则一遍，但取气平为度。舌抵上腭，唇齿相著。次渐平视，徐徐闭目，勿令眼睑大急，常使眼中胧胧②然。次则调息，不粗不喘，令和细，绵绵若存。《天台禅门口诀》，止教调息观脐，息之出入，皆根于脐，一心缔观。若有外念，摄之令还。绵绵密密，努力精进。自此而后，静中光景，种种奇特，皆须识破，庶可进修。

初时有二种住心之相。人心泊境，妄念迁流，如火熠熠③，未尝渐止。因前修习，心渐虚凝，不复缘念名利冤亲等事，此名"粗心住"也。外事虽不缘念，而此心微细流注，刹那不停，愈凝愈细，内外双泯，此名"细心住"也。

此后有二种定法。当此细心住时，必有持身法起。此法发时，身心自然正直，坐不疲倦，如物持身，于觉心自然明净，与定相应，定法持身，任运不动，从浅入深，或经一坐无分散意，此名欲界定也。后复身心泯泯虚豁，忽然失于欲界之身，坐中不见己身及床坐等物，犹若虚空，此名未到地定也。将入禅而未入禅，故名未到地，从此能生初禅矣。

于未到地中，证十六触成就，是为初禅发相。何谓十六触？一动，二痒，三凉，四暖，五轻，六重，七涩，八滑；复有八触，谓一掉，二猗，三冷，四热，五浮，六沉，七坚，八软。此八触与前八触虽相似，而细辨则不同，合为十六触也。十六触由四大④而发。地中四者，沉、重、坚、涩；水中四者，凉、冷、软、滑；火中四者，暖、热、猗、痒；风中四者，动、掉、轻、浮。学者于未到地中，入定渐深，身心虚寂，不见内外，或经一日乃至七日，或一月乃至一年。若定心不坏，守护增长，此时动触一发，忽见身心凝然，运运而动。当动之时，还觉渐渐有身，如云如影。动发，或从上发，或从下发，或从腰发，渐渐遍身。上发多退，下发多进。动触发时，功德无量。略言十种善法，与动俱发：一定，二空，三明净，四喜悦，五乐，六善生，七知见明，八无累解脱，九境界现前，十心调柔软。如是十者，胜妙功德，与动俱生，庄严动法。如是一日或十日，或一月一年，长短不定。

此事既过，复有余触，次第而起。有遍发十六触者，有发三四触及七八触者，皆有善法功德。如前动触中说，此是色戒清净之身。在欲界身中，粗细相违，故有诸触。

证初禅时，有五境，一觉、二观、三喜、四乐、五定心也。初心觉悟为觉，后细心分别为观，庆悦之心为喜，恬淡之心为乐，寂然不散为定心。十六触中，皆有此五境。第六又有默然心，由五境而发者。皆初禅所发之相也。

夫觉如大寐得醒，如贫得宝藏。末世诸贤，以觉悟为极则事。然欲入二禅，则有觉有悟，皆为患病。学者于初禅第六默然心中，厌离觉观初禅为下，若知二法动乱，逼恼定心，从觉观生喜乐定等故为粗，此觉观法，障二禅内静。学者既知初禅之过，障于二禅，今欲远离，常依三法：

一，不受不著故得离；二，诃责故得离；三，观析故得离。由此三法，可以离初禅觉观之过。

觉观既灭，五境及默然心悉谢，已离初禅，二禅未生，于其中间，亦有定法。可得名禅，但不牢固，无善境扶助之法，诸师多说为转寂心，谓转初禅默然也。

住此定中，须依六行观：厌下有三，曰苦、曰粗、曰障；欣上有三，曰胜、曰妙、曰出。约言之，只是诃、赞二意耳。

夫玄门⑤三年温养，九年面壁，未尝不静坐；而不发大智慧，不发大神通，不发深禅定者，以其处处恋著也。得一境界，即自以为奇特，爱恋不舍，安能上进？故须节节说破，事事指明，方不耽着，方肯厌下欣上。离苦而求胜，去粗而即妙，舍障而得出。到此地位，方知法有正传，师恩难报。昔陈白沙⑥《静坐》诗云："刘郎莫记归时路，只许刘郎⑦一度来。"陈公在江门⑧静坐二十余年，借无明师指点，静中见一端倪发露，即爱恋之，已而并此端倪亦失，竭力追寻，不复可见，故其诗意云尔。

学者静中有得，须先知此六行观。若到初禅，不用此观，则多生忧悔。忧悔心生，永不发二禅，乃至转寂亦失。或时还更发初禅，或并初禅亦失。所谓"为山九仞，一篑为难"⑨，切当自慎。学者心不忧悔，一心加功，专精不止，其心淡然澄静，无有分散，名未到地，即是二禅前方便定也。经云：不失其退，其心豁然。明净皎洁，定心与喜俱发，亦如人从暗中出，见外日月光明，其心豁然，明亮内净，十种功德俱发，具如初禅发相，但以从内净定俱发为异耳。

二禅有四境：一，内净；二，喜；三，乐；四，定心。

何名内净？远而言之，对外尘，故说内净；近而言之，对内垢。故说内净。初禅中得触乐时，触是身识相应，故名外净。二禅心识相应，故名内净。初禅心为觉观所动，故名内垢。二禅心无觉观之垢，故名内净。既离觉观，依内静心发定，皎洁分明，无有垢秽，此内净定相也。

喜者，深心自庆，于内心生喜定等十种功德喜法，故悦豫无量也。

乐者，受喜中之乐，恬淡悦怡，绵绵⑩美快也。初禅之喜乐，出觉观而生，与身识相应；此中喜乐，从内心生，与意识相应，所以名同而实异。

定心者，受乐心忘，既不缘定内喜乐，复不预外念思想，一心不动也。

此四境后亦有默然心，但比初禅更深耳，谓之圣默然定。

欲进三禅，又当诃二禅之过。此二禅定，虽从内净而发，但大喜涌动，定不牢固，当即舍弃，如上用三法遣之：一不受，二诃责，三观心穷检。既不受喜，喜及默然自谢。而三禅未生，一意精进，其心湛然，不加功力，心自澄净，即是三禅未到地。于后其心泯然入定，然入定不依内外，与乐俱发。当乐发时，亦有十种功德，且如前说，但涌动之喜为异耳。绵绵之乐，从内心而发，心乐妙美，不可为喻。乐定初生，既未即遍身，中间多有三过：一者，乐定即浅，其心沉没，少有智慧之用；二者，乐定微少，心智涌发，故不安稳；三者，乐定之心与智力等，绵绵美妙，多生贪着，其心迷醉。故经言：此乐惟圣人能舍，余人舍为难。三禅欲发，有此三过，则乐定不得增长、充满其身，学者须善调适。亦有三法治之：一者，心若沉没，当用意精进，策励而起；二者，若心涌发，当念三昧定法摄之；三者，心若迷醉，当念后乐及诸胜妙法门，以自醒悟，令心不着。若能如是，乐定必然增长，遍满身分，百骸万窍，悉皆欣悦。所以佛说三禅之乐，遍身而受也。

按：初禅之乐，从外而发，外识相应，内乐不满；二禅之乐，虽从内发，然从喜而生，喜根相应，乐根不相应，乐依喜生，喜尚不遍，况于乐乎？三禅之乐，乐从内发，以乐为主，遍身内外，充满恬愉，亦有五境：一舍、二念、三智、四乐、五定心也。舍者，舍前喜心，并离三过也；念者，既得三禅之乐，念用三法守护，令乐增长也；智者，善巧三法、离三过也；乐者，快乐遍身受也；定心者，乐受心息，一心寂定也。

欲得四禅，又当诃斥三禅之乐。初欲得乐，一心勤求，大为辛苦；既得，守护爱着，亦为苦；一旦失坏，则复受苦。故经说，第三禅中，乐无常动，故苦。又此乐法，复念令不清净，学者既深见三禅乐，有大苦之患，应一心厌离，求四禅，种不动定，尔时亦当修六行，及三法除遣，即三禅谢灭，而四禅未到，修行不止，得入未到地定。心无动散，即四禅方便定。于后其心豁然开发，定心安稳，出入息断，定发之时，与舍俱生，无苦无乐，空明寂静，善法相扶，类如前说，但无喜乐动转为异耳。尔时心女口明镜不动，亦如净水无波，绝诸乱想，正念坚固，犹如虚空。学者住是定中，心不依善，亦不附恶，无所依倚，无形无质。

此时亦有四境：一，不苦不乐；二，舍；三，念清净；四，定心也。此禅初发，与舍受俱发，舍受之心，不与苦乐相应，故言不苦不乐；既得不苦不乐，定舍胜乐，不生厌悔，故云舍；禅定分明，智慧照了，故云念清净；定心寂静，虽对众缘，心无动念，故名定心。此后亦有默然心，如前说也。

又此四禅，心常清净，亦名不动定，亦名不动智慧。于此禅中，学一切事，皆得成就：学神通，则得；学变化，则得。故经说佛于四禅为根本也。外道服食勤炼，远望延年，劳形敝骨，万举万败；间有成者，自负深玄，岂知造业？争如求禅，一切变化，无不立就，转粗形为妙质，易短寿为长年，特⑪其细细者耳。

从此以后，又有四定：一，空处定；二，识处定；三，无有处定；四，非有想非无想处定。

学者至四禅时，有视为微妙、得少为足、画而不进者，有觉心识生灭、虚诳不实、便欲求涅槃寂静常乐者，不遇名师指授，不知破色⑫与断色系缚之方，直强泯其心，断诸思虑，久久得心无忆念，谓证涅槃。既未断色系缚，若舍命时，即生无想天中，此为大错，故须求空处定。应深思色法⑬之咎、若有身色，则内有饥渴疾病、大小便利、臭秽敝恶等苦，外受寒热刀杖、刑罚毁谤等苦。从先世因缘和合，报得此身，即是种种众苦之本，不可保爱。复思一切色法，系缚于心，不得自在，即是心之牢狱，令心受恼，无可贪恋。由是求灭色之法，须火三种色：一，灭可见有对色；二，灭不可见有对色；三，灭不可见无对色。经言："过一切色相，灭有对相，不念种种相。"过一切色相者，破可见有对色也；灭有对相者，破不可见有对色也；不念种种相者，破不可见无对色也。学者于四禅中，一心谛观己身，一切毛道及九孔，身内空处，皆悉虚疏。犹如罗縠⑭，内外相通；亦如芭蕉，重重无实。作是观时，即便得见，既得见己，更细心观察，见身如筛如甑⑮，如蜘蛛网，渐渐微末，身分皆尽，不见于身及五根等。内身既尽，外道亦空。如是观时，眼见色源，故名过色。耳声、鼻臭、舌味、身触、意法，故名有对相。于二种余色，及无数色，种种不分别，故名不念种种相。一切色法既灭，一心缘空，念空不舍，即色定便谢，而空定未发，亦有中间禅。尔时慎勿忧悔，勤加精进，一心念空，当度色难，于后豁然与空相应，其心明净，不苦不乐，益更增长于深定中，唯见虚空，无诸色相，虽缘无边虚空，心无分散，既无色缚，心识澄静，无碍自在，如鸟之出笼，飞腾自在，此为得空处定也。

从此而进，舍空缘识，学者当知虚空是外法入定，定从外来，则不安稳，识处是内法，缘内入定，则多宁谧⑯。观缘空之受想行识，如病如痛，如枪如刺，无常苦空无我和合而有欺诳不实，一心系缘在识，念念不离，未来过去，亦复如是。常念于识，欲得与识相应，加功专致，不注旬月，即便泯然任运，自住识缘。因此后豁然与识相应，心定不动，而于定中不见于余事，惟见现在心识，念念不住，定心分明，识虑广阔，无量无边，亦于定中忆过去已灭之识，无量无边，及未来应起之识，亦无量无边，悉现定中。识法持心，无分散意，此定安稳清净，心识明利，为得识处定也。

从此而进，又思前缘空入定，是为外定。今缘识入定，是为内定。而依内依外，皆非寂静；若依内心，以心缘心入定者，此定已依三世⑰心生，不为真实。惟有无心识处，心无依倚，乃名安稳。于是又观缘识之受想行识，如病如痛，如枪如刺，无常苦空，无我和合而有，虚诳不实，即舍识处，系心无所有处，内静息求，不同一切心识之法，知无所有法，非空非识，无为法尘，无有分别。如是知己，静息其心，惟念无所有法，其时识定即谢⑱，无所有定未发，于其中间亦有证相。学者心不忧悔，专精不懈，一心内净，空无所依，不见诸法，心无动摇，此为证无所有处定也。入此定时，怡然寂绝，诸想不起，尚不见心相，何况余法。

从此而进，又复上求，诃责无所有定，如痴如醉，如昏如暗，无明覆蔽⑲，无所觉了，无可爱乐，观于识处，如疮如箭，观于无所有外，如醉如痴，皆是心病，非真寂静，亦如前法，离而弃之，更求非有想非无想定。前识处是有想，无所有处是无想，今双离之，即便观于非有非无。何法非有？谓心非有。何以故？过去、现在、未来，求之都不可得，无有形相，亦无处所，当知非有。云何非无？无者是何物乎？为心是无乎？为离心是无乎？若心是无，则无觉无缘，不名为心；若心非无，更无别无。何也？无不自无，破有说无，无有则无无矣。故言非有非无。

如是观时，不见有无，一心缘中，不念余事。于后忽然真实定发，不见有无相貌，泯然寂绝，心无动摇，恬然清净，如涅槃相。是定微妙，三界无过证之者咸谓是中道定相涅槃，常乐我净，爱着是法，更不修习，如虫行至树表，更不复进，谓树外无高，可悯⑳也。殊不知此定虽无粗烦恼，而亦有十种细烦恼。凡夫不知，误谓真实。世间外道，入此定中，不见有而觉有能知非有非无之心，谓是真神不灭。若有明师传授，方知是四阴和合而有，自性虚诳不实，从此不受不著，即破无明，入灭受想定，获阿罗汉果㉑，是谓九次第定也。

大抵初禅离欲界，入色界；二、三、四禅皆色界；摄四定，离色界，入无色界；灭受想定，则出三界㉒，证阿罗汉果。生西方，入净土，此为最径之门。

【注释】

①散诞：放松。

②胧胧：微明的样子。

③熠熠（音意）：光彩闪烁的样子。

④四大：佛教认为构成万物和人体的基本要素有四：地、水、火、风，称为四大。

⑤玄门：这里指佛门。

⑥陈白沙：即陈献章（1428—1500），明代学者。字公甫，新会（今属山东）白沙里人。世称白沙先生。修养主静坐，认为"学劳攘则无由见道，故观书博识，不如静坐"。颇接近禅学。

⑦刘郎：相传东汉永平年间，浙江剡溪人刘晨，与阮肇同入天台山采药迷路，遇二美女，邀刘阮至其家中，半年后回家，子孙已过七代。欲还女家，但再也找不到去时的路径。一度：一次。

⑧江门：在今广东省珠江三角洲西部、西江下游。

⑨仞：古代长度单位。据陶方琦考证，周制为八尺，汉制为七尺，东汉末则为五尺六寸。篑（音溃）：盛土的竹器。句谓要堆造九仞高山，最后一筐土是最难的。

⑩绵绵：连绵不断的样子。

⑪特：仅，只是。

⑫色：佛教指一切有形质的能使人心受到感触的东西。

⑬色法：佛教名词。意谓有质碍或变碍之物。在小乘有部"五位七十五法"和大乘法相宗的"五位百法"中都分为三类十一种：（1）五根：眼根、耳根、鼻根、舌根、身根；（2）五境：色境、声境、香境、味境、触境；（3）无表色。在"五位七十五法"中，以"色法"领先，谓其能引起贪欲爱乐等"染法"，被当作最重要的对治对象。

⑭罗：古丝织物名。縠（hú斛）：绉纱一类的丝织品。

⑮筛：筛子。一种用以分离粗细颗粒的竹器。甑（音赠）：古代蒸食炊器。底部有许多透蒸汽的孔格。

⑯宁谧（音密）：安宁；平静。

⑰三世：佛教名词。指过去世、未来世、现在世。

⑱谢：消退。

⑲无明：佛教名词。一名"痴"，"无有智慧"之意，即于诸法事理愚暗无知。覆蔽：覆盖遮蔽。

⑳悯：怜恤。

㉑阿罗汉果：也称"无极果""无学果"，据称是尽断三界见、思二惑所达到的果位。已至修学的顶端。

㉒三界：佛教把世俗世界划分为欲界、色界、无色界，认为是有情众生存在的三种境界。欲界，为具有食欲、淫欲的众生所居。色界，位于欲界之上，已为离食、淫二俗的众生所居。其"器"（宫殿等）及"有情"仍为"色所属界"，即仍离不开物质。无色界，更有色界之上，为无形色众生所居。

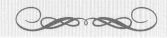

第十四章　慈善文化与养生诗词

第十四章 慈善文化与养生诗词

一、六字善歌

人禀天地正气，原为万物之灵。家齐而后国治，正己始可修身。圣贤千言万语，无非纲纪人伦。竭力孝养父母，劬劳恩似海深。晨昏省候安否，凡事体顺颜情。当效返哺之义，寻思跪乳之恩。追想父母爱我，爱子之心爱亲。为子出入必告，倘如有事可寻。有病不离左右，汤药扶持辛勤。不幸百年归世，厚治棺椁衣衾。兄弟同胞一体，弟敬兄爱殷勤。须要同心竭力，毋分尔我才真。后世因听妻语，争论视若仇人。假使乖伤骨肉，悠悠四海谁亲？若是分居各爨，财产务要均分。父在遵依父命，父殁听凭宗亲。肥瘦相兼品搭，高低估值均匀。备写分书阄定，免得日后相争。莫因些小事务，有伤手足恩情。弟兄或有亡故，教养子侄成人。男女惟选贤德，门当户对为姻。访其家教可否，不须爱富嫌贫。富家子女骄傲，轻慢姑舅尊亲。娶嫁须过二十，庶免夭折伤身。夫莫嫌妇貌丑，丑妇乃是家珍。妇以敬夫为主，理宜严肃闺门。女眷戒其长舌，牝鸡不可司晨。盛衰患难相守，不以存亡易心。金玉休愁不富，儿孙但愿成人。衣食酌量时度，调养不饱不温。休餐生冷甜辣，莫佩珠宝金银。能食教用右手，能言戒使娇音。一有知识训读，不训玷辱家门。作揖要他端正，行步戒其忙奔。写字笔画真楷，读书字句分明。幼时习学易记，老来记不入心。事若不知就问，舜因好问成人。入则孝顺父母，出则和睦乡邻。未富先富不富，未贫先贫不贫。省使俭用过世，粗衣淡饭为生。幸遇清平盛世，荷适有道明君。况生中华福地，又兼须发男身。粗衣淡饭饱暖，身强耳聪目明。切勿心怀戚戚，时常喜笑欣欣。世界从来缺陷，全福能有几人？但将下等比较，自然心和气平。遇饮酒时饮酒，得开心处开心。就事论事行乐，莫负美景良辰。万古此身难在，百年展眼光阴。纵不同流天地，也休污了乾坤。书内句句善语，皆劝愚者通明。必须熟读谨守，福寿绵远家兴。

二、十要歌

　　人要孝，人要孝，父母生我恩难报。三年乳哺苦劬劳，养得成人图有靠。听我歌，尽孝道，朝夕承欢休违拗。寒时检点与衣穿，饥来茶饭宜先到。檐前滴水不差移，你的儿孙都尽孝。人要悌，人要悌，手足天伦非儿戏。兄爱弟敬两相亲，骨肉同胞难抛弃。听我歌，当爱悌，语三言四都莫计。同胞妯娌要相安，免得大家伤和气。嫡派同堂总一般，眼前生子又兄弟。人要严，人要严，有子须当教训先。养子不教父之过，爱他今日害他年。听我歌，早着鞭，莫因小过且姑怜。自小纵容不成器，大来拘束也枉然。士农工商执一业，免他流落在人前。人要忍，人要忍，闲是闲非休作准。些许小事没含容，弄得家贫身也损。听我歌，早自醒，告状争强没要紧。花钱惹气误营生，受怕担惊睡不稳。过后追思悔不来，只为从前不肯忍。人要勤，人要勤，男耕女织多精心。耕得田禾吃饱饭，织得布帛着衣衾。听我歌，该认真，迟眠早起学成人。游手好闲留下贱，为非作歹受官刑。古云坐吃山空了，要望成家只在勤。人要俭，人要俭，淡饭粗衣安贫贱。酒肉朋友哪个亲，手里无钱人都厌。听我歌，存主见，挣来皆是血汗钱。有钱常想没钱难，没钱而今何处变。不许浪费是箴言，若要身安要节俭。人要谦，人要谦，从来自大必生嫌。若或皆因好多事，结帮豪横有牵连。听我歌，莫生偏，见人礼貌笑颜添。艰道邪淫行不得，若迎狂妄定招愆。亲朋个个都欢喜，乡党恂恂一味谦。人要让，人要让，你来我往都亲尚。坏人厚交吃他亏，有益好人当学样。听我歌，莫轻忘，就少推多才为上。放开一步天地宽，何必锱铢尽较量。任他算计有千般，我不想争有一让。人要愚，人要愚，推聋装哑假痴谦。聪明多被聪明累，巧者常为拙者驱。听我歌，好自知，每日憨憨心胸舒。任他乖巧天难拘，枉自煎熬事转虚。我只随缘不妄想，天涯快乐总归愚。人要笑，人要笑，笑笑就能开怀抱。笑笑疾病渐消除，笑笑衰老转年少。听我歌，当知窍，极好光阴末丢掉。堪笑痴人梦未醒，争名逐利何时了。从今快活似神仙，嘻嘻哈哈只是笑。

三、百孝歌

　　天地重孝孝当先，一个孝字全家安。为人须当孝父母，孝顺父母如敬天。孝子能把父母孝，下辈孝儿照样还。自古忠臣多孝子，君选贤臣举孝廉。要问如何把亲孝，孝亲不止在吃穿。孝亲不教亲生气，爱亲敬亲孝乃全。可惜人多不知孝，怎知孝能感动天。福禄皆因孝字得，天将孝子另眼观。孝子贫穷终能孝，不孝虽富难平安。诸事不顺因不孝，回心腹孝天理还。孝贵心诚无它妙，孝字不分女共男。男儿尽孝须和悦，妇女尽孝多耐烦。爹娘面前能尽孝，能孝就是好儿男。翁婆身上能尽孝，又落孝来又落贤。和睦兄弟就为孝，这孝叫做顺气丸。和睦妯娌就是孝，这孝家中大小欢。男有百行首重孝，孝字本是百行源。女得淑名先学孝，三从四德孝为先。孝字传家孝是宝，孝字门高孝路宽。能孝何在贫和富，量力尽心孝不难。富孝鼎烹能致富，贫孝菽水可承欢。贫孝孝中有乐趣，富孝孝中有吉缘。富孝瑞气满潭府，贫孝祥光透清天。孝从难处见真孝，孝心不容一时宽。赶紧孝来孝孝孝，亲由我孝寿由天。亲在当孝不知孝，亲殁知孝孝难全。孝经孝文把孝劝，孝父孝母孝祖先，为人能把祖先孝，这孝能使子孙贤。贤孝子孙钱难买，着孝买来不用钱。孝字正心心能正，孝字修身身能端。孝字齐家家能好，孝字治国国能安。天下儿孙尽学孝，一孝就是太平年。戒淫戒堵都是孝，孝子成才亲心欢。戒杀放生都是孝，能积亲寿孝通天。惜谷惜字都是孝，能积亲福孝非凡。真心为善是真孝，万善都在孝里边。孝子行孝吉神护，为人不孝祸无边。孝子在世声价重，孝子去世万古传。此篇句句不离孝，离孝人伦难周全。念得十遍千个孝，消灾解难百孝篇。

四、忍字歌

忍字高来忍字高，忍字头上一把刀。哪个不忍把难招，唱段忍字表一表。我说这话你不信，几笔古人对你说。姜公能忍把鱼钓，活到八十又保朝。苏秦能忍锥刺骨，六国承相他为高。武儒能忍要过饭，挨门乞讨品玉消。韩信能忍钻胯下，登台拜将保汉朝。张良能忍汉不保，脚踏祥云任逍遥。朱臣能忍把柴打，官居太守乐涛涛。吕正能忍寒窑守，头名状元被他夺。几笔古人忍性大，富贵都从忍上熬。也有古人不能忍，个个临死无下落。庞涓不忍招敌箭，马灵道前五牛拉。黄羊不忍摆阴阵，千年道业命难逃。霸王不忍乌江死，盖世英雄一日抛。李白不忍贪美酒，死在江心顺水漂。罗成不忍乱箭射，临死马踏淤泥河。吕布不忍貂婵戏，死到八邱撇小乔。石崇富豪不能忍，万贯家业一笔销。奉劝君家想一想，哪个不忍能长活。当今皇上也要忍，十万江山坐的牢。朝郎驸马也要忍，金枝玉叶陪伴着。文武大臣也要忍，后来三台品级高。市农工商也要忍，哪个不忍就出错。学生能忍寒窗苦，不愁金榜独占鳌。农民能忍勤劳动，不愁丰收打粮多。手艺能忍勤艰苦，不愁四海才名标。生意能忍要和气，招财进宝利润超。穷也忍来富也忍，各行各业都忍着。穷人能忍不愁富，吃苦耐劳莫心焦。富人能忍家业保，高枕无忧睡的着。父母能忍儿女孝，儿女都忍孝名高。兄宽弟忍双为贵，莫听老婆胡挑拨。夫妻能忍恩爱重，句把言语莫计较。妯娌能忍家不散，免的丈夫把心操。当家能忍家常顺，一年四季多干活。亲戚能忍常来往，婚丧嫁娶莫推托。邻居爷们也要忍，免得争吵闹家窝。交结朋友也要忍，错骗对哄合不着。伙计买卖也要忍，撇拐弄空翻脸多。出门在外也要忍，免得生气惹风破。酒色财气四个字，哪个不忍就出错。酒后无德肯惹祸，吃酒不如早睡觉。贪色多了损身体，野花不采是正条。无意之财不可取，穷了不如苦熬着。闲事闲非少去管，少生闲气身安乐。装聋作哑不为傻，得过且过寿星高。尖刀滑流不为好，人不知道天知道。天也不亏好人心，好事孬事尽你做。善恶到头总有报，迟早迟晚都找着。忍字为高一小段，留落众人供参考。

五、知足歌

人生尽有福，不可不知足。思量事累苦，闲静便是福。思量患难苦，平安便是福。思量疾厄苦，康健便是福。思量死亡苦，在生便是福。思量肌寒苦，饱暖便是福。思量挑担苦，步行便是福。思量孤独苦，有妻便是福。思量奔波苦，居家便是福。思量露宿苦，有屋便是福。思量日晒苦，阴凉便是福。思量无被苦，有盖便是福。出城门，望正西，人家骑马我骑驴，后边还有挑担的。莫谓我身不如人，不如我者尚多极，退步思量海洋宽，眼前便是许多福，他人骑马我骑驴，仔细思量我不如，回首又见推车汉，比上不足下有余。

六、邵康节养心歌

得岁月，延岁月，得欢悦，且欢悦。万事乘除总在天，何必愁肠千万结？放宽心，莫胆窄，古今兴废如眉列。金谷繁华眼底尘，淮阴事业锋头血。陶潜篱畔菊花黄，范蠡湖边芦絮白。临潼会上胆气雄，丹阳县里箫声绝。时来顽铁有光辉，运退黄金无颜色。逍遥且学圣贤心，全此方知滋味别。粗茶淡饭足家常，养得浮生一世拙。

七、祝枝山乐志歌

世人贪得功名显达，我心爱的山水林泉。栽花种树，安分随缘。我也不敢望声名动地，我也不敢望富贵惊天。我也不敢望一言定国，我也不敢望七步成篇。我也不羡那王恺有珊瑚树十尺，我也不羡那孟尝君有朱履客三千，我也不羡那石季伦有四十里的紫绒锦幛，我也不羡那刁氏女有一万顷的白米良田，但只愿樽中有美酒，案上有佳篇，衣食粗足，其乐陶然。如此足矣，更何望焉？

八、王心斋乐学歌

人心本自乐，自将私欲缚。私欲欲萌时，
良知还自觉。一觉便消除，人心依旧乐。
乐是乐此学，学是学此乐，不乐不是学，
不学不是乐。乐便然后学，学便然后乐。
乐是学，学是乐，于乎！天下之乐，何知此学？
天下之学，何如此乐？

九、大慧禅师心佛歌

人心本是佛，自将妄心失，妄心心萌时，佛心还自息。一息佛湛然，人心依旧佛。佛即心兮心即佛，心非心兮佛非佛。心不是佛，佛何名？佛不是心，心何物？说不得是心，说不得是佛。咄！心，心，心，不可得，佛，佛，佛，无可说，心佛两忘，真佛跃出。逼碎虚度空，六门出入，应物随情，得波罗密。

十、知福歌

小小房，低低屋，粗粗衣，稀稀粥。命该咬菜根，莫想多食肉，唯适意，怕甚的？鬓斑斑，但开怀，为甚的蹙蹙？看上虽不如，比下当知足。日食三餐，夜眠一宿。随意家常，平安是福。也不求荣，也不招辱。待时守分，知机寡欲。有大才必有大用，有余德必有余禄。乐善存心，不欺不惑。时时刻刻净灵台，莫教秽污来昏浊。算甚么命，问什么卜？欺人是祸，饶人是福。若依斯音，神钦鬼服。

十一、陈希夷爱睡歌

臣爱睡，臣爱睡，不卧毯，不盖被，蓑衣铺地石做枕，震雷掣电臣正睡，闲思张良，梦想范蠡，说甚曹操，休言刘备，三四君子，只是争些闲气，定怎如臣向青山顶上，白云堆里，展开眉头，解放肚皮，且一觉睡，管什么玉兔东升，红轮西坠！

十二、喜睡歌

我生性拙惟喜睡，呼吸之外无一累。宇宙茫茫总是空，人生大抵皆如醉，劳劳碌碌为谁忙，不若高堂一夕寐。争名争利满长安，到头劳攘有何味？世人不识梦醒关，黄粱觉时真是愧。君不见，陈博探得此中诀，鼎炉药物枕上备。又不见，痴人说梦更认真，所以一生长惯惯。睡中真乐我独领，日上三竿犹未醒。

十三、沈石田安庆歌

居之安，平为福，万事分定要知足，粗衣布履山水间，放浪形骸无拘束。好展卷，爱种竹，花木数抹喜清目。涤烦襟，远尘俗，静里蒲团功更熟。渴烹茶，饥煮粥，雅谈交游论心腹。中则正，满则覆，推己及人人心服，不妄动，不问卜，衣食随缘何碌碌？遇饮酒，歌一曲，欢会无多歌再续。常警省，念无欲，世事茫茫如转轴。人生七十古来稀，百岁光阴真迅速。对青山，依绿水，造物同游何所辱。及时勉励乐余年，一日清闲一日福。

十四、刘伯温扯淡歌

老夫闲暇没事干，诌了一篇歌扯淡，自从盘古到如今，世代分明载通鉴。许多将相与君王，到头成败都虚幻。安邦名计有千条，北邙山下谁能看？细想古今这些人，个个都是粗扯淡。世间因有扯淡人，我也跟着来扯淡。早晨扯淡到黄昏，天阴起来又扯淡。挣得钱财过北斗，临死还是精光汉，冷来问我要衣穿，饥来问我要吃饭，有人识破扯淡歌，每日拍手笑呵呵。遇着作乐且作乐，得高歌处且高歌。

十五、唐伯虎爱菜歌

我爱菜，我爱菜，傲珍馐，欺鼎鼐，多吃也无妨，少吃也无害。菜之味兮不可轻，人无此味将何行？士知此味功业成，农知虎味仓廪盈，技知此味艺业精，商知此味货财增。但愿人人知此味，此味安能别苍生？我爱肉，肉多不入贤人腹。厨中有碗青菜粥，三生自有清闲福。

十六、祛病歌

人或生得气血弱，不会快活疾病作，病一作，人要乐，心一乐，病都祛，心病还得心药治，心不快活空服药。与其病重无奈何，孰若时时自斟酌，且来唱我快活歌，便是长生不老药。

十七、莫愁歌

莫要愁，莫要愁，前生定数岂能由？贫穷枉抱贫穷恨，富贵空劳富贵求。无定乌，不系舟，识破任优游。

莫要愁，莫要愁，荣枯得失尽前修，胸藏明镜谋偏外，舌具青莲语转羞。楚玉泣，班笔投，时至自难留。

十八、莫恼歌

莫要恼，莫要恼，烦恼之人容易老。世间万事怎能全。可叹痴人愁不了。任你富贵与王侯，年年处处埋荒草。放着快活不会享，何苦自己寻烦恼。

莫要恼，莫要恼，明日阴晴实难保。双亲膝下且承欢，一家大小要和好。粗布衣，茶饭饱，这个快活哪里讨？荣华富贵眼前花，何苦自己讨烦恼。

十九、乐志歌

世人名有志，惟我听自然，我也不思量去为王为霸，我也不思量去成佛成货，我也不思量黄金白粲仓箱满，我也不思量家舍田园阡陌连。但只愿蔬粥三餐饱，但只愿草铺一觉眠，但只愿布衣常护体，但只愿茅屋不穿天。有时候薄酒饮几杯，有时候闲书读几篇，有时候散步明月下，有时候高卧好花前。随时皆谷旦，到处是桃源，无荣又无辱，快活似神仙。如此足矣，更何望焉？

二十、养心歌

得一日过一日，不顽不笑空埋没。急沽美酒醉花前，流光快去如梭掷。从不知险恶风波，又不管玎珰玉石。且自快乐若神仙，才与身心为有益。

二十一、爱书歌

我爱书，我爱书，书田菽粟乐丰余。圣宜血脉须寻着，天地经纶有展舒。工夫若到通彻处，尽心知性契真如。莫将私欲蔽明镜，忘却妙义都成虚。许多快活说不尽，人不读书何苦愚。

二十二、知福歌

人生受尽苦，何苦不知足。思量愚昧苦，聪明就是福。思量饥寒苦，饱暖就是福。思量负累苦，逍遥就是福。思量离别苦，团圆就是福。思量刀兵苦，太平就是福。思量牢狱苦，自在就是福。思量出外苦，在家就是福。思量无后苦，有子就是福。思量疾病苦，康健就是福。思量死来苦，活着就是福。苦境一思量，就有许多福。可惜世间人，几个会享福。有福要能知，能知才享福。我劝世间人，不要不知福。富贵非力求，迷途空碌碌。

二十三、忍耐歌

忍耐好，忍耐好，忍耐二字真奇宝。一朝之忿不能忍，斗胜争强祸不小。身家由此破，性命多难保。休逞财势结冤仇，后来要了不得了。让人一步有何妨？量大福大无烦恼。

二十四、养心歌

养我心，静我性，静养心性常安定。养心寡欲是良方，孟子之言真只训。莫将嗜欲累心思，富贵功名皆幻境。知幻境，即知命，行止快乐偏无病。

二十五、耐气性歌

血气之怒 君子戒焉，由小不忍，获戾如愆。如火方星，弗使之燃，如泉将达，则塞其源。亡身及亲，若参于前，难处先克，终日乾乾，犯而不较，斯为大贤。

二十六、谨言语歌

人之出言，不哥不谨，圣训在前，足为标准。言欲其讷，行欲其敏。惟行之难，言得无忍。三寸之舌，其利如刃。一言而非，奇祸所隐。语云木讷，于仁为近。

二十七、节饮食歌

一饮食间，有欲与理。彼不节者，迫于欲耳。惟其不节，适以害己。节之如何，适可而止。无以养小，害其大体。饮食之人，人贱之矣。圣贤垂训，钦哉小子。

二十八、长寿歌

昔有行路人，路上见五叟，年各百余岁，精神加倍有。诚心去拜求，何以得长寿？大叟向我言，心宽不忧愁。二叟向我言，吾妻容貌丑。三叟向我言，话少尚闭口。四叟向我言，食量节所受。五叟向我言，夜卧不覆首。妙哉五叟言，所以寿长久。

二十九、百春歌

保养三般精神气，少言少欲少劳心。食惟半饱宜清淡，酒至三分莫过醺，常把戏言来取笑，每怀乐意不生嗔。炎凉变作都休问，让我逍遥过百春。

三十、不气歌

他人气我我不气，我本无心他来气。倘若生病中他计，气下病时无人替。请来医生把病治，反说气病治非易。倘若不消气中气，诚恐因病将命弃。我今尝过气中味，不气不气真不气。

三十一、食疗歌

生梨润肺化痰好，苹果止泻营养高。
黄瓜减肥有成效，抑制癌症猕猴桃。
番茄补血助容颜，莲藕除烦解酒妙。
橘子理气化痰好，韭菜补肾暖膝腰。
萝卜消气除胀气，芹菜能治血压高。

白菜利尿排毒素，菜花常吃癌症少。

冬瓜消肿又利尿，绿豆解毒疗效高。

木耳抗癌散血淤，山药益肾浮肿消。

海带含碘散淤结，蘑菇抑制癌细胞。

胡椒驱寒并除湿，葱辣姜汤治感冒。

益肾强腰食核桃，健胃补脾吃红枣。

三十二、老君说百病歌

老君曰："救灾解难，不如防之为易；疗疾治病，不如备之为吉。今人见背，不务防之而务救之，不务备之而务药之。故有君者不能保社稷，有身者不能全寿命。是以圣人求福于未兆，绝祸于未有。盖灾生于稍稍，病起于微微。人以小善为无益，故不肯为；以小恶为无损，故不肯改。小善不积，大德不成；小恶不止，以成大罪。故摘出其要，使知其所生焉，乃百病者也"。

喜怒无常第一病，忘义取利第二病，好色坏德第三病。

专心系爱第四病，憎欲令死第五病，纵贪蔽过第六病。

毁人自誉第七病，擅变自可第八病，轻口喜言第九病。

快意逐非第十病，以智轻人十一病，乘权纵横十二病。

非人自在十三病，侮易孤弱十四病，以力胜人十五病。

贷不念偿十六病，威势自胁十七病，语欲胜人十八病。

曲人自直十九病，以直伤人二十病，恶人自喜二一病。

喜怒自伐二二病，愚人自贤二三病，以功自与二四病。

各人有非二五病，以劳自怨二六病，以虚为实二七病。

喜说人过二八病，以富骄人二九病，以贵轻人三十病。

以贫妒富三一病，以贱讪贵三二病，谗人求媚三三病。，

以德自显三四病，败人成功三五病，以私乱公三六病。

好自掩意三七病，危人自安三八病，阴阳嫉妒三九病。

激厉旁悖四十病，多憎少爱四一病，评论是非四二病。

推负着人四三病，文拒钩锡四四病，持人长短四五病。

假人自信四六病，施人望报四七病，无施责人四八病。

与人追悔四九病，好自怨净五十病，骂詈虫畜五一病。

蛊道厌人五二病，毁訾高才五三病，憎人胜己五四病。

毒药鸩饮五五病，心不平等五六病，以贤喷嗃五七病。

追念旧恶五八病，不受谏谕五九病，内疏外亲六十病。

投书败人六一病，谈愚痴人六二病，烦苛轻躁六三病。

摘捶无理六四病，好自作正六五病，多疑少信六六病。

笑颠狂人六七病，蹲踞无礼六八病，丑言恶语六九病。

轻易老少七十病，恶态丑对七一病，了戾自用七二病。

好喜嗜笑七三病，喜禁固人七四病，诡谲谀谄七五病。

嗜得怀诈七六病，两舌无信七七病，乘酒歌横七八病。

骂詈风雨七九病，恶言好杀八十病，教人堕胎八一病。

干预人事八二病，孔穴窥视八三病，借不念还八四病。

负债逃窃八五病，背向异辞八六病，喜抵捍戾八七病。

调戏必固八八病，故迷误人八九病，探巢破卵九十病。

刳胎剖形九一病，水火败伤九二病，笑盲聋喑九三病。

教人嫁娶九四病，教人摘捶九五病，教人作恶九六病。

含祸离爱九七病，唱祸道非九八病，见便欲得九九病。

强夺人物是百病。

老君曰："能念除此百病，则无灾累，痛疾是愈，济度苦厄，子孙蒙佑矣。"

三十三、老君崇百药歌

老君曰："古之圣人，其于善也，无小而不得；其于恶也，无微而不改。而能行之，可谓饵药焉"。

百药歌

体弱性柔第一药，行宽心和第二药，动静有礼第三药。

起居有度第四药，近德远色第五药，除去欲心第六药。

推分引义第七药，不取非分第八药，虽憎犹爱第九药。

好相申用第十药，为人愿福十一药，救祸济难十二药。

教化愚蔽十三药，谏正邪乱十四药，戒敕童蒙十五药。

开导迷误十六药，扶接老弱十七药，以力助人十八药。

与穷恤寡十九药，矜贫救厄二十药，位高下士二一药。

语言谦逊二二药，恭敬卑微二三药，不负宿债二四药。

憨慰笃信二五药，质言端悫二六药，推直引曲二七药。

不争是非二八药，逢侵不鄙二九药，受辱不怨三十药。

推善隐恶三一药，推好取丑三二药，推多取少三三药。

称叹贤良三四药，见贤自省三五药，不自彰显三六药。

推功引苦三七药，不自伐善三八药，不掩人功三九药。

劳苦不恨四十药，怀实信厚四一药，覆蔽阴恶四二药。

富有假乞四三药，崇进胜已四四药，安贫不怨四五药。

不自尊大四六药，好成人功四七药，不好阴私四八药。

得失自欢四九药，阴德树恩五十药，生不骂詈五一药。

不评论人五二药，好言善语五三药，灾病自咎五四药。

苦不假推五五药，施不望报五六药，不骂畜生五七药。

为人祝愿五八药，心平意宁五九药，心静意定六十药。

不念旧恶六一药，匡邪弼恶六二药，听谏受化六三药。

不干预人六四药，愤怒自制六五药，解散思虑六六药。

尊奉老者六七药，闭门恭肃六八药，内修孝悌六九药。

蔽恶扬善七十药，清廉守分七一药，好饮食人七二药。

助人执忠七三药，救日月蚀七四药，远嫌避疑七五药。

恬惔宽舒七六药，尊奉圣制七七药，思神念道七八药。

宣扬圣化七九药，立功不倦八十药，尊天敬地八一药。

拜谒三光八二药，恬惔无欲八三药，仁顺谦让八四药。

好生恶杀八五药，不多聚财八六药，不犯禁忌八七药。

廉洁忠信八八药，不多贪财八九药，不烧山木九十药。

空车助载九一药，直谏忠信九二药，喜人有德九三药。

赴与穷乏九四药，代老负担九五药，除情去爱九六药。

慈心悯念九七药，好称人善九八药，因富而施九九药。

因贵为惠是百药。

老君曰："此为百药也，人有疾病，皆有十恶。阴掩不见，故应一疾病。因缘饮食、风寒、温气而起。由其人犯违于神，至魂逝魄丧，不在形中，体肌空虚，精气不守，故风寒恶气得中之。是以圣人，虽处幽暗不敢为非，虽居荣禄，不敢为利。度形而衣，量分而食。虽富且贵，不敢恣欲，虽贫且贱，不敢犯非，是以外无残暴，内无疾痛，可不慎之焉。"

三十四、谨言语歌

人之出言，不哥不谨，圣训在前，足为标准。言欲其讷，行欲其敏。惟行之难，言得无忍。三寸之舌，其利如刃。一言而非，奇祸所隐。语云木讷，于仁为近。

三十五、十年歌

十年之后看如何？休把精神太用过，父母田园非容易，儿孙保守莫蹉跎，贤良自有贤良报，凶恶还遭凶恶磨，天道循环公道转，十年之后看如何？十年之后看如何，百岁光阴一刹那，富贵又穷穷又富，沧海成路路成河，人生莫做千年计，在世须留阴骘多。莫道苍天无报应，十年之后看如何！

三十六、添福歌

目对诗书心扰惑，心绝淫朋谢尘俗，义理精研才学足。净儿明窗笔墨香，能知此福还添福。享天福，乐天知命无营逐。莫因富贵借光辉，费尽精神空碌碌。酒与花，是亲属，嬉笑狂歌真面目，家常供应不须谦，能知此福还添福。享天福，身体康健无拘束。莫因色欲早衰羸，未劳容枯腰背曲。心不劳，眉不蹙，疾病消除神气足，白昼清闲夜睡安，能知此福还添福。

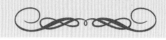

第十五章 养生寿老歌诀

第十五章 养生寿老歌诀

一、十二少与十二多

少思、少念、少欲、少事、少语、少笑、少愁、少乐、少喜、少怒、少好、少恶。行此十二少，养生之都契也。

多思则神殆，多念则志散，多欲则损智，多事则形疲，多语则气争，多笑则伤脏，多愁则心慑，多乐则意溢，多喜则妄错昏乱，多想则百脉不定，多好则专迷不治，多恶则憔煎无欢。此十二多不除，伤生之本。无少无多者，几于真人也。

按：本文选自东晋养生家张湛的《养生要集》。该书搜集和保存了不少汉以前养生资料，至今为养生保健人士仍有参考意义。

二、二十八禁忌

禁无施精寿命夭，禁无大食百脉闭，禁无太息精漏出，禁无久立身倦极，禁无大温消骨髓，禁无大饮膀胱急，禁无久卧精气斥，禁无大寒伤肌肉．禁无久视令目蒙，禁无久语舌枯渴，禁无久坐令气逆，禁无热食伤五气，禁无啄唾失肥汁，禁无喜怒神不乐，禁无多眠神放逸，禁无寒食生病结。禁无出涕令涩渍，禁无大喜神越出，禁无远视劳神气，禁无久听聪明闭，禁无食生害肠胃，禁无嗷呼惊魂魄，禁无远行劳筋骨，禁无久念志恍惚，禁无酒醉伤生气．禁无哭泣神悲戚，禁无五味伤肠胃，禁无久骑伤筋络。

二十八禁天道忌，不避此忌，行道无益。

按：本歌选自东晋张湛的《养生要集》引《神仙图》。此文记述了日常生活中应当注意之事，包括思想、言语、行动，不能"过头""过火""过分"，并对每一"过分"的言行，对身体所造成的损害，讲得具体贴切，寓意深刻，是养生保健人士的参考指南。

三、保生铭

人欲劳于形，百病不能成。

饮酒忌大醉，诸疾不能生。

食了行百步，数将手摩肚。

睡不苦高枕，唾涕不远顾。

寅丑日剪甲，理发须百度。

饱则立小便，饥乃坐旋溺。

行坐莫当风，居处无小隙。

向北大小便，一生昏冥冥。

日月固然忌，水火仍畏避。

每夜洗脚卧，饱食终无益。

忍辱为上乘，谗言断亲戚。

思虑最伤神，喜怒伤和息。

毋去鼻中毛，常习不唾地。

平明欲起时，下床先左脚。

一日免灾咎，去邪兼避恶。

但能七星步，令人长寿乐。

酸味伤于筋，辛味损正气。

苦则损于心，甘则伤其志。

感多促人寿，不得偏耽嗜。

春夏任宣通，秋冬固阳事。

独卧是守真，慎静最为贵。

财帛生有分，知足将为利。

强知是大患，少欲终无累。

神气自然存，学道须终始。

书于壁户间，将用传君子。

按：此铭文是唐代著名医家、养生家孙思邈所作。孙氏对老年病和养生长寿积累了丰富的实践经验，并将养生方法编成通俗易懂、易读、易记的口诀，如《枕中记》《保生铭》《卫生歌》等，为人们喜闻乐诵，流传极广，推动了我国养生学的发展，为养生保健人士留下了珍贵的资料。

四、对御歌

臣爱睡，臣爱睡，不卧毡，不盖被；片石枕头，蓑衣铺地。震雷掣电鬼神惊，臣当其时正酣睡。闲思张良，闷想范蠡，说甚孟德，休言刘备，三四君子，只是争些闲气。怎如臣，向青山顶上，白云堆里，展开眉头，解放肚皮，且一觉睡，管甚玉兔东升，红轮西坠。

按：本歌系唐末五代时陈抟所著。陈氏总结了汉、唐道教养生理论与功法，加上自己的实践，撰《无极图》《指玄篇》，详细介绍了内丹养生之术，为宋以后研究道家养生者所推崇。其嫡系传人张伯端在《悟真篇》里说："梦谒西华到九天，真人授我《指玄篇》，其中简易无多语，只是教人炼汞铅。"（汞铅，即丹田内气）

五、百忍歌

百忍歌，歌百忍。

忍是大人之气量，忍是君子之根本。

能忍夏不热，能忍冬不冷。

能忍贫亦富，能忍寿亦永。

贵不忍则倾，富不忍则损。

不忍小事变大事，不忍善事终成恨。

父子不忍失慈孝，兄弟不忍失爱敬。

朋友不忍失义气，夫妇不忍多争竞。

刘伶败了名，只为酒不忍。

陈灵灭了国，只为色不忍。

石崇破了家，只为财不忍。

项羽送了命，只为气不忍。

如今犯罪人，都是不知忍。

古来创业人，谁个不是忍。

百忍歌，歌百忍。

仁者忍人所难忍，智者忍人所不忍。

思前想后忍之方，装聋做哑忍之准。

忍字可以走天下，忍字可以结邻近。

忍得淡泊可养神，忍得饥寒可立品。

忍得贫苦有余积，忍得荒淫无疾病。

忍得骨肉存人伦，忍得口腹全物命。

忍得语言免是非，忍得争斗消仇憾。

忍得人骂不回口，他的恶口自安静。

忍得人打不回手，他的毒手自没劲。

须知忍让真君子，莫说忍让是愚蠢。

忍时人只笑痴呆，忍过人自知修省。

就是人笑也要忍，莫听人言便不忍。

世间愚人笑的忍，上天神明重的忍。

我若不是固要忍，人家不是更要忍。

人生不怕百个忍，人生只怕一不忍。

万消百福皆雪消，一忍万祸皆灰烬。

按：本文选自《张公百忍全书》。张公，相传是唐朝著名的长者，九世尚同堂。他的养生之道是注重修身养性，而养性又专重一个"忍"字。江州有位陈姓，为张公精神所感动，也以"忍"为家风，七世和睦；浦江郑氏，十世同炊，兄弟争死。当然，我们现在不提倡凡事皆忍，然如忍让有利于健康，有利于工作，又何乐而不为呢！况且忍是一种宽怀，一分大度，为养生养神养心宁神之源！

六、饮食箴

人身之贵，父母遗体，以口伤身，滔滔皆是。
人有此身，饥渴洊兴，乃作饮食，以遂其生。
眷彼昧者，因纵口味，五味之过，疾病蜂起。
病之生者，其机甚微，馋诞所牵，忽而不思。
病之成也，饮食俱废，忧贻父母，医祷百计。
山野贫贱，淡薄是谙，动作不衰，此身亦安。
均系同体，我独多病，悔悟一萌，尘开镜净。
日节饮食，易之象辞，养小失大，孟子所讥。
口能致病，亦败尔德。守口如瓶，服之无斁。

七、色欲箴

惟人之生，与天地参，坤道成女，乾道成男。
配为夫妇，生育攸寄，血气方刚，惟其时矣。
成之以礼，接之以时，父子之亲，其要在兹。
眷彼昧者，徇情纵欲。惟恐不及，济以燥毒。
气阳血阴，人身之神，阴平阳秘，我体长春。
血气几何，而不自惜。我之所生，翻为我贼。
女之耽兮，其欲实多，闺房之肃，门庭之和。
士之耽兮，其家自废，既伤厥德，此身亦瘁。
远彼惟薄，放心乃收，饮食甘美，身安病瘳。
按：《饮食箴》《色欲箴》选自元代朱丹溪所著《格致余论》。

朱丹溪为金元四大家之一，中国养生学派之滋阴派的鼻祖。在养生防病方面，亦以养阴护阴立论，对后世养生保健，传承了古人的经验。

八、却病延年十六句

水潮除后患，起火得长安。

梦失封金柜，形衰守玉关。

鼓呵消积滞，兜礼治伤寒。

叩齿牙无病，观升鬓不斑。

运睛除眼害，掩耳去头旋。

托踏应无病，搓涂自驻颜。

闭摩通滞气，凝抱固丹田。

淡食能多补，无心得大还。

【释义】

水潮除后患法：平时睡醒时，即起端坐，凝神息虑，舌舐上腭，闭口调息，津液自生，分作三次，以意送下，此水潮可除患。

起火得长安法：每日子、午二时，盘腿平坐，微微呼吸，双目垂帘，返观内照，则丹田温暖，肾中之火自生，自然百脉融融。

梦失封金柜法：欲动则神疲，神疲则精易滑而梦失。可于睡前安息定气，以左右手搓脐十四次，再用两手搓胁区和腹部三十五次，左右各摇肩三回，然后慢慢将津咽下，用意注于丹田，两手抱拳握固良久，然后屈足向左侧卧，再向右侧卧，则精关自固。

形衰守玉关法：形体虚衰者，切须凝神守好丹田，行住坐卧，一意固守勿怠，且运用丹田之火生气生津生神，则可望变衰颜如童子。

鼓呵消积滞法：气滞食积，拖延日久，则脾胃受损，医药难治。患此病者，应当盘腿平坐，直身微微闭息，做腹肌伸缩锻炼，缓缓呵气，连续做三十五次，当时就会积消聚散，轻松舒适。

兜礼治伤寒法：体虚感冒的患者，须平坐调息，两手兜起肾囊，屈腰下弯；头如礼拜，弯屈至地，起身时则用丹田真气驱除风寒。连做四十二次，则汗出而愈。此法无病行之，则头目清爽，容颜润泽。

叩齿牙无病法：每日清晨，或不拘时，每次叩齿三十六下，则牙齿坚固。如能配合茶水含漱，则虫蛀不生，风邪不生。如因牙病，难以叩齿者，可用舌隐舐于牙龈间，真气诱骨，亦效。

观升鬓不斑法：忧思太过，气血亏损面鬓斑。于子、午二时，端坐抱拳握固，排除杂念，凝神丹田，微露眼光，全神凝照丹田，待脐下丹田发热，阳气旺盛时，微用意念领此阳气由尾闾过夹脊升上泥丸，缓缓降下重楼（气管），又返回丹田。稍息，依法再行，自然形神俱妙，两鬓不斑。

运睛除眼害法：盘膝静坐，微息直身。双目运睛十二下，运完闭目，然后睁大眼睛，驱逐邪气。每夜行三十五下，则目翳渐消，光明倍常。

掩耳去头旋法：头痛目眩，或中风不语、半身不遂。治之须盘腿静坐，直身调息，分别用两手紧掩两耳，缓缓摇头 35 次，存想元神逆上泥丸，以逐其邪。无病行之，添精补髓。

托踏应无病法：双手上托，如举大石。两脚前踏，如履平地，以意内顾，神气自生，筋骨强壮，欲食消融，皮肤固密，预防寒暑等病。

搓涂自驻颜法：每日清晨漱口后静坐片刻，气息安定后，两手快速对搓三十五次，趁手心发热，马上用口水涂面，搓摩十数下，依法行之半月，则皮肤光润，容貌细泽。

闭摩通滞气法：即闭息自我搓摩以消胀气。此法先须调气，然后闭息，用左右两手快速搓摩滞聚处四十九次，每天做一二次，多不过六七次，积聚渐次消散。

凝抱固丹田法：凝神调息，两手搓热，掌心紧捂肚脐，日夜各做一次，旬日之间，丹田温热，真气自生，不过百日之功。真气充足，容颜转少。

淡食能多补法：多吃素食，容易消化吸收，血液清新，可预防血栓。

无心得大还法：不要用意领气妄行，要蓄精养气，真气自通督、任，返还丹田。

按：本法选自龚居中的《红炉点雪》。龚居中是明代太医院太医，通晓古代养生之术。

九、摄养诗

惜气存精更养神，少思寡欲勿劳心。
食惟半饱无兼味，酒至三分莫过频。
每把戏言多取笑，常含乐意莫生嗔。
炎热变诈都休问，任我逍遥过百春。

十、延年良箴

四时顺摄，晨昏护持，可以延年。
三光知敬，雷雨知畏，可以延年。
孝友无间，礼义自闲，可以延年。
谦和辞让.敬人持己，可以延年。
物来顺应，事过心宁，可以延年。
人我两忘，勿竞炎热，可以延年。
口勿妄言，意勿妄想，可以延年。
勿为无益，当慎有损，可以延年。
行住量力，勿为形劳，可以延年。
坐卧顺时，勿令身怠，可以延年。
悲哀喜乐，勿令过情，可以延年。

爱憎得失，揆之以义，可以延年。

寒暖适体，勿侈华艳，可以延年。

动止有常，言变有节，可以延年。

呼吸清和，安神闺房，可以延年。

静习莲宗，礼敬贝训，可以延年。

诗书悦心，山林逸兴，可以延年。

儿孙孝养，僮仆顺承，可以延年。

身心安逸，四大闲散，可以延年。

积有善功，常存阴德，可以延年。

救苦度厄，济困扶危，可以延年。

按：《摄养诗》《延年良箴》选自明代龚廷贤《寿世保元》。龚廷贤是明代皇宫御医，他借任职之机，发掘整理宫廷养生秘籍，收集前人经验，编成歌诀，对普及老年寿养知识，有很大作用。

十一、十六宜

面宜多擦，发宜多梳，目宜常运，耳宜常凝，齿宜常叩，口宜常闭，津宜常咽，气宜常提，心宜常静，神宜常存，背宜常暖，腹宜常摩，胸宜常扩，囊宜常裹，言语宜常缄默，皮肤宜常干浴。

按：本篇选自明代冷谦的《修龄要旨》。冷谦，武林（今属广西）人，明代著名养生学家，活了一百五十多岁。他所提出的养生"十六宜"不但在中国有深远影响，而且早已流传到日本，很受养生者重视。

十二、摄生要语三则

（一）四少
口中言少，心头事少，肚中食少，自然睡少，依此四少，神仙可了。

（二）摄养五脏
饮食有节，脾土不泄。
调息寡言，肺金自全。
动静以敬，心火自定。
宠辱不惊，肝木以宁。
恬然无欲，肾水自足。

（三）五宜
发宜多栉，齿宜多叩，液宜常咽，气宜清铄，手宜在面。

按：以养生三则选自息斋居士所撰《摄生要语》。息斋居士是明代道家、养生家。

十三、金丹秘诀

一擦一兜，左右换手，九九之功，真阳不走。

戌(午后7—9点钟)、亥(午后9—11点钟)二时，阴盛阳衰之侯，一手兜外肾，一手擦脐下，左右换手各八十一(次)，半月精固，久而弥佳。

按：本文选自汪昂《勿药元诠》。汪昂是明代著名医家，著述颇丰，注重气功养生。

十四、寿养五则

（一）笑与恼

笑一笑，少一少；恼一恼，老一老。

（二）斗与让

斗一斗，瘦一瘦；让一让，胖一胖。

（三）酒与色

服药千朝，不如独宿一宵；饮酒一斛，不如饱食一粥。

（四）戒、少、省、绝

戒暴怒以养其性，少思虑以养其神，省言语以养其气，绝私念以养其精。

（五）作息

春夏宜早起，秋冬任晏眠。

晏忌日出后，早忌鸡鸣前。

按：本文选自明代胡文焕《寿养丛书》。文焕是明代医家，长于养生之术，他所收集的摄生警句、格言，内容丰富。颇有趣意。

十五、《臞仙》八段锦诀

闭目冥心坐，握固静思神。

叩齿三十六，两手抱昆仑。

左右鸣天鼓，二十四度闻。

微摆撼天柱，赤龙搅水浑。

漱津三十六，神水满口匀。

一口分三咽，龙行虎自奔。

闭气搓手热，背摩后精门。

尽此一口气，想火烧脐轮。

左右辘轳转，两脚放舒伸。

叉手双虚托，低头攀足频。

以候神水上，再漱再吞津。

如此三度毕，神水九次吞。

咽下汩汩响，百脉自调匀。

河车搬运迄，发火遍烧身。

邪魔不敢近，梦寐不能昏。

寒暑不敢人，灾病不能迍。

子后午前作，造化合乾坤。

循环次第转，八卦是良因。

按：本文选自明代朱权的《臞仙活人心法》。朱权，道号臞仙，朱元璋第十七子。他信道家之言，好养生之术。所著之八段锦与苏东坡的叩齿咽津术颇多相同，但苏氏是静中练，而朱氏是动静结合，不但叩齿咽成，就坚持此八段锦，身健不衰。本功法不仅在我国广泛流传，还东传到朝鲜。

十六、十寿歌

一要寿，横逆之来欢喜受；

二要寿，灵台密闭无情窦；

三要寿，艳舞娇歌屏左右；

四要寿，远离恩爱如仇寇；

五要寿，俭以保贫常守旧；

六要寿，平生莫遣双眉皱；

七要寿，浮名不与人相斗；

八要寿，对客忘言娱清昼；

九要寿，谨防坐卧风穿牖；

十要寿，断酒莫教滋味厚。

按：本文选自清代褚人获《坚瓠集·补集》卷二。以上是养生保健人士值得深思的养生益寿功效。

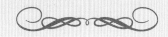

第十六章　慈善文化与养生辑要选

第十六章 慈善文化与养生辑要选

一、五福六极与养生

《尚书·洪范》是我国最早的一部历史文献、被历代尊为六经之一的《尚书》，文中明确提出了人生有五福、六不幸的看法。在这里，长寿被列为五福之首，而早死则被列为六不幸的第一不幸。同时，五福、六不幸的其它各项也都直接或间接地与人的生命有关。可见在远古时期，我国人民就从理念上清醒地认识到了养生、长寿的重要意义。

【原文】

五福：一曰寿，二曰富，三曰康宁，四曰攸好德[①]，五曰考终命[②]。

六极[③]：一曰凶短折[④]，二曰疾，三曰忧，四曰贫，五曰恶，六曰弱。

【译文】

人生有五种幸福：一是长寿，二是富贵，三是平安无疾病，四是遵行美德，五是老而善终。

人生有六种不幸：一是早死，二是多病，三是多忧，四是贫穷，五是丑恶，六是愚懦。

【注释】

①攸好德：攸，行；好，美好。

②考终命：考，老；终命：善终的意思。

③六极：极，诛，惩罚的意思。

④凶短折：没有成人就死去叫凶，不足二十岁死去叫短，没有结婚就死去叫折。凶、短、折。均谓早死。

二、身名利与养生

《老子》第四十四章：老子认为，生命的价值远比名利重要。因此，他提倡清静自守，不为名利所惑，重视身命，戒满戒盈，从而求得"不辱""不殆"，乃至长生久视。

【原文】

名与身孰[①]亲？身与货孰多？得与亡孰病[②]？是故甚爱必大费，多藏必厚亡。故知足不辱，知止不殆[③]，可以长久。

【译文】

虚名与身体哪个亲切？生命与财产哪个宝贵？获得与丧失哪个有害？所以，过分的爱惜必将造成大的破费，过多的储存必将导致大的损失。因此，知道满足才不会遭受困辱，这亦是古人"知足常乐，所以宽怀"的养生之道。因为懂得适可而止才不会受到危害，这样才能延年益寿。

【注释】

①孰：哪个。

②亡：失。病：有害。

③殆（音代）：危害。

三、重己与保健

《吕氏春秋》认为：立稳人生，应珍重自己的生命，而珍重生命的根本措施是顺生节欲，保健养生。

【原文】

倕①，至巧也。人不爱倕之指，而爱己之指，有之利故也。人不爱昆山之玉、江汉之珠，而爱己之一苍璧小玑②，有之利故也。今吾生之我有，而利我亦大矣。论其贵贱，爵为天子，不足以比焉；论其轻重，富有天下，不可以易之；论其安危，一曙失之，终身不复得。此三者，有道者之所慎也。

有慎之而反害之者，不达乎性命之情也。不达乎性命之情，慎之何益？是师③者之爱子也，不免乎枕之以糠；是聋者之养婴儿也，方雷而窥之于堂。有殊弗知慎者？

夫弗知慎者，是死生、存亡、可不可未始有别也。未始有别者，其所谓是未尝是，其所谓非未尝非。是其所谓非，非其所谓是，此之谓大惑。若此人者，天之所祸也。以此治身，必死必殃；以此治国，必残必亡。

夫死殃残亡，非自至也，惑召之也。寿长至常④亦然。故有道者不察所召，而察其召之者，则其至不可禁矣。此论不可不熟⑤。

使乌获疾引牛尾⑥，尾绝力勯⑦，而牛不可行，逆也。使五尺竖子引其棬⑧，而牛恣所以之⑨，顺也。世之人主、贵人，无贤不肖，莫不欲长生久视，而日逆其生，欲之何益？凡生之长也，顺之也。

使生不顺者，欲也。故圣人必先适欲⑩。室大则多阴，台高则多阳。多阴则蹷⑪，多阳则痿⑫，此阴阳不适之患也。是故先王不处大室，不为高台，味不众珍，衣不燀⑬热。燀热则理塞，理塞则气不达；味众珍则胃充，胃充则中大鞔⑭，中大鞔而气不达。以此长生，可得乎？昔先圣王之苑囿园池也，足以观望劳形而已矣；其为宫室台榭也，足以辟燥湿而已矣；其为舆马衣裘也，足以逸身暖骸而已矣；其为饮食酏醴⑮也，足以适味充虚而已矣；其为声色音乐也，足以安性自娱而已矣。五者，圣王之所养性也。非好俭而恶费也，节⑯乎性也。

【译文】

倕是天下最巧的人，可人们不爱惜倕的手指，而爱惜自己的事指。这是由于它属于自己、利于自己的缘故。人们不爱惜昆山的美玉、江汉的明珠，却爱惜自己一块劣等的玉石、一颗不圆的小珠，也是由于它属于自己、利于自己的缘故。现在我的生命属我所有，这对我的好处显然是最大的。要论它的贯贱，即使贵为天子，也不足以与它相比；要论它的轻重，即使富有天下，也不能同它交换；要论它的安危，一旦失掉它，便终身不可再得。正是由于这三个方面的原因，所以有道的人对生命总是特别的珍重。

有人虽然对生命小心谨慎，但实际上却常常在损害它，这是还不通晓生命的天性的缘故。不通晓生命的天性，尽管慎之又慎，又有什么益处？这就如同盲人喜爱儿子，免不了把他撂在谷糠里睡觉；聋子养育婴儿，免不了在雷声正响的时候抱着他在堂上向外张望。他们和那些不懂得谨慎养护的人相比，又有什么区别呢？

那些不知道小心爱惜的人，是由于他们对于死生、存亡、可与不可，从来还都没有分辨清楚。既然不曾分辨清楚，那么他们所谓对的就未必对，他们所谓错的也未必错。把正确的东西说成是错误的，把错误的东西说成是正确的，这就叫作"大惑"。像这样的人，正是上天降祸的对象。用这种方法修身，必定死亡，必定遭祸；用这种方法治国，必定残破，必定灭亡。

死亡、灾祸、残破、灭亡，这些都不是自己找上门来的，而是愚昧招致的。长寿的得来，也是一样。所有有道之士并不留心得到的结果，而是注意考察招致它们的原因。这样，只要创造了良好的条件，那么良好结果的到来就是无法阻止的了。这个道理不可不深加领会。

假如让古代的大力士乌获使劲地去倒拽牛尾，即使把力气用尽，把牛尾拽断，也不能让牛倒走一步。这是由于违背了牛的习性的缘故。如果让一个小孩牵着牛鼻环，牛就会顺从地随便让他牵到任何地方。这是由于顺应了牛的习性的缘故。世上的君主、贵人，不论好坏，没有不想长寿的。但他们每日里都在违背自己生命的天性，想长寿又有何用？大凡生命长久的，都是顺应了他们天性的结果。

使生命不能顺应天性的，是欲望。所以圣人一定首先要节制自己的欲望，使之适度。房屋过大，阴气就多；楼台过高，阳气就盛。阴气多就会生蹩疾，阳气盛就会得痿病。这是阴阳不能适度带来的祸患。因此，古代帝王不住大房，不筑高台，饮食不求丰盛珍异，衣服不求过厚过暖。衣服过厚过暖脉理就会闭结，脉理闭结气机就不畅达。饮食丰盛珍异肠胃就会过满，肠胃过满胸腹就会闷胀，胸腹闷胀气机同样不能畅达。以此而求长生，能办到吗？从前，先辈圣王修建苑囿园池，只要能够游目眺望、活动身体就行了；他们兴造宫室台榭，只要能够避免干燥和潮湿就行了；他们制作车马衣裘，只要能够安身暖体就行了；他们备置饭菜酒浆，只要能够适口充饥就行了；他们创作音乐歌舞，只要能够娱情乐性就行了。这五个方面，是圣王用来养生的基本内容。他们这样做，并非喜好节俭、讨厌浪费，而是为了更好地顺适生命的天性啊。

【注释】

① 倕（音垂）：相传为尧时的巧匠。

②苍璧：含石多的玉；小玑（音机）：小而不圆的珍珠。

③师：乐官，古代由盲人担任，因而这里借指盲人。

④常：恒久。

⑤熟：深知。

⑥乌获：战国时秦国的力士，以勇力仕秦武王（公元前310—前307年在位）。疾：用力。引：拉。

⑦绝：断。勤（音丹）：力尽。

⑧竖子：小儿。棬（音劝）：牛鼻环。

⑨恣：听任。之：往。

⑩适欲：使欲望适度。

⑪蹷（音决）：这里指寒蹷，是一种手足逆冷的病症，古人认为是阴气过盛所至。

⑫痿（音委）：一种肢体痿弱无力的病症，古人认为是阳气过盛、五脏内热所致。

⑬燀（音胆）：厚。

⑭鞔（音闷）：通"懑"，闷胀。

⑮酏（音宜）：小米粥；醴（音里）：甜酒.

⑯节：调和而达到适度。

四、贵生与保健

《吕氏春秋》在这里论述了古人养生与名利论证"天下莫贵于生"的关系。文章指出，声色滋味，功名富贵，虽为所欲，然"害于生则止"；耳目鼻口虽有不欲，然"利于生者则为"：这就是养生的保健方法。

【原文】

圣人深虑天下，莫贵于生。夫耳目鼻口，生之役也。耳虽欲声，目虽欲色，鼻虽欲芬香，口虽欲滋味，害于生则止。在四官者不欲，利于生者则为①。由此观之，耳目鼻口不得擅行，必有所制。譬之若官职，不得擅为，必有所制。此贵生之术也。

尧以天下让于子州支父②，子州支父对曰："以我为天子犹可也。虽然，我适有幽忧之病，方将治之，未暇在天下也。"天下，重物也，而不以害其生，又况于他物乎？……

故曰：道之真，以持身；其绪余，以为国家；箕土苴③，以治天下。由此观之，帝王之功，圣人之余事也，非所以完身养生之道也。今世俗之君子，危身弃生以徇④物，彼且奚以此之也？彼且奚以此为也？

凡圣人之动作也，必察其所以之与其所以为。今有人于此，以随侯之珠弹千仞之雀，世必笑之。是何也？所用重，所要轻也。夫生，岂特随侯珠之重也哉！

【译文】

圣人深思熟虑天下的事，认为没有任何东西能比人的生命更宝贵。耳、目、鼻、口，都是为生命服务的。耳朵虽然想听乐音，眼睛虽然想看彩色，鼻子虽然想嗅芳香，嘴巴虽然想尝美味，但如果对生命有害，就应停止。对于这四种器官来说，即使它们不愿做的，但只要对生命有利，也该去做。由此看来，耳、目、口、鼻是不能为所欲为的，必须有所节制。这就如同各种职官，不能独断专行，必须要有所制约一样。这就是珍惜生命的方法。

尧把天下让给子州支父，子州支父回答说："让我做天子还是可以的。然而我现在正有着严重的忧虑之症，正要治病，没有闲功夫去想天下的事情。"天下，是非常宝贵的，然而圣人不因它而损害自己的生命，又何况其它的东西呢？

所以说，应该用大道的精髓来保全身体，用它的末节去治理国家，用它的渣滓去治理天下。这样来看，帝王的功业只是圣人闲暇之余的事，并不是用来全身养生的办法。如今世俗所谓的君子们，损害身体、不顾生命地去追求外物，他们这样做是要达到什么目的呢？他们这样做又是为了什么呢？

大凡圣人有所举动的时候，一定首先要搞清楚他所要达到的目标和他怎样达到这个目标。假如有这样一个人，他用随侯的宝珠去弹射千仞高处的飞鸟，世上的人肯定都会嘲笑他。这是为什么呢？显然是他所耗费的太宝贵而所希求的却太轻微啊。至于生命，又岂止随侯珠那样的宝贵呢！

【注释】

①为：原文为"弗为"，据陈昌齐说校改。

②子州支父：传说啦韵古代隐士，姓子，名州，字支父。

③土苴（音眨）：泥土草芥，比蓄完足轻重的微贱之物。

④徇（音迅）物：舍弃生命去追求外物。徇，通"殉"。

五、龟虽寿的养生理念

曹操[汉]（155—220）五十三岁时写下的一首著名的诗，历来为老而有志之士所喜闻乐道。它深刻地揭示了养生与事业的正确关系，表达了一种磅礴的激情和积极进取精神。

【原文】

神龟①虽寿，犹有竟时。

腾蛇②乘雾，终为土灰。

老骥③伏枥，志在千里；

烈士④暮年，壮心不已；

盈缩⑤之期，不但在天；

养怡⑥之福，可得永年。

幸甚至哉，歌以咏志。

【译文】

神龟虽然长寿，

还是有死的时候；

腾蛇会驾雾飞行，

最终也要化为灰土。

千里马老了伏在槽旁，

心中还想驰骋千里；

有理想有作为的人到了晚年，

雄心壮志仍然不会消失。

人的寿命长短，

不完全由天来决定；

养身怡性，保持健康和心情愉快，

就可以延年益寿。

倘能如此，那将是多么的幸运啊！

特作此诗，以唱出我心中的志向。

【注释】

①神龟：《庄子·秋水》："吾闻楚有神色．死已三千岁矣。"古代将龟作为长寿动物的代表。寿：长寿。竞：终了，这里指死亡。

②腾蛇：传说中的能够驾雾飞行的龙类动物。

③骥（音记）：千里马。枥（音历）：马槽。

④烈士：怀有雄心壮志而有所作为的人。

⑤盈缩：盈，满；缩，亏；指生命的长短。

⑥养怡：养身怡性，指保养身心健康愉快。

六、嵇康与养生论

嵇康 [三国·魏]（223—262）性好服食，留意养生，所著此文不仅在魏晋时期极负盛名，而且流传千古，对后世产生了极大影响。

文章认为，神仙禀受自然的异气，非积学所能致，但是只要导养得理，从而达到延年益寿，则是可能的。世人之所以中道而夭，多是由于不精养生之道。人们如能少私寡欲、无虑无忧以养神，呼吸吐纳、导引服食以养形，使得"形神相亲，表里相济"，便"可与羡门比寿，王乔争年"。作者反对"惟五谷是见，声色是耽"，认为"饮食不节以生百病，好色不倦以至乏绝"，认为喜怒哀乐损害精神，伤害身体。

【原文】

世或有谓"神仙可以学得，不死可以力致"者；或云"上寿百二十，古今所同，过此以往，莫非妖妄"者。此皆两失其情。请试粗论之。

夫神仙虽不目见，然记籍所载，前史所传，较而论之，其有必矣。似特受异气，禀之自然，非积学所能致也。至于导养得理，以尽性命，上获千余岁，下可数百年，可有之耳。而世皆不精，故莫能得之。

何以言之？夫服药求汗，或有弗获；而愧情一集，涣然流离。终朝未餐，则嚣然①思食；而曾子②衔哀，七日不饥。夜分而坐，则低迷思寝；内怀殷忧，则达旦不瞑。劲刷理鬓，醇醴发颜，仅乃得之；壮士之怒，赫然殊观，植发冲冠。由此言之，精神之于形骸，犹国之有君也。神躁于中，而形丧于外，犹君昏于上，国乱于下也。

夫为稼于汤之世③，偏有一溉之功者，虽终归于焦烂，必一溉者后枯。然则一溉之益，固不可诬也。而世常谓一怒不足以侵性，一哀不足以伤身，轻而肆之，是由不识一溉之益，而望嘉谷于旱苗者也。是以君子知形恃神以立，神须形以存，悟生理之易失，知一过之害生，故修性以保神，安心以全身，爱憎不栖于情，忧喜不留于意，泊然无感，而体气和平。又呼吸吐纳，服食养身，使形神相亲，表里俱济也。

夫田种者，一亩十余斛④，谓之良田，此天下之通称也；不知区种⑤可百余斛。田、种一也，至于树养不同，则功收相悬。谓商无十倍之价，农无百斛之望，此守常而不变者也。且豆令人重，榆令人瞑⑥，合欢蠲忿⑦，萱草忘忧，愚智所共知也。熏辛害目，豚鱼不养，常世所识也。虱处头而黑，麝⑧食柏而香。颈处险而瘿⑨，齿居晋⑩而黄。推此而言，凡所食之气，蒸性染身，莫不相应，岂惟蒸之使重，而无使轻；害之使暗，而无使明；熏之使黄，而无使坚；芬之使香，而无使延哉！故神农曰"上药养命，中药养性"者，诚知性命之理，因辅养以通也。

而世人不察，惟五谷是见，声色是眈⑪，目惑玄黄⑫，耳务淫哇⑬。滋味煎其府脏，醴醪⑭煮其肠胃，香芳腐其骨髓，喜怒悖其正气，思虑销其精神，哀乐殃其平粹。夫以蕞尔⑮之躯，攻之者非一涂⑯；易竭之身，而外内受敌，身非木石，其能久乎！其自用甚者，饮食不节，以生百病；好色不倦，以致乏绝；风寒所灾，百毒所伤；中道夭于众难，世皆知笑悼，谓之不善持生也小至于措身失理，亡之于微，积微成损，积损成衰，从衰得白，从白得老，从老得终，闷若无端二中智以下，谓之自然。纵少觉悟，咸叹恨于所遇之初，而不知慎众险于未兆。是犹桓侯抱将死之疾，而怒扁鹊之先见，以觉痛之日为受病之始也。⑰害成于微，而救之于著，故有无功之治。驰骋常人之域，故有一切⑱之寿。仰观俯察，莫不皆然。以多自证，以同自慰，谓天地之理尽此而已矣。纵闻养生之事，则断以己见，谓之不然。其次孤疑，虽少庶几⑲，莫知所由。其次自力服药，半年一年，劳而未验，志以厌衰，中路复废。或益之以沟浍⑳，而泄之以尾闾㉑，欲坐望显报者。或抑情忍欲，割弃荣愿，而嗜好常在耳目之前，所希在数十年之后，又恐两失，内怀犹豫，心战于内，物诱于外，交赊相倾㉒，如此复败者。夫至物微妙，可以理知，难以目识，譬犹豫章㉓生七年然后可觉耳。今以躁竞之心，涉希静之涂，意速而事迟，望近而应远，故莫能相终。夫悠悠㉔者既以未效不求，而求者以不专丧业，偏恃者以不兼无功，追求者以小道自溺。凡若此类，故欲之者万无一能成也。

善养生者，则不然矣。清虚静泰，少私寡欲，知名位之伤德，故忽而不营，非欲而强禁也；识厚味之害性，故弃而弗顾，非贪而后抑也。外物以累心不存，神气以醇白独著。旷然无忧患，寂然无思虑，又守之以一，养之以和，和理日济，同乎大顺。然后蒸以灵芝，润以醴泉，晞㉕以朝阳，绥以五弦㉖，无为自得，体妙心玄。忘欢而后乐足，遗生而后身存。若此以往，庶可与羡门㉗比寿，王乔㉘争年，何为其无有哉！

【译文】

有人说神仙可由学习而成，不死可凭努力而致。也有人说，人的生命极限不过一百二十岁，古今皆同，说能超过这个岁数的，都是胡言乱语。这两种说法，都不符合实际情况。请让我大致地论述一下。

神仙，虽然我们没有亲眼看到，但是各种典籍、史书都有记载，细加考校，其有是可以肯定的。好像他们有着独特的先天禀赋，受之于自然，不是后天积累知识、刻苦努力所能达到的。至于导引、摄养得法，得以享尽天年，多者达到千余岁，少者能活几百年，也是可能有的。然而世人大多不能精通其术，所以没有人能到此限的。

为什么这样说呢？吃药以求发汗，有时并不能出汗；但羞愧的心情一生，却汗出淋漓。一顿不吃东西，就会觉得腹中空空，嗷嗷待食；而曾子服孝含哀，七日水浆不曾入口，却毫无饥饿之感。一般坐到半夜，就会神志模糊，昏昏欲睡；但是如果心怀重忧，辗转反侧，直到天亮也不能入眠。用硬毛的刷子梳理头发，喝浓淳的美酒使面部发红，不过勉强如愿；壮士勃然而怒，就会立即面红耳赤，发上冲冠，完全变成了另一番模样。由此说来，精神对于肉体，就同国家里的君主一样。体内精神躁扰不安，外部形体就会失去常态，犹如上面的君主昏庸腐朽，整个国家就会大乱一样。

商汤之世，大旱七年，五年不收。在那个时代种庄稼，能灌溉上一次，虽然终究要枯焦，但灌溉过一次的一定枯焦在后。显然，一次灌溉的好处本是不容抹杀的。然而世人常常认为，一次愤怒不至于侵害生命，一次悲哀不至于损伤身体，从而不经意地予以放纵，这就如同不懂得一次灌溉的益处，却指望干旱的禾苗结出丰硕的果实来一样。所以君子懂得形体依赖精神而确立，精神依赖形体而存在，深知养生的道理容易被忽视，一次的过失也对生命有害，便修性以保神，安心以全身，不让爱憎进入情感中，不让忧喜留在心胸内，淡泊冲和，无所触动，从而保持着身心的畅适和美；加上注意呼吸吐纳，服食养身，就可以取得形神相养、内外俱济的良好效果。

一亩地能收获十几斛粮食的就叫做良田，这是天下普遍的标准。哪里知道若是采用新的"区种"法，却可以一亩收获一百多斛。土地和种子都是一样的，由于种植和养护的方法不同，功效、收获的差别竟至如此之大。认为商人永远不会得到十倍的利润，农夫永远不要指望百斛的收成，这只是那些死守常规、不知变化的人们的看法。何况吃大豆能使人增加体重，吃榆树的叶和皮可以使人易于入睡，合欢树可以使人排除忿怒，忘忧草能使人忘记忧愁，更是人所共知的事实呢。气味强烈的蔬菜对眼睛有害，猪和鱼并不补养人，这是世上一般人都知道的。虱子生活在人的黑发中就成为黑色的，麝吃了芬香的柏树叶也就有了香气；人住在险阻的地方脖子就会长瘤，住在山西常吃大枣牙齿就会变黄。由此可以得出结论：凡是人们所吃的食品，所呼吸的空气，所接触的环境，这些都无时无刻地不在影响着人体，改变着人体，其间的联系、效应，既精微而又深远，又何止大豆能使人变重而不变轻、刺激物使眼睛变暗而不变明、山西大枣能使牙齿变黄而不变坚、香柏能使麝体带香而不会使它延寿这么几种简单的外部现象呢！所以《神农本草经》中说："上等的药材养命，中等的药材养性"，这是真正懂得生命需要凭借外物的辅佐、滋养才能维持和旺盛的道理啊。

但是世人不注意，只看到五谷可以养人，一味沉溺于音乐和女色，眼睛被艳丽的色彩所迷惑，耳朵听的是靡靡之音，各样的滋味煎迫着他们的腑脏，各色的美酒烧煮着他们的胃肠，各种的芳香腐蚀着他们的骨髓，喜怒扰乱他们的正气，思虑消毁他们的精神，哀乐危害他们平和纯粹的心灵。凭着一个小小的身驱，攻击危害它的力量来自四面八方，本来就容易衰竭的身体，受到如此的内外夹攻，身体不是木头石块，这样下去能够长久吗？那些放纵过分的人，饮食没有节制，于是百病丛生；好色不知疲倦，于是极端疲惫；风寒引起灾殃，百毒造成伤亡；中途夭折于各种灾难，世人都知道饥笑哀怜，说他们不善于保养生命。至于调养身体不合养生之道，衰亡从细微之处开始，细微之处积累起来就造成损伤，损伤积累起来就变为衰弱，以至从衰弱到白发，从白发到衰老，从衰老到死亡，行将命终，还浑浑噩噩不明白是怎么一回事。中等智力以下的人，认为这是自然而然的事。即使稍微有些醒悟，也都是到了得病的时候才来叹息遗恨，而不懂得在各种危险因素萌发之前，便应当慎重预防。这就好像蔡桓公不知道自己患了致命的病，反而对扁鹊的预见表示愤怒，这是他把感觉到了疼痛的日子，当作生病的开始。大害开始于微小，微小时不注意却要到显著时才救治，所以才有徒劳无益的治疗。往来于常人的世界，所以只能享有一时的寿数。纵观四面八方，没有不是这样的。用多数人都是这样来证明自己正确，用与他人一样来自我宽慰，认为天地间的道理，全都不过如此罢了。即使听到了养生的事情，也以自己的成见加以断定，认为不是那么回事。其次是犹豫不定，虽然有些希望养生，却不知道从何做起。再次是自己努力服药，一年半载，费了力却不见效验，意志便因厌倦而衰退，终至半途而废。有的人用沟渠来增加水，而用尾闾来排泄水，却想坐等显著的效果。有的人压抑感情，克制欲望，舍弃对于富贵的追求，但是诱人的嗜好经常出现在耳目之前，而养生的效应则要等到数十年之后才能见到，又担忧两头失掉，内心怀着犹豫。心灵战栗于内，物质引诱于外，远、近都来加害，这样又有要遭到失败的。真正神圣的事物是十分微妙的，可以凭道理探知，却难以用眼睛识辨。譬如说豫章树，生长七年之后才可以把它和桃树分清。现在凭着一颗急于求成的心，在漫长而宁静的养生之道上跋涉，心意急切但行动迟缓，渴望收效就在眼前但应验却远在天边，所以没有谁能坚持到底。人们既因没有见到效果而不去追求，而追求的人又因心不专一而中途而废，只重视养生某一方面的因为不全面而无功，追求奇方异术的人又因小技而自我沉溺。大体上都是像这样的一些人。所以希求延年益寿的人，一万个当中也没有一个能够获得成功。

善于养生的人就不是这样了。他们内心清静，形体安舒，私心少，欲望少。知道名誉地位伤害德性，所以无视它而不去追求，不是心里想着而外表加以克制；懂得味道浓了伤害身心，所以丢弃它而不予一顾，不是先有贪慕而后才加以抑止。外界事物因有牵累作用而不把它放在心中，精神因无所污染而偏能卓荦不凡。心情开朗，没有忧患；神情寂静，没有思虑；加以坚守自然无为的大道，用中和之气自养，调理日见成功，终于与天地自然融为一体。然后用灵芝熏染，用甘泉滋润，用朝阳曝晒，用音乐调和，恬淡无为，怡然自得，身体和精神都达到了一种玄妙的境界。忘记了欢悦，而后才有充分的快乐；遗忘了生命，而后才有肉体的长存。这样下去，差不多就可以与羡门齐寿，与王乔比较年龄大小，怎么能说这是不会有的事呢?

【注释】

①嚣（音消）然：饥饿的样子。嚣，通"枵"。

②曾子（前505—前416）：春秋时鲁国南武城（今山东费县）人，名参，字子舆。孔子弟子，以孝著称。衔哀：心中怀着哀痛。《礼记·檀弓上》载，曾子对于思说：我为父母行丧礼，七天一口汤水也没进。

③汤之世：《说苑·君道篇》载，汤时连续七年大旱，河川为之干涸，沙石为之焦烂。

④斛（音胡）：古代十斗为一斛。

⑤区（音欧）种：古代一种播种方法。在地里挖成一个个小方坑，方、深各六寸，相距七寸，一亩三千七百坑，用来蓄肥，然后播种。

⑥瞑：同"眠"。

⑦合欢蠲忿：合欢树能消除人的愤恨之心。

⑧麞（音射）：兽名：似鹿而小，无角。

⑨瘿（音影）：状如瘤子，生于颈部。

⑩晋：古国名，今山西一带。

⑪眈（音单）：沉溺。

⑫玄黄：玄，黑色；黄：黄色。这里泛指鲜艳之色。

⑬淫哇：靡靡之音。

⑭醴醪（音礼劳）：美酒。

⑮蕞（音最）尔：小的样子。

⑯涂：通"途"。

⑰桓侯：指战国时蔡桓公。扁鹊：战国时名医。姓秦，名越人，渤海莫县（今河北省任丘县）人。《韩非子·喻老》载：扁鹊到蔡国，三见蔡桓公，指出他患有重病。桓公不信，反认为他喜欢找没病的人治疗以便邀功。到了病入骨髓，不可救药，桓公仍执迷不悟。直到身体疼痛时，才派人

去找扁鹊，但扁鹊早已逃到秦国去了。桓公便不治而死。

⑱一切：一时。

⑲庶几（音机）：表示希望之词。

⑳浍（音快）：田间水沟。

㉑尾闾：传说中海水所归之处。

㉒交赊（音奢）相倾：交，合，接近，内；赊，缓，遥远，外；倾，覆，危。意即内外相危。

㉓豫章：木名，樟类。与就（音尤）木相似，需要生长七年之后才能分辨它们。

㉔悠悠：众多的样子。

㉕晞（音希）：晒。

㉖绥：安；五弦：泛指音乐。

㉗羡门：传说中的仙人。《史记·秦始皇本纪》载，秦始皇到碣石，曾派燕人卢生寻找羡门。

㉘王乔：即王子乔，古仙人。《列仙传》说，王子乔是周灵王太子晋，好吹笙，作凤鸣。游伊洛之间，道人浮邱公接以上嵩山。后于缑山乘白鹤驻山头数日，举手谢时人而去。

七、中医养生说

葛洪[晋]的《抱朴子内篇·释滞》养生说是论述养生与事业二者间的关系。文章列举了古代大量的事例，阐述了养生与事业完全可以兼济的道理。

【原文】

或问曰："人道多端，求仙至难，非有废也，则事不兼济。艺文之业，忧乐之务，君臣之道，胡可替乎？"

抱朴子答曰："要道不烦，所为鲜耳。但患志之不立，信之不笃，何忧于人理之废乎？长才者兼而修之，何难之有？内宝养生之道，外则和光于世，治身而身长修，治国而国太平。以六经训俗士，以方术授知音，欲少留则且止；而佐时，欲开腾则凌霄而轻举①者，上士也。自持才力，不能并成，则弃置人间，专修道德，亦其次也。昔黄帝荷四海之任，不妨鼎湖之举②；彭祖为大夫八百年，然后西适流沙③；伯阳④为柱史，宁封⑤为陶正，方回⑥为闾士，吕望⑦为太师，仇生⑧仕于殷，马丹⑨官于晋，范公⑩霸越而泛海，琴高执笏于宋康⑪，常生⑫降志于执鞭，庄公藏器于小吏。古人多得道而匡世，修之于朝隐，盖有余力故也。何必修于山林，尽废生民之事，然后乃成乎？

"亦有心安静默，性恶喧哗，以纵逸为欢，以荣任为戚者，带索兰缕⑬，茹草操耜，玩其三乐，守常待终⑭，不营苟生，不惮⑮速死，辞千金之聘，忽卿相之贵者。无所修为，犹常如此，况又加之以知神仙之道，其亦必不肯役身于世矣。各从其志，不可一概而言也。"

【译文】

有人问道："人的生活中要做的事很多，而学习长生之术却非常之难，若不放弃一些工作，就难以取得成功。但是，学业、生活以及为社会国家做事，又怎能由别的来代替呢？"

抱朴子回答说："要道不烦，需用的精力、时间很少。怕的只是不能确立志向，不能坚定信心，又哪用担心会耽误了人们的正常工作呢？有能力的人两者兼顾，毫不困难。在自身，高度重视修养之术，在社会，照旧进行各种活动，这样就既能常使身体保持健康，又能常把工作做得更好，一面用社会知识改造社会，一面又能把养生知识传授给知音，想暂且留在世上，就暂且留在世上来助理时事，想升腾飞翔九霄，就升腾飞翔九霄去畅游仙界，这样的可谓高士；自己估计才力有限，不能两者得兼，于是放弃社会活动，一心修道，这是略逊一筹的人。古时黄帝身负治理天下的重任，并未妨碍他在鼎湖得道升天；彭祖做了八百年的大夫，也未影响他后来前往极西部的流沙国。老子是周朝的柱下史；宁封是黄帝的陶正；方回是尧时的闾士；吕望是文王的太师；仇生在殷初做官；马丹在晋国做官；范蠡辅佐越王勾践成就霸业以后乘舟泛海而去；琴高曾做过宋康王的舍人；阴长生为了学道，为马鸣生大师执奴仆之役；庄公身修大道，也长期担任着小吏的职务。足见，古人很多都能既修成大道又匡治了世事，这是他们身有余力的缘故。不一定非得修于山林，全部丢开一个普通人生活所须从事的各种工作，才能修养成功。

"当然也有一些人，天性喜欢静默，厌恶喧哗，以放任飘逸为快乐，以荣誉和担负重任为忧愁，他们衣着褴褛，饮食粗淡，从事着古拙的劳作，自我陶醉在'三乐'之中，一切顺遂着自然，听任生命自己走向它的终点，不营求苟且之生，不害怕突然的死。这是能拒绝千金重聘，把卿相的高位丝毫不放在眼里的一种人。并不修道的人尚且常常能够如此，何况那些懂得修真养性之道的人，就更不愿意让自己的身体受琐碎世事的奴役了。人们根据自身的条件和自己的兴趣爱好，各自作出不同的选择，这就不必用一个统一的标准去衡量他们了。"

【注释】

①道家认为，修炼的极至，可以成仙飞天，长生不老。历史和科学表明，这只是古人一种不切实际的向往。

②鼎湖之举：相传黄帝采首山之铜，铸鼎于荆山下，鼎成，有龙垂胡须，下迎黄帝上天，后世因称其处为鼎湖。举，升天。

③西适流沙：彭祖，姓篯名铿，传说自夏朝至殷末，活了八百多岁，后来有人在流沙国的西面看见过他。

④伯阳：老子字，为周柱下史（官名）。

⑤宁封：宁封子，世传为黄帝陶正（官名）。

⑥方回：尧时隐者，尧聘以为闾士（官名）。

⑦吕望：即吕尚，周初人，本姓姜，字子牙，其先封于吕，以封为姓，故曰吕尚。年老隐于钓，遇文王，得立为师。

⑧仇生：殷汤时为木正（官名）。

⑨马丹：晋耿人。晋文侯时为大夫，晋献公时为幕府正。

⑩范公：指范蠡，字少伯，徐人。辅佐越王勾践灭吴后，乘舟泛海而去。

⑪琴高：赵人，以鼓琴为宋康王舍人，行涓子、彭祖养生之术，浮游于冀州、涿郡之间。涓子、彭祖均为先秦著名养生家，相传涓子寿至三百岁，彭祖寿至八百岁。笏（音忽）：古时朝会时所执的手板，有事则书于上，以备遗忘。宋康：宋康王。

⑫常生：即阴长生，汉皇后的亲属，不喜富贵，唯喜道术，闻马鸣生得度世之道，使往执奴仆之役，亲运履之劳，二十年不懈，终受丹法真传，得道仙去。

⑬兰缕：同"褴褛"。

⑭玩其三乐，守常待终：《列子·天瑞篇》载：荣启期其人一生乐观，他曾说：天生万物，唯人为贵，我能作为一个人，这是一大快乐；人中又以男子为贵，我能作为一个男子，这是二大快乐；很多人不免于早死，我能活到九十岁，这是三大快乐。贫穷，是士人的常境；死亡，是人们的归宿。处常待终，我还有什么可忧愁的呢？

⑮惮（音旦）：害怕。

八、怡养天年

《黄帝内经灵枢》论述了养生、抗衰、防病是中医独特的优势。本文重点是论述生命的基础和条件，论述人的寿夭与血气盛衰、脏腑强弱、皮肤肌肉以及营卫运行功能等之间的关系。同时，论述人从出生到百岁整个生命过程中的生理、体态、性格变化，指出了防止衰老以及摄生防病的重要意义。

【原文】

黄帝问于岐伯①曰："愿闻人之始生，何气筑为基？何立而为楯？何失而死？何得而生？"

岐伯曰："以母为基，以父为楯②，失神者死，得神者生也。"

黄帝曰："何者为神？"

岐伯曰："血气已和，荣卫已通，五脏已成，神气舍心，魂魄毕具，乃成为人。"

黄帝曰："人之寿夭各不同，或夭寿，或卒死，或病久，愿闻其道。"

岐伯曰："五脏坚固，血脉和调，肌肉解利③，皮肤致密，荣卫之行，不失其常，呼吸微徐，气以度行，六府化谷，津液布扬④，各如其常，故能长久。"

黄帝曰："人之寿百岁而死，何以致之？"

岐伯曰："使道隧以长，基墙高以方，通调营卫，三部三里⑤起，骨高肉满，百岁乃得终。"

黄帝曰："其气之盛衰，以至其死，可得闻乎？"

岐伯曰："人生十岁，五脏始定，血气已通，其气在下，故好走。二十岁，血气始盛，肌肉方长，故好趋。三十岁，五脏大定，肌肉坚固，血脉盛满，故好步。四十岁，五脏、六府、十二经脉，皆大盛以平定，腠理⑥始疏，荣华⑦颓落，发颇斑白，平盛不摇，故好坐。五十岁，肝气始衰，肝叶始薄，胆汁始减，目始不明。六十岁，心气始衰，苦忧悲，血气懈惰，故好卧。

七十岁，脾气虚，皮肤枯。八十岁，肺气衰，魂魄离散，故言善误。九十岁，肾气焦，四脏经脉空虚。百岁，五脏皆虚，神气皆去，形骸独居而终矣。"

黄帝曰："其不能终寿而死者，何如？"

岐伯曰："其五脏皆不坚，使道不长，空外以张⑧，喘息暴疾；又卑基墙，薄脉少血，其肉不实，数中风寒，血气虚，脉不通，真邪相攻，乱而相引⑨，故中寿而尽也。"

【译文】

黄帝问岐伯道："我想知道人在生命开始的时候，是用什么做基础的？又是用什么做保护自己的武器呢？损失了什么东西就会死亡？得到了什么东西就会生存？"

岐伯说："人的生命是用母亲的血做基础，凭父亲的精做防卫的武器的。父精母血结合而产生元神，失了元神就会死亡，有了元神就有了生命。"

黄帝问："什么是元神？"

岐伯说："当血气已经和调，营卫已经畅通，五脏已经形成，先天的元神元气已经进入新肌体的心灵之中，魂、魄也已全部齐备，这时候，一个健全的人体便形成了。"

黄帝道："人的寿命长短各不相同，有中途夭折的，有高年长寿的，有猝然死亡的，有长期患病的。我很想知道这中间的道理。"

岐伯说："五脏健强、血脉调顺，肌肉通利无滞，皮肤固密，营卫的运行总能保持正常，呼吸均匀徐缓，全身的气有规律的流动，六腑消化饮食物并将精微、津液敷布滋养整个人体，如果这些功能都处在正常状态中，人的生命一定能够长久。"

黄帝问："有些人活到一百岁以后才死，他们是怎么会达到这样的高寿的呢？"

岐伯说："长寿的人，他的鼻孔和人中深邃而长，面部骨骼高厚而方正，营卫的循行通畅无阻，面部的上、中、下三停耸起而不平陷，骨骼高突，肌肉丰满，这种健壮体貌的人，可以活到百岁才死。"

黄帝问："这些长寿者的气血盛衰，以及从生到死这一过程的具体情形，可以讲给我听听吗？"

岐伯说："人成长到十岁的时候，五脏发育开始趋于稳定，血气运行已经畅通，生气主要在下肢，所以喜动而好走；到二十岁，血气开始壮盛，肌肉也正在发达，所以行动敏捷，走路喜欢带着小跑；到三十岁，五脏已经发育健全，肌肉更加发达、充实，血脉旺盛，所以步履稳重，喜欢从容不迫地行走。到四十岁，五脏、六腑、十二经脉，都已达到了旺盛的极点，从此腠理开始疏松，面部的容颜开始减退，头发渐渐花白，性情极其平定而不喜动，所以好坐。到五十岁，肝气开始衰退，肝叶开始变薄，胆汁开始减少，视觉开始模糊。到六十岁，心气开始衰弱，经常会产生忧愁悲伤的痛苦，血气已衰，运行不利，形体懈惰，所以好卧。七十岁，脾气虚弱，皮肤枯槁不泽。八十岁，肺气衰弱，已经不能收藏魂魄，所以说话常常出错。九十岁，肾气也枯竭了，肝、心、脾、肺四脏和全身经脉也空虚了。到了一百岁，五脏都已空虚，神气都已消失，只剩下了一副形骸，直到终尽其天年。"

黄帝问："有人不能活到应有的年寿就死亡了，这是什么缘故呢？"

岐伯说："这种人是由于五脏脆弱，人中短浅，鼻孔向外张着，呼吸急促；同时面部瘦薄不丰，脉络气血不足，肌肉松弛不实，这样就会经常为风寒所中，使血气更加虚弱，经脉不能通畅。真气经常遭到邪气的侵袭，正气不足以拒邪，反而引邪深入，所以只活到年寿中途便死亡了。"

【注释】

①黄帝：传说为中原各族的共同祖先。姬姓，号轩辕氏，又号有熊氏。举凡兵器、舟车、服饰、文字、音律及医药等，相传皆创始于黄帝时期。现存＜黄帝内经），即托名黄帝与岐伯等讨论医药学的著作。岐伯：传说中的上古医药学家。相传为黄帝臣，黄帝派他尝味草木，典主医药经方，于是《本草）、＜素问）等书陆续写出。

②以母为基，以父为楯：基，基础；楯，义同"盾"，用以防护。

③肌肉解利：指气血流行于肌肉之间，开解畅通，无所滞碍。

④津液布扬：指已生之后，借水谷之精气，资生营卫津液，资养脏腑形身。

⑤三部三里：马元台认为三里就是三部，即面部的上、中、下三停，全都高起而不平陷。张智聪认为三部是指身体的上、中、下三部，三里是指手足的阳明之脉。

⑥腠（音凑）理：指皮下肌肉之间的空隙和皮肤的纹理。

⑦荣华：喻面色红润。

⑧空外以张：鼻孔向外张着。

⑨乱而相引：正气不足，不能抵御邪气，邪气随之而入，故称"相引"。

九、上古天真论的养生主旨

《黄帝内经素问》是黄帝和岐伯的问答，阐述了养生对于预防疾病、延缓衰老的重要意义，揭示了上古"圣人"养生之道的基本要

【原文】

昔在黄帝，生而神灵，弱①而能言，幼而徇齐②，长而敦敏，成而登天。

乃问于天师③曰："余闻上古之人，春秋皆度百岁，而动作不衰；今时之人，年半百而动作皆衰者，时世异耶？人将失之耶？"

岐伯对曰："上古之人，其知道者，法于阴阳④，和于术数⑤，食饮有节，起居有常，不妄作劳，故能形与神俱，而尽终其天年，度百岁乃去。今时之人不然也，以酒为浆，以妄为常，醉以入房，以欲竭其精，以耗散其真⑥，不知持满，不时御⑦神，务快其心，逆于生乐，起居无节，故半百而衰也。

"夫上古圣人之教下也，皆谓之虚邪贼风⑧，避之有时，恬恢虚无⑨，真气从之，精神内守，病安从来？是以志闲而少欲，心安而不惧，形劳而不倦，气从以顺，各从其欲，皆得所愿。故

美其食，任其服，乐其俗，高下不相慕，其民故曰朴。是以嗜欲不能劳其目，淫邪不能惑其心，智贤不肖，不惧于物，故合于道。所以能年皆度百岁，而动作不衰者，以其德全不危也。"

帝曰："人年老而无子者，材力⑩尽耶？将天数⑪然也？"

岐伯曰："女子七岁，肾气盛，齿更发长；二七⑫而天癸⑬至，任脉通，太冲脉盛，月事以时下，故有子；三七，肾气平均，故真牙生而长极⑭；四七，筋骨坚，发长极，身体盛壮；五七，阳明脉衰，面始焦，发始堕；六七，三阳脉衰于上，面始焦，发始白；七七，任脉虚，太冲脉衰少，天癸竭，地道⑮不通，故形坏⑯而无子也。

"丈夫八岁，肾气实，发长齿更；二八，肾气盛，天癸至，精气益写，阴阳和，故能有子；三八，肾气平均，筋骨劲强，故真牙生而长极；四八，筋骨隆盛，肌肉满壮；五八，肾气衰，发随齿槁；六八，阳气衰竭于上，面焦，发鬓颁白；七八；肝气衰，筋不能动；八八，天癸竭，精少，肾脏衰，形体皆极⑰，则齿发去。肾者主水，受五脏六腑之精而藏之，故五脏盛乃能泻；今五脏皆衰，筋骨解堕，天癸尽矣，故发鬓白，身体重，行步不正，而无子耳。"

帝曰："有其年已老而有子者，何也？"

岐伯曰："此天寿过度，气脉常通，而肾气有余也。此虽有子，男不过尽八八，女不过尽七七，而天地之精气⑱皆竭矣。"

帝曰："夫道者，年皆百数，能有子乎？"

岐伯曰："夫道者，能却老全形⑲，身年虽寿，能生子也。"

黄帝曰："余闻上古有真人者，提挈天地，把握阴阳，呼吸精气，独立守神，肌肉若一，故能寿敝天地，无有终时，此其道生。

"中古之时，有至人者，淳德全道，和于阴阳，调于四时，去世离俗，积精全神，游行天地之间，视听八远之外。此盖益其寿命而强者也，亦归于真人。

"其次，有圣人者，处天地之和，从八风之理，适嗜欲于世俗之间，无恚嗔之心，行不欲离于世，举不欲观于俗，外不劳形于事，内无思想之患，以恬愉为务，以自得为功，形体不敝，精神不散，亦可以百数。

"其次，有贤人者，法则天地，像似日月，辩列星辰，逆从阴阳，分别四时，将从上古，合同于道，亦可使益寿而有极时。"

【译文】

从前的黄帝，一生下来就很神异，几个月的时候便能说话，少年时候就很聪颖，随着年龄的增长，越发敦厚敏捷，最后修道成功，升天成为仙人。

黄帝问岐伯道："我听说上古时代的人，年龄都能活到一百岁，而动作不显衰老；如今的人，年龄到了五十岁，动作便都衰老了，这是时代条件不同呢？还是人们自己违背了养生的道理？"

岐伯回答说："上古时代，人们懂得养生之道，能够效法天地自然的运动变化规律，适应着客观的环境条件，饮食有节制，起居有常度，不过分操劳，所以能使形体和精神都很健盛，从而充分地活到他们应有的年岁，度过了一百岁以后才去世。如今的人们就不是这样了。他们把酒当作水浆一样地饮用，把不正常的事当作经常的生活，喝醉以后又肆行房事，纵情色欲，竭尽精气，消耗散失了真元，不知保持精气的饱满，经常过分地使用精力，务求满足一时心情的快乐，违背了生命本身的需求，加以起居没有规律，所以到了五十岁左右便衰老了。"

"上古那些深明养生道理的人，对一般人们进行教育的时候，总要告诉他们说：对于外界不正常的气候和有害的致病因素，要及时地防避它，思想上要保持安闲清静，不生杂念，真气就能和顺，精与神都能守持于内，疾病又从哪里发生呢？所以，精神安闲而少欲望，心情安定而不恐惧，身体劳作而不使之疲倦，真气运行就能调畅，每个人都能顺遂自己的心愿，各自达到心满意足。故而，无论什么饮食都觉得甘美，随便什么衣着都觉得舒贴，不管什么环境都觉得满足和快乐，对于地位高低毫无企慕之心，因此这些人们的特点被概括为一个字一'朴'。如此质朴天真的人们，嗜好爱欲不能劳扰他的眼睛，淫乱邪道不能诱惑他的心灵，不分愚笨聪明、有无才能，都对外物无所动心，所以他们是非常符合养生之道的。他们之所以年过百岁而动作不显衰老，正是由于很好地履行了养生之道，保全了德性，很大程度地抗御了衰老对他们的侵害。"

黄帝问道："人的年岁老了，就不会再生育子女，是筋力不足呢，还是天赋的生理定数使他这样呢？"

岐伯回答说："按照一般的生理过程，女子到了七岁，肾气充盛，牙齿更换，毛发也开始长得快起来。到了十四岁，天癸发育成熟，任脉通畅，冲脉旺盛，月经按时而行，所以能够生育子女。到了二十一岁，肾气平和，智齿长出，身材达到最大高度。到了二十八岁，筋骨坚强，毛发长到极点，身体非常强壮。到了三十五岁，阳明经脉衰微，面部开始枯焦，头发也开始脱落。到了四十二岁，三阳经脉都衰退了，面部枯槁，头发变白。到了四十九岁，任脉空虚，冲脉衰微，天癸枯竭，月经断绝，所以形体衰老，不能再生育了。

"男子八岁时，肾气盛，头发长长，牙齿更换。十六岁时，天癸发育成熟，精气充满，男女交合，所以能够生育子女。二十四岁时，肾气平和，筋骨坚强，智齿长出，身材达到最大高度。三十二岁时，筋骨粗壮，肌肉充实。四十岁时，肾气衰退下来，头发开始脱落，牙齿干枯。四十八岁时，人体上部的阳气衰竭，面色憔悴，发鬓变白。五十六岁时，肝气转衰，筋脉迟滞，手足运动不再灵活。六十四岁时，天癸枯竭，精气稀少，肾脏衰弱，齿发脱落，身体形态都感到病苦。人身的肾脏主水，它接受五脏六腑的精华以后贮存在里面。所以脏腑旺盛，肾脏才有精气排泄。如今年纪大了，五脏皆衰，筋骨无力，天癸竭尽，所以发鬓白，身体沉重，走起路来歪歪斜斜，就不能再生育子女了。"

黄帝问道："有的人年纪已老，还能生育子女，这是为什么呢？"

岐伯回答说："这是因为他的先天禀赋超过了一般的人，气血经脉经常畅通，肾气壮盛而有余。这种人虽然能够生育，但一般情况是男子最多不超过六十岁，女子最多不超过四十九岁，其时男女的精气就都竭尽了。"

黄帝问道："善于养生的人，年纪活到一百岁，能不能生子呢？"

岐伯回答说："善于养生的人，能够延缓衰老，没有齿落、面焦、发白、身重、走路不稳等衰象，所以虽然达到高龄，但却仍能生子。"

黄帝说："我听说上古有称为'真人'的，能驾驭天地，掌握阴阳，呼吸精气，保养元神，不受环境的干扰和支配，做到精神和肉体完全和谐一致，所以寿命能和天地一样长久，永无穷尽。这种造就不是单靠学习和锻炼所能得到的，而是由大道生成的。

"中古有称为'至人'的，具有淳厚的道德修养，完全懂得天人之理，保持着与阴阳的和谐，顺应着四时的变化，摆脱了世俗的纷扰，积精全神，自由自在地遨游于天地之间，视听于八荒之外。这是能增加寿命而且保持强健的人，进一步也能成为'真人'。

"其次有称为'圣人'的，善于生活在天地的和气之中，顺遂着八面来风的规律，和人们一样地生活在世间，满足着各种生活欲望，没有恼怒的愤恨之情，既不想脱离现实的生活，也不愿与世俗同流，外不让身躯为世事所伤，内不使思想受俗情牵累，把恬淡愉快作为修养的内容，把自在自得视为造就的终极，保持着肉体不衰，精神不耗，也可以活到百岁以上。

"其次有称为'贤人'的，取法天地、日月、星辰、阴阳、四时的自然变化规律，来指导自己的养生，时时处处，行住坐卧，都使自己合于大道，这样也能延年益寿而活到很高的年纪。"

【注释】

①弱：这里指几个月的婴儿。

②徇齐：敏慧。

③天师：黄帝对岐伯的尊敬之称。

④法于阴阳：效法天地自然的运动变化规律。

⑤术数：指养生之道。任松如说，研究五行生克制化之理，以推知人事趋避吉凶者，为术数。

⑥以欲竭其精，以耗散其真：张介宾说，欲不可纵，纵则精竭，竭则真散。因为精能生气，气能生神，营卫一身，莫大于此。所以善养生者，必实其精。精盈则气盛，气盛则神全，神全则身健，身健则病少。神气坚强，老而益壮，皆本乎精。

⑦御：使用的意思。

⑧虚邪贼风：邪乘虚入，是谓虚邪；窃害中和，谓之贼风。

⑨恬恢（音淡）：安静；虚无：漠然无所动于中。

⑩材力：精力。指肾脏的生殖功能。

⑪将：抑或。天数：自然的生理定数。

⑫二七：二七一十四岁。余类推。

⑬天癸：肾精的一部分，具有促进和维持两性生殖机能的作用。

⑭真牙：即智齿。长极：指人体生长发育处于极盛阶段。

⑮地道：阴道，比喻月经。

⑯形环：指形体呈现衰老状态。

⑰极：疲困。

⑱天地之精气，指男女的生殖之精。

⑲却老：延迟衰老；全形：形体健全壮盛。

十、三叟论养生

应璩（190—252），三国·魏之汝南人，字休琏。官至侍中，典著作，著《百一诗》。明·张溥辑有《应休琏集》。

本诗通过一位行道人与三位田间老者的问答，借三位老者之口，分别揭示出了节情欲、节饮食、慎起居三条重要的长寿经验。另外，作者的记述中说三位百岁老人仍在田间"相与锄禾秀"，也总结出了坚持适量劳动、运动及保持心情轻松舒畅等养生经验。从而古人的养生保健，提出的三点哲理思想：健康的心理、健康的饮食习惯、健康的生活方式是我们保健养生的宗旨。

【原文】

古有行道人，陌上见三叟。

年各百岁余，相与锄禾秀①。

住车问三叟，何以得长寿？

上叟前致词：内中妪貌丑。

中叟前致词：量腹节所受。

下叟前致词：夜卧不覆首。

要哉三叟言，所以能长久！

【注释】

①禾秀：禾苗，庄稼。

十一、孙真人卫生歌

唐代著名的医药学家、养生学家孙思邈（541，一说581—682）所作的《卫生歌》，以极其平易的语言，对于人们在一年四季之中的行住坐卧，饮食起居，形体的运动，脏腑的养护，以至精神的调摄等方面作了详尽的论述。文章对何者为宜，何者当忌，有何养护、锻炼的方法，作了十分简洁明确的叙述。在养生保健方面，他概括了丰富的卫生保健知识和经验，没有丝毫的神秘色彩和玄虚之论，一切皆从平实处道来，朗朗上口，既切实用，又便记忆。孙思邈本人能够活到一百四十一岁（一说一百五十一岁），无疑和他精通养生之方和重视养生实践有极大的关系。

【原文】

天地之间人为贵，头像天兮足像地。

父母遗^①体能宝之，《洪范》^②五福寿为最。

卫生切要知三戒^③：大怒大欲并大醉。

三者若还有一焉，须防损失真元气。

欲求长生须戒性，火不出兮心自定^④。

木还去火不成灰^⑤，人能戒性还延命。

贪欲无穷忘却精，用心不已失元神。

劳形散尽中和气，更仗何因保此身！

心若太费费则竭，形若太劳劳则怯。

神若太伤伤则虚，气若太损损则绝^⑥。

世人欲识卫生道，喜乐有常嗔怒少。

心诚意正思虑除，顺理修身去烦恼。

春嘘明目夏呵心，夏咽冬吹肺肾宁。

四季常呼脾化食，三焦嘻出热难停^⑦。

发宜多梳气宜炼，齿宜数叩津宜咽。

子欲不死修昆仑^⑧，双手揩摩常在面。

春月少酸宜食甘，冬月宜苦不宜咸。

夏月增辛聊减苦，秋来辛减少加酸。

冬月大寒甘略戒，自然五脏保平安。

若能全减身健康，滋味能调少病缠。

春寒莫使绵衣薄，夏月汗多须换著。

秋令觉冷渐加添，莫待疾生才入药。

唯有夏月难调理，伏阴在内忌冰水。

瓜桃生冷宜少餐，免至秋来生疟痢。

心旺肾衰色宜避，养精固肾当节制。

常令肾实不空虚，日食须知忌油腻。

太饱伤神饥伤胃，太渴伤血多伤气。

饥餐渴饮莫太过，免至膨脖^⑨损心肺。

醉后强饮饱强食，去此二者不生疾。

人资饮食以养生，去其甚者自安逸。

食后徐行百步多，手摩脘腹食消磨。

夜半灵根灌清水，丹田浊气切须呵。

饮酒可以陶情性，剧饮过多防有病。

肺为华盖^⑩倘受伤，咳嗽劳神能伤命。

慎勿将盐去点茶，分明引贼入人家。

下焦虚冷令人瘦，伤肾伤脾防病加。

坐卧防风吹脑后，脑后受风人不寿。

更兼醉饱卧风中，风入五内成灾咎。

雁有序兮犬有义，黑鱼朝北知臣礼。

人无礼义反食之，天地鬼神俱不喜。

养体须当节五辛⑪，五辛不节反伤身。

莫教引动虚阳发，精竭容枯百病侵。

不问在家并在外，若遇迅雷风雨大，

急宜端肃畏天威，静坐澄心须谨戒。

恩爱牵缠不自由，利名萦绊几时休。

放宽些子留余福，免致中年早白头。

顶天立地非容易，饱食暖衣宁不愧？

思量难报罔极恩，朝夕焚香拜天地。

身要寿永事如何，胸次平夷积善多。

【注释】

①遗（音畏）：给予。

②《洪范》五福寿为最：在《尚书·洪范》提出的人生五大幸福之中，长寿居第一位，是最重要的。参见本书《五福六极》篇。

③三戒：指戒除大怒、大欲与大醉。因为大怒则气乱神浮，大欲则气耗神驰，大醉则气散神迷，所以养生者亟宜忌之。

④火不出兮心自定：怒火不生，内心自然就能平定。

⑤木还去火不成灰：木遇火则焚。木如远离火，就不会化为灰烬。去：离。

⑥绝：命绝而亡。

⑦嘘、呵、口四、吹、呼、嘻：参见《气功》章《六字气诀》篇。

⑧昆仑：指人的头部。修昆仑，其法有九，即：发宜多梳，面宜多摩，齿宜常叩，津宜常咽，气宜朝元，精宜还顶，三关宜透，任督宜通，灵珠宜固。

⑨膨脖（音哼）：腹膨大的样子。

⑩华盖：本指王公贵族所用的伞盖。肺脏在五脏六腑中位置最高，如伞盖一样遮蔽其它四脏和六腑，故医家称它为华盖。

⑪五辛：指辛辣厚味之物，即葱、黄、蒜、椒、桂。佛教别称"五荤"。

十二、真西山先生卫生歌

南宋大儒真德秀（1178—1235），世称"西山先生"。他的这首"卫生歌"，从饮食起居、劳逸滋补，导引按摩等方面全面总结了养生经验，内容丰富，文义晓畅，简明易行，养生者时置座右可也。

明代胡文焕《类修要诀》卷上收录此歌，题为《陶真人卫生歌》。前有小序云："世言服灵丹、饵仙药、白日而轻举者，但闻而未见也。至于运气之术，甚近养生之道，人禀血气而生。故《摄生论》云：'摄生之要，在去其害生者。'此名言也。予所编此歌，盖采诸家养生之要，能依而行之，则获安乐。若尽其妙，亦长生之可觊。今著其歌于左。"

【原文】

万物唯人为最贵，百岁光阴如旅寄。

自非留意修养中，未免病苦为心累。

何必餐霞饵大药，妄意延龄等龟鹤？

但于饮食嗜欲间，去其甚者即安乐。

食后徐徐行百步，两手摩胁并腹肚。

须臾转手摩肾堂，谓之运动水与土。

仰面仍呵三四呵，自然食毒气消磨。

醉眠饱卧俱无益，渴饮饥餐犹戒多。

食不欲粗并欲速，宁可少餐相接续。

若教一饱顿充肠，损气损脾非是福。

生食粘腻筋韧物，自死禽兽勿可食。

馒头闭气不相和，生冷偏招脾胃疾。

蚱酱胎卵兼油腻，陈臭肮脏皆阴类。

老年切莫喜食之，是借寇兵无以异。

炙煿之物须冷吃[①]，不然损齿伤血脉。

晚食常宜申酉前，向夜须防滞胸膈。

饮酒莫教饮大醉，大醉伤神损心志。

渴来饮水并吃茶，腰脚自兹成重坠。

尝闻避风如避箭，坐卧须教预防患。

况因饮后毛孔开，风才一入成瘫痪。

不问四时俱暖酒，大热又须难向口。

五味偏多不益人，恐随肺腑成殃咎。

视听行藏不必久，五劳七伤从此有。

四肢亦欲常小劳，譬如户枢终不朽。

卧不厌缩觉贵舒，饱则入浴饥则梳。

梳多浴少益心目，默寝暗眠神晏如。

四时惟夏难将摄，伏阴在内腹冷滑。

补肾汤药不可无，食肉稍冷休哺啜②。

心旺肾衰何所忌？特忌疏通泄精气。

卧处尤宜绵密间，宴居静虑和心意。

沐浴盥嗽皆暖水③，卧冷枕凉皆勿喜。

孤茄生菜不宜食，岂独秋来多疟痢。

伏阴在内三冬月，切忌汗多阳气泄。

阴雾之中毋远行，暴雨震雷宜远避。

道家更有颐生旨，第一令人少嗔恚④。

秋冬日出始裘衣，春夏鸡鸣宜早起。

夜后昼前睡觉来，瞑目叩齿二七回。

吸新吐故无令缓，咽嗽玉泉还养胎。

摩热手心熨两眼，仍更揩擦额与面。

中指时时摩鼻频，左右耳眼摩数遍。

更能干浴遍身间，按髀时须纽两肩⑤。

纵有风劳诸冷气，何忧腰背复拘挛？

嘘呵呼吸吹及口四，行气之人分六字。

果能依用力其间，断然百病皆可治。

情欲虽云属少年，稍知节养自无愆⑥。

固精莫妄伤神气，莫使苞羽火中燃。

有能操履长方正，于名无贪利无竞。

纵向邪魔路上行，百行周身自无病。

【注释】

①炙（音至）：烤。博（音薄）：同"爆"。

②哺啜（音补缀）吃、喝的意思。

③盥（音贯）：浇水洗手。

④嗔恚（音郴会）愤怒。

⑤髀（音毕）：大腿。纽：扭。

⑥愆（音千）：差错。

十三、修真之要

张元素 [金] 此篇根据《内经》的理论，从形、气、神来探讨养生的机理，论述了历代流传的重要养生方法，如调息、导引、内视、按摩、咽津等在调气、定气、守气、交气以及灌溉五脏、调和阴阳、通畅经脉等方面的重要作用。

【原文】

《经》①曰："观天之道，执天之行，尽矣。"盖天一而地二，北辨而南交，入精神之运以行矣。拟之于象，则水火也；画之于卦，则坎离也。两者相须，弥满六合，物物得之，况于人乎？盖精神，生于道者也。是以上古真人，把握万象，仰观日月，呼吸元气，运气流精，脱骨换形，执天机而行六气，分地纪而运五行，食乳饮血，省约俭育，日夜流光，独立守神，肌肉若一，故能寿敝天地②，无有终时。此其道生之要也。夫道者，能却老而全形，身安而无疾。

夫水火，用法象也；坎离，言交变也。万亿之书，故以水为命，以火为性，土为人，人为主性命者也。是以主性命者，在乎人。何则？修短寿夭，皆自人为。故《经》③曰："精神内守，病安从来？"又曰："务快其心，逆于生乐。"所以然者，性命在乎人，故人受天地之气，以化生性命也。是知形者，生之舍也；气者，生之元也；神者，生之制也。形以充气，气耗形病；神依气住，气纳神存。修真之士，法于阴阳，和于术数，持满御神，专气抱一，以神为本，以气为马，神气相合，可以长生。故曰："精有主，气有元，呼吸元气，合于自然。"此之谓也。

智者明乎此理，吹嘘④呼吸，吐故纳新，熊经鸟伸⑤，导引按蹻⑥，所以调其气也；平气定息，握固凝想，神宫内视，五脏照彻，所以守其"气也；法则天地，顺理阴阳，交媾坎离，济用水火⑦，所以交其气也。神水华池⑧，含虚鼓漱，通行荣卫，入于元宫⑨，溉五脏也。服气于朝，闭息于暮，阳不欲迭，阴不欲复，炼阴阳也。以至起居适早晏，出处协时令，忍怒以全阴，抑喜以全阳，泥丸欲多掷，天鼓欲常鸣，形欲常鉴⑩，津欲常咽，食欲常少。眼者，身之鉴也，常居欲频修；耳者，体之牖也，城廓⑪欲频治；面者，神之庭也，神不欲复；发者，脑之华也，脑不欲减；体者，精之元也，精不欲竭；明者，身之宝也，明不欲耗。补泻六腑，陶炼五精，可以固形，可以全生。此皆修真之要也。故修真之要者，水火欲其相济，土金欲其相养。是以全生之术，形气贵乎安，安则有伦⑫而不乱；精神贵乎保，保则有要而不耗。故保而养之，初不离于形气精神，及其至也，可以通神明之出。神明之出，皆在于心。独不见：心为君主之官，得所养，则血脉之气王⑬而不衰，生之本无得而摇也，神之变无得而测也；肾为作强之官，得所养，则骨髓之气荣而不枯，蛰封藏之本无得而顾也，精之处无得而夺也。

夫一身之间，心居而守正，肾下而立始，精神之居，此宫不可太劳，亦不可竭。故精太劳则竭，其属在肾，可以专啬之也；神太用则劳，其藏在心，静以养之。唯精专，然后可以内守。故昧者不知于此，欲拂⑭自然之理，谬为求补之术，是以伪胜真，以人助天，其可得乎？

【注释】

①《经》：指《阴符经》。

②寿敝天地：年寿长到天地敝坏之时，形容年寿之长。敝，坏。

③《经》：指《黄帝内经》。

④吹：快速呼气；嘘：缓慢地呼气。

⑤熊经：像熊一样悬吊在树上。鸟申：像鸟一样伸展身体。都是一些锻炼身体的动作。经，悬吊。

⑥导引：意为导通气血，柔和肢体，延长寿命。按蹻：按摩，导引。

⑦交媾坎离，济用水火：气功用语，指水升火降，交相调和，从而维持人体的阴阳平衡。坎，八卦之一，即水；离，八卦之一，即火。

⑧神水：指唾液。华池：指口腔。

⑨元宫：即玄宫，指体腔。

⑩鉴：照，审察。

⑪城廓：即耳轮。《真诰》引《消魔经》上篇："耳欲得数按抑其左右，亦令无数，令人聪彻，所谓'营治城郭，名书皇籍。'"

⑫有伦：有序。

⑬王（音旺）：通"旺"。

⑭拂：违背。

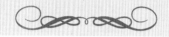

第十七章 家庭爱心教育的智慧——《弟子规》

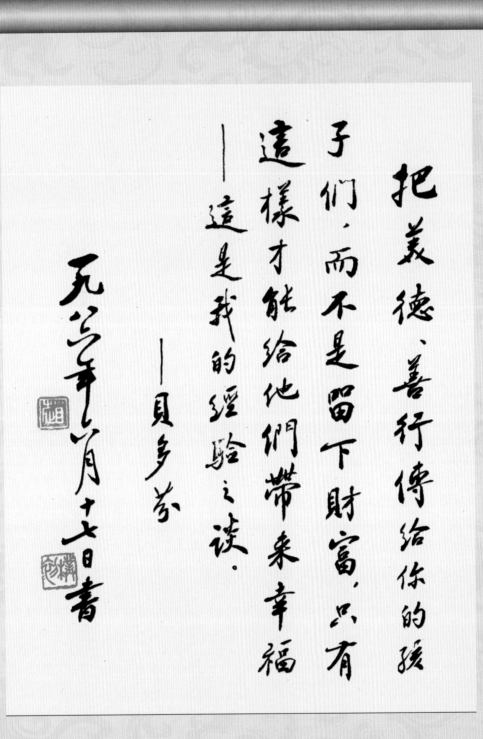

把美德、善行傅给你的孩子们，而不是留下财富，只有這樣才能给他們帶來幸福——這是我的經驗之談。

——貝多芬

无兰年八月十七日書

第十七章 家庭爱心教育的智慧——《弟子规》

中国古籍《礼记·学记》有云："建国君民，教学为先。"教育是强国富民之本，《弟子规》依据《论语》《孟子》《礼记》《孝经》及朱熹语录等儒学典籍的传统观念，精辟地论述了孝悌仁爱的思想。它将《论语·学而》中"弟子入则孝，出则弟，谨而信，泛爱众，而亲仁，行有余力，则以学文"作为开启幼小心灵立稳人生的童蒙教育。并列举了子弟在家、出外、待人、接物、求学等礼仪，三字一句，浅显易懂，音韵谐美，知识丰瞻，适宜孩童记诵，是启蒙养正、规范言行、防邪存诚、忠厚家风的最佳童蒙读物。因此，家庭爱心教育应该从儿童着手，所谓童蒙养正，古德云："教儿婴孩，教妇初来。"人的童年时期，天真未泯，记忆力最强，最容易教导，在这时接受良好的启蒙教育，对他们的一生将受用无穷。三字经说："性相近，习相远。苟不教，性乃迁。"如果我们能利用这一段黄金时期，引用圣贤的智慧，熏习我们的子弟，使孩子从小即明事理、讲道德、孝顺父母、友爱兄弟，慈善有爱心，懂得感恩，使他从小就把握住了人生的根本，日积月累，必将奠定他一生为人处世等方面，具有卓越的综合素质，也为他成家立业、今后的生活幸福、事业的成功奠定了基础。

在社会主义精神文明建设的指引下，家庭爱心教育在加强道德建设的发展时期，《弟子规》对帮助孩童传承爱心传统文化，培养人格品行具有重要的意义。爱心教育是给孩子内心播种善良，引导他在如何立身做人的同时，也要家长必须按《弟子规》的要求，身教在前，率先垂范，成为子女仿效的楷模。

《弟子规》不仅是融读经与识字、为学与为人于一体，重在教导儿童读诵学习时并落实在学习生活中。而且可以帮助他们建立正确的人生观、价值观，养成良好的生活和行为习惯，培养敦厚善良的心性。它注重家庭教育与生活实际相结合，是待人处事的道理与具体的方法。对于３～７岁的儿童比较容易去理解，还有助于增强脑部的发育。它语言流畅，三字一句，两句一韵，接近白话，读诵时琅琅上口，有利于儿童培养语感，陶冶情操，为学习其他经典和文化知识打下坚实的基础。

培养孩子的善良品质，对孩子的身心健康成长至关重要，这是毋庸置疑的。当然各个家庭素养的不同，有些家长认为，现代社会是个文明法制的社会，懂不懂文明礼仪没关系，只要学习好、有真本事就行了；有些家长则认为，小孩子天真无瑕，长大了自然就懂事了。其实，这都是误解。一方面，孩子的文明礼仪需要从小培养，否则就会形成坏的习惯，一旦形成坏习惯，再改就很难；另一方面，越是懂礼仪的孩子，越能获得在学习成长中的广阔天地，因为他会受到他人的尊重和欢迎。因为０～６岁是孩子性格形成的关键时期，对最初的行为印象最深，反复几次以后便形成心理定势，这种心理定势稳固以后便成了性格。所以孩子从小就要养成良好的生活习惯，把德行的根基扎稳，这样你已经为他的人生创造了智慧的财富。

成功的家庭教育往往不是严肃的告诫、喋喋的训导，也不是成套的理论、成体系的课程，家庭教育的成就过程就在父母的行为、举止、言谈与礼仪风范中，潜移默化地影响着孩子。孩子是双亲的镜子，孩子的行为能清晰地反映出家庭成员的行为准则，因此要让孩子具有良好的品质，父母的"教"是次要的，"做"才是主要的。所以倡导要亲子共读，有利于融洽亲子关系，有利于生活实践及共同成长。这一历程不仅对儿童来说，是终生享用的财富，对父母来说，也是一举两得的收获，是为人父母人生的第二次成长，更是对国家、对社会应尽的责任。

为了子女成人成才、人生幸福，是天下父母的共同心愿，在每个人的一生中，没有任何的成功，能弥补婚姻、家庭教育的失败。没有幸福的家庭生活，就不可能拥有真正快乐与光明的远景。人生就好像下一盘棋，假如我们思考的都是下一步怎么走，那你每一步都会走得举棋不定，假如我们下棋可以看到一百步怎么走、两百步以后怎么样规划，那你的人生就会走得很轻松从容，你孩子的人生也会走得前程似锦、高瞻远瞩。因此父母的品德与言行，直接地影响着孩子良好行为德性的形成。故作为孩子第一任老师的父母必须从我做起、从现在做起，要时时处处做出表率。"身教胜于言教"，凡是要求孩子做到的，父母一定要先做到。家庭是社会的细胞，是社会大家庭的成员，家庭的教育是自己的责任，对他人的责任，对集体的责任，更是对社会的责任。培育孩子的责任心是："天下兴亡，我的责任"，愿天下所有的父母都负起责任，重视家庭慈爱心伦理道德的教育，为获得幸福美满的人生，为建设和谐社会作出贡献！

【原文】 弟子规 圣人训 首孝弟 次谨信

泛爱众 而亲仁 有余力 则学文

【译文】《弟子规》是依据至圣先师孔子的教诲而编成的生活规范。它教导我们：首先在日常生活中要做到孝顺父母、友爱兄弟姐妹；其次在一切日常言语、行为中，要小心谨慎，要讲信用；与大众相处时要平等博爱，并且亲近有仁德的人，向他学习，这些都是很重要非做不可的事；如果还有多余的时间、精力，就应该好好学习六艺等其他有益的学问。

孔子教学，讲四门教育：德行、言语、政事、文学。四门教育首重德行教育，而《弟子规》是最好的德行教育课本，而这个教育注重的是家庭教育的智慧，家教是最重要的扎根教育。家庭教育对一个人的善良、爱心、性格、意志、品质、情操、爱好乃至人生观、世界观都起着根本的作用。从家庭教育的研究观察，小孩在三岁以前是离不开母亲，母亲的一言一行，小孩都在模仿与记忆，以母亲的仪表作为自己的行为规范，称之为母仪母教。如果父母自己不自尊、不严格要求自己，你的小孩将向你学习什么呢？所以真正要让家庭教育有很好的进展，必须从家长开始提升。

《易经》里有一句话"蒙以养正，圣功也"，意思是孩子小时候就要给他培植正确处事待人的态度，养他的浩然正气，让他奠定德行的根基。你把小孩教好了，这个功德最神圣。为什么呢？因为他（她）们是祖国的未来的人才，如果将来孩子对社会没有责任心、没有德行，那么必定会影响社会的和谐稳定，孩子如果是有才无德有人称之为"危险品、废品"。《三字经》说："人之初，性本善。性相近，习相远。苟不教，性乃迁。"人的本性都是一样的，而习性就不一样了。因为人受的教育不同、受的熏染不同，在社会里受不良风气的熏染，他就在慢慢地变质，如果受到良好的教育，他就会担负起崇高的社会责任。所以，我们坚信品学兼优的孩子是家庭、社会、学校培养出来的。

【原文】 入则孝

【译文】讲的是为人子之道，子女的本分就是一个孝字。古人云："百善孝为先。"孝敬父母是中华民族的道德准则，人人皆知父母养育儿女之辛劳，要尽我所能来回报双亲，但这种良善的天性如不及时施以正确的教导，则此种感恩的心情很快会泯灭掉。不知不觉中，习惯了衣来伸手、饭来张口，就会认为父母疼我爱我乃天经地义之事；至于我也要疼爱父母，因无人教无人提醒，乃渐渐遗忘于脑后。没有使孝顺父母成为孩子的自觉行为，长大后埋怨孩子不懂孝道、对他人没有爱心，后悔已迟。所以，从小就要培养孩子的孝道精神。当他在家知道孝敬父母后，在外面才知道尊敬老师、长辈，他才能进一步把这份爱心扩展到周边的一切人和事。所以，圣贤倡导慈善大爱的精神，以孝治天下必定能得到和睦家庭、和谐社会、和谐世界。

【原文】 父母呼 应勿缓 父母命 行勿懒

【译文】父母叫我们，要马上答应，不能够迟缓。父母有事要我们去做，要立刻行动，不可拖延或推辞偷懒，这是对父母的一种恭敬。

孩子对父母讲话的态度，对小孩一生影响很深远。当他在与父母应答之间所形成的是孝心、恭敬心时，就为他以后的发展奠定了良好的基础。如果父母叫我们时拖拖拉拉，那就是一种傲慢，恭敬心就没有了。子游问孔子：以很丰厚的生活奉养父母，这个算不算是尽孝呢？孔子说："至于犬马，皆能有养。不敬，何以别乎？"如果对父母没有恭敬心，那么养父母跟养狗、养马有什么区别呢？哪能叫尽孝呢？所以孝第一要培养的是敬，一切人伦之道都是以爱敬心为基础的，孝必定要跟恭敬心联系起来。当一个人在家里养成了这种对父母温和柔顺的态度与恭敬的存心后，踏入社会，他的这种修养一定会引起大家对他的重视和尊敬，这种恭敬的存心就是他幸福成功的源泉。

【原文】 父母教 须敬听 父母责 须顺承

【译文】父母教导我们做人处事的道理，是为了我们好，应该恭敬地聆听。做错了事，父母责备教诫时，应当虚心接受，不可强词夺理，使父母生气、伤心。父母的责备大部分都是出自于爱心，所以即使是父母说错了，我们心里明白，也不必跟父母顶嘴，有则改之，无则加勉。

我们要深深感念父母不厌其烦的教导和成就我们的良苦用心，所谓"爱之深，责之切"，而为人子女者，却很少能体会父母这至深至爱之情。犯了错，不但不能接受父母的教诲，反而阳奉阴违，甚至起厌烦心说出冒犯父母的话，让父母伤心至极。故孔夫子说："色难。"侍奉父母，难在永远保持和颜悦色。仔细想想，我们是否父母说一句而顶了好多句呢？深信每个人都希望能做一个孝子，因为自古以来孝子是最有福的人，那么就让我们先从事亲、悦亲、让父母心生欢喜开始吧！

【原文】 冬则温 夏则清 晨则省 昏则定

【译文】为人子女，对父母要时时关心、处处留意。二十四孝的黄香，为了让父亲安心睡眠，夏天睡前会帮父亲把床铺扇凉，冬天寒冷时会为父亲温暖被窝，实在值得我们学习。早晨起来要向父母请安问好，下午回家之后，要将今天在外的情形告诉父母，向父母报平安，使老人家放心。

这些行为虽然都是小事，但处处都表现出一个孝子的那种纯孝之心、知恩报恩的心。我们要知道，从孩子有了生命那天开始，父母就对子女百般呵护，衣食住行照顾得无微不至。作为感恩，子女关注留意父母的冷暖，这是天经地义的，况且子女给予父母的关爱比起父母的付出，万分之一也不及。而当一个人爱护父母养成了习惯后，他待人、处事、接物都有那种温、良、恭、俭、让的态度，这种人自然能得到大家的尊敬、爱戴。这样的人生虽是平凡，确是现今社会中的不凡之人了。

【原文】 出必告 反必面 居有常 业无变

【译文】外出离家时，须告诉父母要到哪里去，父母同意了我们才可以去。回家后还要当面禀报父母回来了，让父母安心，这些都是必要的礼貌。平时起居作息（生活习惯）要保持正常有规律，不要任意改变。长大以后，应居有定所、事业专注，切勿荒废、空过一生，让父母为我们担忧。

这些行为都体现出一个孝子心里常常存着父母，因为心里存着父母，所以他必然就"出必告，反必面"。如果心里面把父母忘了，很可能这些细节他也就忽略了。我们要体会到，它主要告诉我们对父母要常常惦记在心，常常有安慰父母、让父母安心的这个意念。

【原文】 事虽小 勿擅为 苟擅为 子道亏

【译文】纵然是小事，也不要擅自做主而不向父母禀告。如果任性而为，容易出错，也有损为人子女的本分，因此而让父母担心，是不孝的行为。

孩子第一次犯错，做父母的千万不可以含糊过去，一定要给予正确的纠正，不能迁就和纵容孩子，不能满足孩子的无理要求，不许任性，要让他懂得哭闹毫无意义，做任何事情必须讲道理，这样他会终身记住，不会再犯。所谓"慎于始"，一切都要谨慎于开始，而等他一错再错，再来纠正就不容易了。每个孩子都会犯错，如果我们对孩子的缺点和错误，在仔细分析的基础上给予批评，并心平气和地把道理给他讲清楚，再教他正确的做法，使孩子接受起来口服心服。这种处理孩子不良行为的方法既充满关爱，又不失威严，并且能够加深母子之间的感情。当我们有了这些正确的做法时，孩子犯错，自然而然就会意识到，这正是教育他的最佳时机，就不会因为乱发脾气，而把教育的机会错过。

【原文】 物虽小 勿私藏 苟私藏 亲心伤

【译文】东西虽然很小，也不要背着父母，偷偷地私藏起来。一旦被发现，父母心里一定十分伤心生气。

即使小到一颗糖果，如果没有经过主人同意，就私自把它隐藏起

来，那就等于是小偷。这种行为会让父母蒙羞，感到是一种羞耻。所以，我们为人父母要在这些方面特别谨慎注意，应该经常查看孩子的书包、口袋，看是否有来路不明的东西，是不是多出了一些文具或用品。如果有的话，可能孩子的手已经犯了不干净的行为。谚云："小时偷针，大时偷金。"如不及时制止，发展下去就会对品德造成很大的伤害，这很可能就因此而毁了他一生的前途。

【原文】 亲所好 力为具 亲所恶 谨为去

【译文】父母亲所喜好的东西，当子女的应该尽力去准备齐全，父母亲所厌恶的事物，要小心谨慎地去除掉（包含自己的坏习惯）。

在日常生活中我们要处处留心、时时在意，一言一行都要以父母作为主要的考虑。要从衣食住行上细心观察，使父母的口福不缺，按四季更换衣服，卧宿使其安适，行动有人扶持；父母所爱之物，我必爱之，父母所爱之人，我当敬之，父母所愿意的事，我当奉行之，要时时顺着父母的心意，使其心生喜悦。读懂父母的心声、父母的需要，这才是真正的孝道。相反，当我们起了一个坏的念头，比如说起了贪心、起了跟人家争斗的心以及不好学进取、种种不善的念头，这都是对不起父母啊！这些不良行为我们都要尽快改正，所以孝心要从这点点滴滴去养成。

【原文】 身有伤 贻亲忧 德有伤 贻亲羞

【译文】要爱护自己的身体，不要使身体受到伤害，让父母亲忧虑。更要注重自己的品德修养，不可以做出伤风败德的事，使父母亲蒙受耻辱。（孝经云："身体发肤，受之父母，不敢毁伤，孝之始也。"）

有人抱怨说：父母怎么管我这么多？实在是因为你不能让父母放

心啊！假如你知道照顾好自己的身体，生活起居饮食有规律，进而让自己更懂事，这样父母就放心了。现在不健康的网络、影视、杂志媒体太发达，人与人之间交流很频繁，假如你没有判断力，又没有理智，就会受到邪恶思想的污染而堕落。到时候不但父母家人蒙羞，甚至连下一代也有可能蒙羞，这是大不孝，所以从小就要学会自尊自爱，保持身心的善良与清净健康至关重要。

【原文】 亲爱我 孝何难 亲憎我 孝方贤

【译文】当父母喜爱我们时，孝顺是很容易的事情。当父母不喜欢我们或者管教过于严厉时，我们一样孝顺，还能够自己反省检点，体会父母的良苦用心，努力改过并且做得更好，这种孝顺的行为最是难能可贵。

父母即使不慈，也不应成为自己不尽孝的理由。因为父母给予生命并将自己抚育成人，这个恩德太大，做儿女的用任何方法都是无法回报的。但是父母身上可能会有缺点，作为儿女也应该感父母养育之恩而加以包容，不可以以此作为自己不孝的理由，这是功利观，而非道义观。人伦之道的关键是先尽自己一方的责任，而不能以他人尽责与否作为我们是否尽责的前提条件。我们与人相处要记住一个原则，"不管别人对与否，自己一定要做对"，无论是父母还是身边

所有的人，纵使他们用不好的态度对我，我依然要用和善的态度去面对他们，不然我也是跟他一般见识了，根本没有资格去说别人的错。以怨报怨，结果会造成更加严重的对立矛盾。我们要相信"精诚所至，金石为开"，这样才能观赏人生的美景。

【原文】 亲有过 谏使更 怡吾色 柔吾声

【译文】父母有过失，当子女的应小心劝导改过向善。态度一定要诚恳，声音必须柔和，应做到和颜悦色地把道理讲清楚、讲明白。

孝顺并不是一定要对父母百依百顺，人与人之间所有的行为都要以"道义"为准则，父母子女之间也不例外。人无完人，父母也难免有过错，子女如果对此听之任之、不闻不问，也是一种不孝的表现。因为父母的过错会给自己和家庭带来损失、伤害，作为子女，爱父母，就有劝导帮助父母的责任，而劝导帮助的关键是你的态度和方式、方法。因此，我们在劝谏时绝对不可板着面孔，一派指责的言语，好似在教训父母一样，这样父母肯定是没有办法接受的。而应当见机行事，以虔敬的心、善巧的言语，或请适当的长者来帮忙，这样效果才更好，也会使父母子女之间的亲情更加融洽、家庭更加和睦。为人父母者，我们读到这一条，也更应该警诫、反省自己有无过失及不良的习惯，如果有，就要及时把它改正过来，这样才能做好榜样让子女效法。

【原文】 谏不入 悦复谏 号泣随 挞无怨

【译文】 如果父母不听规劝，要耐心等待，一有适当时机，例如父母情绪好转或是高兴的时候，再继续劝导。如果父母仍固执不听，甚至生气，此时我们虽然难过得痛哭流涕，也要恳求父母改过。因为，有孝心的人是不忍心陷父母于不义的。纵然遭到责打，我们也无怨无悔，不能使父母一错再错、铸成大错。

不论我们规劝谁，都要建立在对方对我们有很深信任的基础上，而这个信任绝对不是凭空而来的，你必须要在长期的相处中，时时观察对方的需要，然后真心地去关怀与付出，才能赢得别人的信任。进而再在适当的时机进行规劝，才会有效果。

【原文】 亲有疾 药先尝 昼夜侍 不离床

【译文】 父母亲生病时，子女应当尽心尽力地照顾，古人熬制中药，在给父母服用之前都会先尝一下，看看温度凉热是否适宜。昼夜侍奉在父母的床前，这是一种孝心的流露。

想一想当子女生病时，做父母的恨不得自己去替孩子生病，那心血的付出是世上少有的。如今父母生病了，最需要自己的子女在身边陪伴照顾起居，我们岂能因为工作太忙或没有时间，就放弃这种尽孝的机会呢？所谓"树欲静而风不止，子欲养而亲不待"，故行孝当及时，错过机会，将是终身的遗憾！等父母过世后，才想到要奉养父母，那时就悔之晚矣！孝亲不是难事，只要我们肯承担，只要我们真正生起对父母的报恩之心，就没有做不到的事情。

【原文】 丧三年 常悲咽 居处变 酒肉绝

【译文】 当父母亲不幸去世，守孝期间（古礼三年），要常常追思、感怀父母教养的恩德，因而经常悲伤哭泣。自己的生活起居必须调整改变，不能贪图享受，应该戒绝酒肉，多做善事，为父母亲修福。

一个孝子他很难接受父母离去的现实，自然而然就会有这样的情绪：当想到父母一把屎一把尿，用尽心力，累到耳聋眼花，牙也掉了，腿疼腰弯，行动不便，一生辛苦地把我们培育成人；想到父母待我之慈爱真心，而自己尚未报父母之恩于万一；想到以往跟父母在一起的种种情形，眼泪就忍不住掉下来。这种感怀之情，是一个孝子发自内心自然做出来的。父母都离去了，他还会吃好的、穿好的、用好的，去花天酒地吗？不可能的，自然而然对那些挥霍、酒肉就不想。这都是对父母一种哀悼的表现。

【原文】 丧尽礼 祭尽诚 事死者 如事生

【译文】 办理父母亲的丧事要哀戚合乎礼节，不可草率马虎，也不要为了面子铺张浪费，才是真孝顺。祭拜时应诚心诚意，对待已经去世的父母，要如同生前一样恭敬。《论语》云："慎终追远，民德归厚矣。"中国古礼特重葬礼，而重视丧葬之根本目的是在教化活人，以此来培养人们的道德品性和反哺报恩的观念。人与人之间的感情很容易夹杂势利的因素而不纯粹，唯有对死者，没有欲望，只有真情。现在当然可以改革葬礼仪式，不必厚葬，但一定要有对父母的真情，切不可流于形式。

父母过世以后，每年要定期（父母的祭日、清明节、冬至节）祭祀父母、祭祀祖先，这是一种缅怀父母祖先恩德的活动。父母在生的时候，我们要爱敬自己的父母，父母不在了，我们对父母的那种怀念，也是一生不改啊！特别是要更加努力地来做人、行义，不可以做出亏欠父母、让父母蒙羞的事情，要对得起父母的在天之灵，这也是对父母尽孝啊！人生在世，父母与我们最亲，给我们的恩情也最重。所以，人一生最重要的就是要能对得起自己的父母。努力学习侍奉父母的礼节，把孝养父母当成人生中最重要的一件大事业，用心努力来完成，做到仰不愧于天、俯不怍于地，心胸坦荡地立足于天地之间。千万不要上演"树欲静而风不止，子欲养而亲不待"的人生悲剧，这种心痛一定会缠绕我们一生的……使我们的内心经常会在自责与后悔的阴影下痛苦地煎熬着，无法得到安宁。切记，切记！如果生前不尽心奉养，让父母寒心而去，死的时候花一大把钱，那就是太颠倒了，这是大不孝啊！

所以，我们要把孝深深地根植于我们的心中，尊重、感恩、顶礼我们的父母，是他们给了我们生命，仅此一恩已经足矣，更不用说难以报答的养育之恩。莫论父母的是是非非、恩恩怨怨，他们也是人，岂能事事明理、处处正确？无论如何，当他们老了，糊涂了，脾气古怪了，不通情理了，我们要把他们当孩子疼、当孩子爱。原谅宽容每一位天下的老人，珍惜老人的好心情，哪个不是我们的白发亲人，我们哪个不会变成别人的白发亲人？

《孝经》云："立身行道，扬名于后世，以显父母，孝之终也。"孝到了终极，是要立身行道啊！要让父母成为圣贤人的父母，这是大孝啊！大孝的人，要以身济世，救济这个世间，正如古人所讲的"为天地立心，为生民立命，为往圣继绝学，为万世开太平"。

【原文】 出则弟

【译文】 是讲家中兄弟相处之道以及与长辈在一起的规矩，教导孩子对待长辈要有恭顺的态度和行为，要懂得尊重别人。当我们在家里已经养成了对父母、师长、兄弟的一种恭敬承顺的态度后，长大踏入社会，自然对领导、长辈及一切人也都有一种恭敬的存心，表现在外面就是以礼待人。我们要知道，很多为人处事的行为，确确实实是在家里养成的，所以为什么说家教如此重要！一个懂礼貌的人，他走到哪里都能赢得众人的喜欢、获得贵人的帮助。相反，假如没有礼貌的行为，也不会遇到贵人、遇事也不会有好心人相助，在言语、做事当中还会形成很多的阻力。他自己还会觉得莫名其妙，他们怎么都看我不顺眼，搞不清楚问题到底发生在哪里。所以，为人父母者果真为你的孩子前途着想，一定要慎重思考，在他成长的过程中，到底是考试分数重要还是教孩子做人做事的态度重要？既然我们都希望自己的孩子将来能成社会需要的人、事业有成，那么从小就要重视这些影响孩子一辈子的重要的德行与爱心的教育，这才是他人生幸福美满的根源！不然，等孩子长大以后习惯成自然，就很难改变了，这才是我们教育的当务之急！

【原文】 兄道友 弟道恭 兄弟睦 孝在中

【译文】 当哥哥姐姐的要友爱弟妹，做弟弟妹妹的要懂得恭敬兄姐，这样兄弟姐妹就能和睦相处而减少冲突。兄弟姐妹能和睦相处、互相尊重，父母自然欢喜，孝道就在其中了。

兄弟姐妹同为父母所生，情同手足，同声相应，同气相求，故能尽悌道也就是尽孝道。现在常在报纸上看到这样一些悲哀的现象，父母含辛茹苦地把好几个儿女养大，到父母老了需要儿女照顾时，谁都不愿意承担赡养的义务。父母过世后，儿女之间又为了互相争夺财产，告上了法庭，甚至兄弟姐妹变成了仇人，全把父母的教诲忘在脑后。这是大不孝啊！想想父母在世时为我们操劳一生，走后在天之灵都无法得到安息，这是多么令父母操心、悲伤、蒙羞的事情啊！

【原文】 财物轻 怨何生 言语忍 忿自泯

【译文】 与人相处，不斤斤计较财物，怨恨就无从生起。讲话要谨慎，不要说过激、太过伤人的话语，给对方一分尊重，不要逼人太甚，这样自然就不会刺痛对方而产生怨恨。

言语在孔门四科里面排在第二位，这是很重要的一门学问。俗话说："忍一时风平浪静，退一步海阔天空。"能忍让，就能化干戈怒气于无形之中。其实，在忍当中不但能扩宽自己的心量，也会唤醒对方的惭愧之心。因为，毕竟当人在发脾气的时候，往往都是比较情绪化，等他冷静下来，就会觉得自己理亏。所以，这一忍，忍出了自己的德行，也忍出了对方的惭愧，而且更保持了彼此的关系，何乐而不为呢？

【原文】 或饮食 或坐走 长者先 幼者后

【译文】 不论用餐、就座或行走，都应该谦虚礼让、长幼有序，让年长者优先，年幼者在后。

现在家庭大多只有一个孩子，他们很多已经成为家中的小皇帝、小公主，几代人围着一个孩子转，有什么好吃的、好用的，总是首先想着孩子。这样长期下去，就增长了他自私自利的心性，以致小孩认为这是理所当然的，不知道要礼让长辈，认为自己是老大，使孩子养成了坏的习惯。很难想象，一个自私自利、连自己的父母都不放在心上的人，怎么可能会为别人着想，将来怎么可能得到大家的尊重而获得真正的幸福成功呢？所以，不要因为大人的宠爱，而忽略了从小就应该培养孩子礼让的美德。

【原文】 长呼人 即代叫 人不在 己即到

【译文】 长辈有事呼唤人，应代为传唤。如果那个人不在，自己应该主动去询问是什么事？可以帮忙的就帮忙，不能帮忙则代为转告。

这是告诉我们，时时要有一颗为他人着想的心。当我们知道处处尊重长辈，常常有服务于长辈的心，长辈交代我们的事一定是立即去做，而且会把做完的情形向长辈报告，让长辈放心。当别人交代给我们的工作都能从头至尾做好，有始有终，这样我们走到哪里都会受到欢迎，别人看我们也顺眼，自然也就能得到长辈的垂爱和提携。其实，当一个孩子在落实这些礼仪的时候，他的耐性、沉着也就逐渐地培养出来了。

【原文】 称尊长 勿呼名 对尊长 勿见能

【译文】 称呼长辈，不可以直呼姓名，这是对长辈的一种尊重。在长辈面前，要谦虚有礼，不要表现出自己很有才能，藐视长辈。

晚辈直呼长辈的名字是不礼貌、没有教养的表现，因此要在称呼上从小就树立孩子长幼、尊卑的态度，这样才能培养孩子谦虚的心态。如果孩子目无尊长、爱好表现，长辈就不愿意教他们了。古人很重视韬光养晦，一个人即使有才华，也不能在大庭广众之中故意卖弄，这是相当危险的。因为锋芒太露了很容易遭人嫉妒，这对将来的前途以及立身处世都有负面的影响。真正有德有才之人，久而久之自然能获得大家的敬佩、爱戴，何必用表现自己来证明自己的才华呢？

【原文】 路遇长 疾趋揖 长无言 退恭立

【译文】 路上遇见长辈，应快步向前问好。长辈没有事时，即恭敬退后站立一旁，等待长辈离去。

如果见到长辈，还慢吞吞、大摇大摆地走上去，这种形象就已经充满了傲慢。文明礼貌看起来是一种外在的行为表现，实际上反映了一个人的内心修养，体现出一个人自尊和尊重他人的意识。人与人之间互相观察和了解，一般都是从礼仪开始的，一个举止优雅、彬彬有礼的人，更容易交到好的朋友、找到好的工作，所以礼貌就是一张金名片。而父母良好的行为举止是对孩子最生动、最有效的礼貌教育，试想一个满口脏话的家长，想要自己的孩子语言文明也是不大可能的。因此，家长应严格要求自己，给孩子做出一个好的榜样。

【原文】 骑下马 乘下车 过犹待 百步余

【译文】 古礼：不论骑马或乘车，路上遇见长辈均应下马或下车问候。长辈离开以后，应该站在原地，目送长辈离开百步之遥，我们才可以离开。

这都是体现出一种对长辈的恭敬之心。礼节作为人与人之间行为规范的一种规定，可以说是人与人之间所保持的最优美的距离，这种自然的秩序如果我们遵守的话，相处起来就感觉非常舒服、和谐，不会觉得唐突。假如这个礼你觉得繁琐，要把它废除掉，往往就会产生很多的不愉快跟误会。要知道正是这些繁琐的礼节，才能培养出一个人的耐心、细心、恭敬之心。这样久久养成习惯之后，这个人自然就有一种雍容大度之气，即使是在事情很忙乱的时候，他的礼节都分寸不乱，这才是真正大德之人。

【原文】 长者立 幼勿坐 长者坐 命乃坐

【译文】 长辈如果站着，我们绝对不可以坐，因为这是非常无礼的。即使是长辈不坐，我们也不能坐。当长辈坐下来了，吩咐我们也一起坐时，我们才可以坐下来。如果长辈没让我们坐，那我们就要侍奉在长辈旁边，服务于长辈。

这是一项非常重要的社交礼节。我们参加聚会时，大家都有这样的感受，譬如说有家长带孩子来时，一群孩子遇到一起，如果小孩没有受到约束，往往就会在屋子里毫无顾忌地东跑西跑、大声喊叫，非常没有礼貌，给人的感觉是很没有家教。这是什么原因造成的呢？就是从小父母没有教过他这些应对进退的基本礼节。

【原文】 尊长前 声要低 低不闻 却非宜

【译文】 在长辈面前讲话，声音要柔和适中，但回答的音量太小让人听不清楚，也是不恰当的，和颜悦色、柔和清楚最好。

这是提醒我们时时要注意别人的感受。在长辈面前讲话，声音太大、很刺耳，讲起话来还滔滔不绝，旁边坐的长辈心里一定会觉得很难受、不舒服。所以，从小我们就要有意识地训练孩子，在长辈面前言谈举止要落落大方，要有一种柔和的气质。家里如果有长辈来，我们一定要让子女出来跟他问候，并注意在旁边观察他的礼貌、应对情形。如果发觉孩子有哪些过失及表现不妥的地方，当下就要指导他应该如何做才是最好的。

【原文】 进必趋 退必迟 问起对 视勿移

【译文】 有事要到长辈面前，应快步向前，等到告退时，必须稍慢一些才合乎礼节。当长辈问话时，应当专注聆听，眼睛不可以东张西望、左顾右盼。

孩子对人讲话时眼睛不专注，代表他的心没有恭敬，心不在焉，很浮躁。现在孩子为什么这么焦躁？就是太缺乏礼节的教育，久而久之我行我素惯了。所以这些小细节，都需要我们为人长者好好用耐性去教导，慢慢让他能循规蹈矩，处处替人着想。假如与人相处都能遵守这些基本的礼节，回馈给我们的就是所有人都愿意帮助你、尊敬你。

【原文】 事诸父 如事父 事诸兄 如事兄

【译文】 对待叔叔、伯伯等尊长，要如同对待自己的父亲一般孝顺恭敬，对待同族兄长（堂兄姊、表兄姊），要如同对待自己的兄长一样友爱尊敬。

我们回想一下，这些长辈在我们小时候不知曾经抱过我们多少次，在心里祝福我们健康成长，对我们有很多的提携、关怀，这一份情我们要时时存在心里。当他们有需要的时候，我们一定要尽心尽力去帮忙，俗话说，"受人点滴"要"涌泉相报"。我们再把这种心扩展到社会，对待任何人的父母、兄弟姐妹也都要关心、爱护。当我们有了这样的态度，心胸就会非常开阔，量大福也就大，人生才会充满快乐。

有人认为现代社会独生子女无兄弟姐妹，故不需有悌道，这种看法是狭隘的、短浅的。"兄弟"一伦也叫"长幼"，孩子长大成人进入社会，知有前辈晚辈，有年长于己而有才德者即视之如兄，就是悌道。晚辈能虚心向学，前辈能教而无倦，人类慈善文化方能传承不绝，故曰："四海之内皆兄弟也。"

【原文】　谨

【译文】　所谓"谨"，就是一种生活态度，我们做人要谨慎小心才不至于犯错误。"谨"这部分的教诲可以培养一个人三方面的能力：第一是自制力，第二是独立生活的能力，第三是做事的能力。现在孩子大部分都缺乏这三方面的能力，也就是《论语》中所说的"洒扫、应对、进退"这种生活规范教育。可不要小看这六个字，它既是生活教育也是人品教育，这是中国文化教育一贯的传统。现代不少孩子都是娇生惯养，从小就饭来张口、衣来伸手，家长都不肯让小孩去吃苦。这样就连最基本的洒扫庭除都不会，试想今后他们将如何面对生活呢？要知道"责任的承担是成长的开始"，一个孩子有责任心，他才能有所担当。所以，如果爱你的孩子，一定要让他们多承担一些家务。所谓"习劳知感恩"，只有通过亲身实践，他们才能真正体会到父母的辛劳、人生的艰苦，才会懂得尊重别人的劳动成果。这样他们自然也就养成了忍让、克己、吃苦耐劳和善解人意的品格，培养出了坚强的意志力，长大以后才能经受住人生的艰难困苦，才能在逆境中奋起，才能挑重担、成大器。

【原文】　朝起早　夜眠迟　老易至　惜此时

【译文】　为人子应早起，把握光阴及时努力，若经常晚睡甚至熬夜，不但对身体健康不好，也影响白天正常的作息。因为人生的岁月很有限，不要等到年纪老了，才悔恨自己浪费了宝贵的青春时光。

"为中华之崛起而读书"是周恩来总理12岁那年立下的鸿鹄之志，为实现自己的崇高理想，他艰苦奋斗、努力拼搏，用坚强的意志，一生来实践自己所发的誓言，并使之成真，正是因为周总理少年立人志、立长志，才使他的人生如此灿烂辉煌。所以王阳明先生说："志不立，无以成事。"一个人没有立志，这一生不可能把事情做好。所以要珍惜时间，首先要先立定人生的志向。人生很短暂，我们利用这个短暂的生命，要对得起父母的养育之恩，要对得起兄弟姐妹的关照，要对得起成长过程中诸多长者的提携，要对得起国家对我们的教育培养。所以，当一个人念念都是念着这些恩德，想着要去完成他人生的本分、使命，他一定是尽心尽力孝顺父母、友爱兄弟，进一步去为社会服务做出奉献。

【原文】　晨必盥　兼漱口　便溺回　辄净手

【译文】　早晨起床后，务必洗脸、刷牙、漱口，使精神清爽，有一个好的开始。大小便后，一定要洗手，养成良好的卫生习惯，才能确保身体健康。（防止细菌病毒，要学会洗手，手心、手背、指缝间均要仔细搓洗。）

人与人每天彼此间的交谈很多，假如你不刷牙又不注意口腔卫生，就会有口臭，那别人还没跟你交往，就已经对你有所轻视、排斥而不愿意靠近你了。所以，当别人有意躲着我们时，先不要责怪别人，要先反观自照，看看自己是不是在这些礼节当中有所缺失，才造成别人对我们的反感。培养良好的卫生习惯是件平凡而细致的工作，孩子良好的卫生习惯和文明修养是从小的养成，离不开日常具体事务中对其行为的约束和训练，都不是靠短时间内的说教便能奏效的，因此要持之以恒、坚持一贯地要求孩子，通过不断地训练和巩固，使之习惯成自然。

【原文】 冠必正 纽必结 袜与履 俱紧切

【译文】 要注重服装仪容的整齐清洁，帽子要戴端正，衣服拉锁、扣子要扣好，袜子穿平整，鞋带应系紧，否则容易被绊倒。注重生活细节，不仅有助于形成自身的威仪，还能逐渐养成做事严谨的习惯。

一个人的穿戴表示了他的身份和地位，展示出他的气质和修养，反映了他的爱好和追求。穿戴整洁、优美、高雅还是脏污、丑陋、庸俗，可不是一件小事情，一个人的仪容仪表不仅关系自身的形象，有时还关系到工作前途，同时也关系到对他人的尊重。很多大学生去应聘时，穿着邋遢不修边幅，随随便便，看起来很没有精神，这样常常不会被录取。纵使有好的才华，假如衣着不当，很可能就已经把这个机会挡在门外了。所以不能忽视孩子的仪表，它对孩子的心理变化和发展有很大的影响。

【原文】 置冠服 有定位 勿乱顿 致污秽

【译文】 回家后脱下来的衣、帽、鞋、袜都要放置在固定的位置，以免弄皱弄脏，要找的时候又要找半天。

当东西都有固定的位置，生活就会有条不紊，做起事来就能够循规蹈矩。我们从生活起居里面，就可以看出一个人真正的修养品德，这些素质要从小就开始培养，就在整理房间、衣物的时候，培养这颗恭敬、谨慎之心。虽然这些物品没有生命，但是你善待它，它也会用得愈久，所谓"爱人者人恒爱之，爱物者物恒爱之"。所以我们希望这一生能成功，现在就要把这些根基打好，大处着眼，小处着手，养成良好的生活习惯是成功的一半。

【原文】 衣贵洁 不贵华 上循分 下称家

【译文】 穿衣服须注重整洁，不必讲究昂贵、名牌、华丽。穿着应考量自己的身份及场合，更要衡量家中的经济状况，才是持家之道。不要为了面子，更不要让虚荣心做主，无谓的开销就是浪费。

爱美之心，人皆有之，服饰之美在于内在气质与外在形式的和谐统一。如果只追求外表光鲜靓丽，忽视内在修养，不仅浪费大量的金钱和精力，时间久了，也会因金玉其外、败絮其中而失去真正的美丽。况且一味追求名牌或奇装异服，强迫家长购买力所不能及的服装，这样不仅有损自己的形象，更是增加了父母的经济负担。父母养育我们已够辛苦，懂事的孩子只盼自己能早一天为父母分忧解难，怎么能忍心再给父母添烦恼呢？其实穿衣服最重要的目的是保暖、遮羞，可是我们在买的过程当中，已经忘记了它本来的目的，反而沾上了虚荣的习性，仔细想一想实在是不应该呀！

【原文】 对饮食 勿拣择 食适可 勿过则

【译文】 日常饮食要注意营养均衡，多吃蔬菜水果，少吃肉，不要挑食，不可以偏食，三餐常吃八分饱，避免过量，以免增加身体的负担，危害健康。

一个人真正活得怎么样、生命的质量如何，都与生活有没有常态紧密联系，暴饮暴食、夜不睡、晨不起，这都是生活没有规律的表现。老子说："圣人为腹不为目。"饮食是为了吃饱肚子，而不是为了满足口目。当今社会的文明病，例如：癌症、糖尿病、高血压……等等，很多都是因为营养过剩与营养失衡所造成，要注意那些过分加工和太精致的食品，大都含有化学添加物，有害健康，不宜食用。

世界卫生组织公布的全球十大垃圾食品：油炸类食品、腌制类食品、加工类肉食品（肉干、肉松、香肠等）、饼干类食品（不含低温烘烤和全麦饼干）、汽水可乐类食品、方便类食品（主要指方便面和膨化食品）、罐头类食品（包括鱼肉类和水果类）、话梅蜜饯类食品（果脯）、冷冻甜品类食品（冰淇淋、冰棒和各种雪糕）、烧烤类食品。

【原文】 年方少 勿饮酒 饮酒醉 最为丑

【译文】 饮酒有害健康，要守法，青少年未成年不可以饮酒，成年人饮酒也不要过量。试看醉汉疯言疯语，丑态毕露，最容易表现出不当的言行，惹出多少是非？

酒后无德、酒后乱性，人在这种不清醒的状态下，会说错话、做

错事，往往做出很多丧失理智的事情，造成不可收拾的后果，所以从

小就不要饮酒。这个酒也包括所有让我们沉迷的东西，像现在流行的游戏机、电脑游戏、赌博、酒吧、KTV，还包括更不好的抽烟、吸毒等，这些东西让人玩物丧志、沉迷不醒，要坚决把它戒除，一旦养成，后果不堪设想。

【原文】 步从容 立端正 揖深圆 拜恭敬

【译文】 走路时步伐应当从容，要稳重大方、不慌不忙、不急不缓。站立时要端正、有站相，须抬头挺胸、精神饱满，不可以弯腰驼背、垂头丧气，所谓"立如松，行如风，坐如钟，卧如弓"。问候他人时，不论鞠躬或拱手作揖都要真诚恭敬，不能敷衍了事。

一个人的外在行为表现是他修养和素质的具体反映。走路稳重，站立端正，说明他具有沉稳、正直、不慌乱、不毛躁的性格；行礼时恭敬、谦和，说明他从内心深处尊重对方，使受礼者感到被尊敬，产生好感，很容易形成融洽和谐的气氛，所以不能轻视这些行为。《了凡四训》里面讲："大都吉凶之兆，萌乎心而动乎四体。其过于厚者常获福，过于薄者常近祸。"这是告诉我们一个人的吉凶祸福，通过这些身体的礼节、行为就可以预测他的将来如何。如果一个人的行为非常恭敬、厚道，那么他必定有福报；如果是轻薄、傲慢、懒散，那么这种人必定会招惹祸患的。

【原文】 勿践阈 勿跛倚 勿箕踞 勿摇髀

【译文】 进门时脚不要踩在门槛上，站立时身体不要歪倒斜靠在墙边，这样看起来很不庄重。坐的时候不可以两条腿岔开像畚箕一样，更不可以养成抖脚的坏习惯。有些人一坐下来腿就拼命地摇，这些都是心很浮躁、不安定、轻浮、傲慢、非常不雅观的举动。

俗话说："男抖穷，女抖贱。"做父母的看到子女有这些不好的举动要特别注意，一定要

从小予以纠正，不然等他习惯养成，长大以后就会有很大的负面影响，人家看你一副轻浮的样子，一定得不到别人的喜欢和尊重。所谓"教儿教女先教己"，做父母的更应该首先以身作则，去除这些坏毛病。

【原文】 缓揭帘 勿有声 宽转弯 勿触棱

【译文】 在古代房门口都会有布帘或竹帘，就等于我们现在的门一样，这是教我们开关门时，动作要轻，太大声有时会吓到人，而且我们的动作如果太大，有时帘子或门会打到后面的人。在走路转弯时，要与物品的棱角保持较宽的距离，除了避免使自己受伤外，也不会把东西弄乱或弄坏。

这是告诉我们，做任何事情动作都要细腻、轻柔，不可以很粗鲁，要缓缓地做，不能够急躁，急于求成往往容易败事。特别是大事当前，更要心里安定，这样考虑问题就能够周详，做事就容易成功。一个人是否有学问，在哪里看？我们说替人着想是第一等学问，替人着想可不是用嘴巴说的，而是要点点滴滴落实在生活之中。我们除了走路声、关门声不可以太大外，假如你吃饭的时候很大声，同样也会让人觉得很不舒服。所以我们要处处提醒自己，所作所为是否考虑到了他人的感受，要懂得在日常生活这些小事上，锻炼我们的大气质。

【原文】 执虚器 如执盈 入虚室 如有人

【译文】 拿东西时要注意，即使是拿着空的器具，也要像里面装满东西一样小心谨慎，以防跌倒或打破。进入无人的房间，也要像有人在一样，不可以随便。

这种专注的精神、细心的行为从小就要养成。这句话用在求学、工作中也非常适用，事情没来的时候，对待自己要谨慎，防范过失的发生，真正有事情来了，你就有一种豁然大度的那种风度出来。崇高的节义、真实的道德学问，都是从暗室屋漏中来，我们要教导子女在没人看到的地方更要懂得尊敬别人谨慎自己的内心，不要随便碰别人的东西，不要起偷盗之心及不应该起的念头，因为这些都是很不尊重别人的态度，所以"慎独"非常重要。

【原文】 事勿忙 忙多错 勿畏难 勿轻略

【译文】 做事不要急急忙忙、慌慌张张，因为忙中容易出错，做事情不要急于求成，要稳稳当当、按部就班地进行。遇到该办的事情不要畏苦怕难而犹豫退缩，也不可以草率、随便应付了事。

《大学》里面讲："物有本末，事有终始。知所先后，则近道矣。"这句话是告诉我们在处事接物当中要懂得先后顺序，要看清楚事情的轻重缓急，哪些事要现在做，哪些事可以暂缓一步做，哪些事并不必要去做。所以临事从容不迫，真正能够懂得事情的轻重缓急、先后顺序，那么这就是一个成功的人。当我们人生面临挫折、逆境、挑战时，要把它当成是一种锻炼，要有"责任的承担是成长的开始"的这种意识，在此境缘当中磨练我们的耐心、毅力以及处理问题的能力。所以我们要感谢挑战、感谢逆境，坚信只要不怕困难，通过努力，一定能成功。

【原文】 斗闹场 绝勿近 邪僻事 绝勿问

【译文】 凡是容易发生争吵打斗不健康的场所，如赌博、色情、网吧等是非之地，要勇于拒绝，不要接近，以免受到不良的影响。一些邪恶下流、荒诞不经的事也要谢绝，不听、不看，不要好奇地去追问，以免污染了善良的心性。孔夫子说："非礼勿视，非礼勿听，非礼勿言，非礼勿动。"就是此意。

孩子到不好的环境去，交到不好的朋友，根源还是在于善恶不明。假如从小就能把孩子德行的根基扎稳，善恶分明，当他接触到不善的人和环境，自然就会敬而远之。因为他心中做人的尺度清清楚楚、明明白白，这叫先入为主。所以，一定要在孩子还没有养成、染上这些恶习的时候就要制止，这样您的中晚年才能够高枕无忧。

【原文】 将入门 问孰存 将上堂 声必扬

【译文】 将要入门之前应先问："有人在吗？"进入办公室或客厅之前，应先提高声音，让里面的人知道有人要进来了，这个除了显示行为光明正大外，也是避免吓到别人。

不管你到什么样的房间，不论里面有没有人，都要养成先敲门的习惯，这是对人的尊重。假如我们问都不问，一下子贸然闯入，这就是对主人的不恭敬了。屋子里如果没人，绝对不能进去，假如人家刚好丢东西，你就百口莫辩了。所以，人一生要很注重自己的名节、信誉，不要因为自己的不谨慎而招惹没必要的麻烦。这些都是基本的礼节，要从小教导孩子有文明礼貌。

【原文】 人问谁 对以名 吾与我 不分明

【译文】 现代家庭都有门铃，我们按了门铃，对方拿起听筒一定会问："你是谁？"这个时候我们应该报出自己的姓名并表明来意，而不是说："我！我！"让人无法分辨"我"是谁？

如果只回答"是我"，这种回答等于没说。我们以为对方一定记得我们、认出我们的声音，结果对方有可能根本搞不清楚你究竟是谁，反而弄得双方都很尴尬，这样就很失礼。另外，我们按门铃时不要拼命一直按，按了以后要稍微停二十秒左右，再按第二下，要给屋里人走到门口开门的时间。当这些细微之处你都能时时替对方着想，就会给人留下很好的印象，觉得你是一个有礼貌的人。

【原文】 用人物 须明求 倘不问 即为偷

【译文】 当我们要用别人的东西时，一定要先经过主人的同意。如果事先没有经过主人的同意就擅自动用，这种行为就叫作偷盗。

如果我们随便拿别人的东西来用，当主人找不到时就会生烦恼，很多的争执、冲突就是因为这些小节没注意到而引起的。还有一些人出于好奇心，经常去翻别人的抽屉、柜子等，看看有些什么东西，这种行为一旦让人知道，将来别人丢东西了，第一个就会想到你。所以，不该我们拿的或用的，连动都不要动，以免招惹没必要的嫌疑，给自己带来没必要的麻烦，我们不要因为这些小事而亏欠了德行。

【原文】 借人物 及时还 后有急 借不难

【译文】 借用他人的物品，要爱惜使用并准时归还。这样以后若有急用，再借就不难了。（谚云："好借好还，再借不难。"）

要借别人的东西，即使是再近的亲人，都要当面向他讲清理由，有礼貌地提出请求，如果人家拒绝了，要理解人家。当人家借给我们之后要心存感恩，因为这是人家在帮助你，说好了什么时候归还，一定要及时归还而且要答谢，这是讲信用、有礼貌的表现。假如不准时归还，就太没有道义了。所以，当我们确定哪个时间要还时，一定要写在日历或记事本上，以免忘记。使用别人东西时要比对自己的东西还要爱惜，做到完璧归赵，这样人家才会信任你。万一有损坏，要向人家说明，主动提出赔偿。当你每次借人家的东西都这么谨慎时，往后借再多的东西，人家也会很欢喜地把东西借给你了。

有人说现代社会要敢想敢干，谨慎已经过时了，此种看法非常浅薄。做事既要有胆略，也要有谨慎，缺一不可，所谓胆大而心细，做人讲道德，更要"吾日三省吾身"，在细微处下手。社会生产生活方式常变，而人性千古不变，古人"谨"字的训导，永不过时。

【原文】 信

【译文】"信"是会意字，代表人言，也就是说话要算数，说到做到。孔子说："人无信不立。"一个人假如没有信用，很难在社会上立足。当人人对你说的话、办的事都产生怀疑时，你就无法在社会、人群当中立足。因为社会是一个团体生活，假如大家都不信任你，就会离你而去，你就很难发展。所以，信用跟一个人的生命同等重要。因此，说话、做事都要以诚信为原则。特别是在生意场上，做生意最关键的就是信用，真正把诚信做到了，大家跟你合作会很欢喜，都会很愿意帮你，你的事业必定成功。所以，诚信的人可以在社会上立于不败之地。

"信"引申来讲还包括信念的意思，一个人、一个团体都要有信念，就是我们讲的志向。如果人没有了信念、没有了志向，人生也就没有了方向、目标，哪怕是吃的饱、穿的暖，奢华享受，那叫作混日子，说句不好听的话，一天到晚是"饱食终日，无所用心"。孟子说："人之异于禽兽者几希。"那样的生活，是禽兽生，不是人生，人与禽兽的区别是在道德上。所以人要立志，立志做什么呢？立志做圣贤。圣贤人的生活一定幸福、圣贤人的事业一定成功。学习《弟子规》我们也要有一个正确的信念，要学做圣贤，那么幸福成功都是自然而然的。

【原文】 凡出言 信为先 诈与妄 奚可焉

【译文】 开口说话，诚信为先，对自己讲出来的话绝对要放在心上去实践、去履行。答应别人的事情一定要遵守承诺，没有能力做到的事不能随便答应，至于欺骗或花言巧语更不能使用。

言语行为当中能守信，就已经奠定了一个人今后在社会上好的发展基础。假如我们不守信，还要找一些借口，来掩饰自己的失信，那你的名声就会愈来愈差。假如有特殊原因让你实在无法实现诺言，这时我们就要坦诚布公，当他真正了解你的情况、了解你的诚意后，他也会退一步。但是你如果继续掩盖，他就会愈来愈愤怒，到时候就很难收拾了。所以，与别人的信诺绝不可以拖延，愈拖愈难解决。

【原文】 话说多 不如少 惟其是 勿佞巧

【译文】 话说多了，大部分都是废话，不如少讲几句，避免过失。说话要恰到好处，谈话内容要实事求是，不着边际、没有根据的谎话，终有被识破的时候。

所谓"言多必失"，如果你滔滔不绝，很多话还没有思考清楚就说出去了，结果就收不回来了。谚云："是非只为多开口，烦恼皆因强出头。"人与人接触会有是非产生，就是因为话多，所以处事要少言、慎行。在讲话之前，我们首先要想一想，讲这句话自己能不能够做到、能不能够对这个话负责。如果我们说的话能够做到、能够负起责任，这才能够说，如果说了话之后不能负责任，我们在他人心目中的信用就会慢慢地减少了。

【原文】 奸巧语 秽污词 市井气 切戒之

【译文】 奸诈取巧的语言、下流肮脏的话以及街头无赖粗俗的口气，都要避免，不去沾染。如果已经被污染，就要下定决心切实戒除掉。

说话时要戒掉一些不良的语言，言谈如果能够非常文雅，无形当中都会提升一个人的气质修养。当我们内心充满了对圣贤人的憧憬、向往，立志要成圣成贤的时候，我们的言语、行为自然就会效仿圣贤人的存心。凡是圣贤人不说不做的事情，我们绝对也不说不做。久而久之，自己那种圣贤的风范就会慢慢表露出来了，人们看到一定也会很敬重你。

【原文】 见未真 勿轻言 知未的 勿轻传

【译文】 任何事情在没有看到真相之前，不要轻易发表意见，对事情了解得不够清楚明白时，不可以任意传播，以免造成不良后果。

即使你看到的是事情真相，也不要轻易地讲出来，因为与人相处会有纠纷及不愉快的事情发生，追根究底都是从口舌是非开始的，所以我们在讲话之前一定要想一想，这句话讲了之后它有没有后遗症？会不会破坏别人的声誉？它到底有没有利害关系？会不会破坏整个团体的和谐？千万不可以看到什么就讲什么。有些人随便听到一句闲话，再加上自己的妄想，就可以编出一件新闻。这种无根的谣言，常常惹出许多的是非，传出去后很容易跟人结怨，把自己的德行也败坏了。所谓"谣言止于智者"，我们不要被谣言所利用，聪明人碰到这些是是非非的事情，绝对不会跟着传，因为智者的心在道上，对于那些风吹草动、流言蜚语，通通都能够置之不理。

【原文】 事非宜 勿轻诺 苟轻诺 进退错

【译文】 不合义理的事，不要轻易答应。如果意气用事、轻率表态，事到临头才发现不合理，做也不是，不做也不是，那就太被动了。

面对一件事情，首先要看应不应该做，如果是不符合道义甚至是非法的，那就绝对不可以答应。假如我们轻易承诺以后就会进退两难，不做就是没有信用，做了又违背良心道德，这样会让自己陷入烦恼之中而无法解脱。因为有时我们与人方便，别人却变成了随便，所以在答应之前一定要详细查看内容是什么，不要先答应之后再后悔，那就来不及了。古人讲："一言可以兴邦，一言可以丧邦。"如果我们讲话不谨慎而又事关重大，很可能会带来不堪设想的后果，尤其是在高位的领导人更要慎重。

【原文】 凡道字 重且舒 勿急疾 勿模糊

【译文】 我们讲话吐字要清楚而有力，缓缓道来，要讲的很舒畅、放松。说话不可以太急，每个字都要吐的清清楚楚、不模糊，听的人也就听得很清楚、很舒服，这也避免了让人会错意而造成没必要的误会。

如果别人讲话太快，你又没听清楚，正好又是要处理的事情，这时我们要养成一个习惯，不管是谁交代我们事情，到最后都要再给他复述一遍，这样才会万无一失。不然你似懂非懂，到时候出了偏差，就不能怪别人讲得太快，只能怪你没把话听清楚、听明白。所以我们不要怕麻烦，一定要把讲话内容确认清楚，不可马虎大意。

【原文】 彼说长 此说短 不关己 莫闲管

【译文】 遇到他人来说是非好坏时，听听就算了，要有智慧判断，不要受影响，不要介入是非。如果与己无关，就不要多管闲事。（来说是非者，便是是非人。）

多管闲事会让自己增加很多烦恼，还会引来不愉快，跟人结怨。谚云："利刃割体痕易合，恶语伤人恨难消。"讲人的是非、隐私，这个对人的伤害比利刃伤人更严重，引起的怨恨也更大，到时候你再怎么说对不起，也不见得能回到原来的那种关系了。所以古德说："莫说他人短与长，说来说去自遭殃，若能闭口深藏舌，便是修行第一方。"劝导我们不说是非长短，要修养自己的厚德。

【原文】 见人善 即思齐 纵去远 以渐跻

【译文】 见到人家的优点，我们要马上见贤思齐，向人学习。即使跟他差距很远，我们也要慢慢努力地去追赶，希望有朝一日能跟他看齐，这是一种好学的精神。

古人云："尺有所短，寸有所长。"看待事物和与他人相处，我们如果都能多看别人的长处，不但和自己相处的人愉悦欢喜，而且最大的受益者就是自己。因为每个人在某个方面肯定都会有比我们做得好的地方，如果我们能带着谦卑的心去寻找他人的闪光点，那么即使和有很多缺点的人相处，也能从他人身上受益。与此相反，如果我们带着傲慢的心，仗恃自己的一点学识、观点，用评判和挑衅的眼光来看待周遭的一切，那么即使是圣贤大德的教诲，我们也能找到一些"疏漏"和"失误"，最终也无法受益。

【原文】 见人恶 即内省 有则改 无加警

【译文】 看见别人的缺点或不良的行为，要先反观自己有没有犯同样的错。假如有，要赶快修正，假如没有，要警惕自己将来不要犯。（子曰："三人行，必有我师焉，择其善者而从之，其不善者而改之。"）

人生百态犹如一面镜子，见人过失易，不责人过失难，虽然镜子里的一切清清楚楚、明明白白，但智者可以借之反思警戒，而愚者却入中看戏而沉迷不悟！重要的是自己有无反省的功夫。一个人如果能处处看到自己的本分，他就不会把时间浪费在指责别人的不是上了。如果把别人的缺点、过失放在心上，那等于是把自己的心当成了垃圾桶，这样做是最傻的。做父母的要引导孩子正确看待他人的缺点和不足，不以自己的长处比他人的短处，要让孩子明白"金无足赤，人无完人"的道理。

【原文】 唯德学 唯才艺 不如人 当自砺

【译文】 每一个人都应当重视自己的品德、学问和才能技艺的培养，如果感觉到有不如人的地方，应当自我惕厉，奋发图强，努力赶上。

《中庸》上讲："好学近乎智，力行近乎仁，知耻近乎勇。"一个人他真能对德学才艺努力踏实去学习，这叫近乎智慧了；学到之后，关键是要力行，如何把孔夫子的温、良、恭、俭、让做出来，把孝、悌、忠、信、礼、义、廉、耻落实到生活当中，对父母如何行孝，对祖国如何尽忠，这叫力行，所以真正的仁，要有力行啊！知道自己有过失了，就叫知耻，知耻的人会勇猛改过，他必定是一步一步向着圣贤迈进。

【原文】　若衣服　若饮食　不如人　勿生戚

【译文】　至于外表穿着或者饮食方面不如他人，心里不必难过，更没有必要忧虑自卑。物质上的这些享受够用就好，知足才是真正的富。

如果一味追求物质享受，跟人攀比，看别人穿名牌、时尚的衣服也要去赶时髦，看别人开名车、买大的别墅，心里又坐不住了，把大部分的时间、精力都花在逛街购物上，看到喜欢的款式就买，得到后很快又厌倦了。每天就这样生活在患得患失之中，把人生短暂的时间、有限的精力、辛苦赚来的金钱都用在了这些奢侈、浪费、享受上，这样子生活很累，烦恼痛苦都是自己找的啊！所谓"欲是深渊、欲不可纵"，假如让自己的欲望无限制地膨胀下去，就会带给你很大的痛苦，当你入不敷出的时候，想回头都相当困难，因为"由俭入奢易、由奢入俭难"。所以明智的父母一定要防微杜渐，把孩子不健康的思想因素消灭在萌芽之中，一切都要谨慎于开始。父母同时也要以身作则，为孩子树立一个勤俭治家的好榜样，这样就会给孩子潜移默化的影响。当我们这样去引导孩子，让他懂得知足，他这一生才不会成为物质的奴隶，才不会崇尚虚华。

【原文】　闻过怒　闻誉乐　损友来　益友却

【译文】　如果听到别人说自己的过错就一副不高兴的样子，听到别人称赞自己就欢喜得不得了，很快那些说好听话的、替你掩饰过失的、教你吃喝玩乐的损害你的朋友就会来接近你，让你堕落，而真正的良朋益友反而远离你了，因为你根本听不进去好话，何必跟你结怨呢？

人往往看不到自己的过失，因此这就需要善友的时时提醒。人一生中除了父母和老师以外，能有几个可以真心批评、指正我们的人呢？真心批评、指正我们的人，那真的是我们的善友，没有他们的批评、指正，我们还真的看不到自己的问题所在，所以感恩都来不及，怎么可以闻过之后发怒呢？古人将朋友也列为五伦之一，就是因为朋友可以帮助我们共同实践人生大道。曾子说："君子以文会友，以友辅仁。"真正的朋友是以道义为准绳的，而不是以功利为纽带的市道交。

【原文】　闻誉恐　闻过欣　直谅士　渐相亲

【译文】　听到别人赞叹我们，心中感到很惶恐，深怕别人言过其实，觉得自己根本没有那么好，应该要更加努力才对，听到别人说自己的过失，能够感到很欢喜，那么自然就有正直、诚实、讲信用的益友跟我们走在一起了，这对我们的学业、事业、道业都有莫大的帮助啊！

要知道我们的才华、成就，绝不是个人能力所能达到的，都是父母长辈们养育、教育、指导、关怀以及众人付出的结果。所以我们每一件事情的成就，首先要感谢他们，这样我们才不会自视甚高，一个真正有所作为的人，必定是一个有大的涵养和度量、善于听取别人劝谏、欢喜改过的人。

【原文】 无心非 名为错 有心非 名为恶

【译文】 无心犯的过失，这种过失称为错。假如已经知道这件事是错的，但是还要去做，那就是作恶。

"人非圣贤，孰能无过"，圣贤之所以能成为圣贤，就是因为他能够天天改过啊！我们过去没有学习过圣贤教育，不懂得孝、悌、忠、信、礼、义、廉、耻，不知道怎么做人，做了很多错事，心里很后悔，现在回头重新来学习《弟子规》，发心做一个好人、做一个有德的君子乃至于要做圣贤。如果我们学了以后还是我行我素，明知做错了也不肯改过，那我们就是恶人了。过去做了错事还有个借口"没学过"，现在没有借口了，不能不改了！

【原文】 过能改 归于无 倘掩饰 增一辜

【译文】 知错能改是勇者的行为，错误自然慢慢地减少消失。如果为了面子，死不认错，还要替自己开脱、掩饰，那就是错上加错，反而又增加一项掩饰的罪过了。

世上没有完美无缺的人，每个人都是在不断纠正自己的错误中得到进步和发展的。一个人改正错误到最后实际就是超越自己，这需要极大的勇气与毅力，而要改错首先是知错、认识错误，还要有承认错误的勇气，最后才是改正错误的毅力。知过能改，善莫大焉！有过失没关系，能承认、能改过那就是好人。《菜根谭》上告诉我们："弥天罪过，都当不得一个悔字。"天大的过失，只要能够忏悔改过，他就有救，因为当善心生起的时候，过去的罪恶都烟消云散了。如果我们不肯改，甚至还要为自己找借口来掩饰，那就会让人家从此瞧不起你、不信任你，这就叫作自暴自弃、自甘堕落啊！所以对于改过要痛下决心，这样人生才能走得坦坦荡荡。

【原文】 泛爱众

【译文】 "泛爱众"就是以广泛的爱心对待社会大众。人类生活是以爱心为纽带，没有爱心，人类生活就太痛苦不堪了。这个爱心从哪里来的？这个爱心就是孝心。孝道，正是培养爱心的第一步，一个连父母都不爱的人决不会真心爱他人，所以只有当孩子懂得了对父母尽孝道，他才能把这份爱心继续向外延伸出来爱一切人。这样由近及远，使他的爱心和责任感日益扩大，进而推行到爱护别人的父母和孩子，再继续扩展到爱护一切万物，包含动物、植物、矿物。因此，孝道决不是培养孩子对家庭的自私，恰恰相反，是要最终养成孩子大公无私的品德。

现在很多人都是为了一己的目的在生活，他的人生追求和价值都是在为自己能够考个好大学、找个好工作、挣钱多、有小车洋房等等，追求的都是个人相关的利益，只顾自己而遗忘了整个天下家国和芸芸众生。这样的心胸是不会有真正快乐的，因为他的快乐是建构在成败得失之上的，有得失就会生忧喜，而真正的快乐是不以成败荣辱、称讥毁誉为原则的，那种乐是超乎于喜怒哀乐之上的乐。所谓"独乐乐不如众乐乐"，所以要想拥有真正的幸福快乐，就需要培养一点天下的精神，不是小我，而应该有一个大我，要能够使自己的心与天地万物同体。如果每一个人在为自己的时候都能够兼顾到他人、兼顾到国家天下，那么整个中华民族的伟大复兴、世界的和平、人类的共处都是指日可待的事情。

【原文】 凡是人 皆须爱 天同覆 地同载

【译文】 只要是人，不分族群、人种、宗教信仰，皆须相亲相爱。同是天地所生，应该不分你我、互助合作，才能维持这个共生共荣的生命共同体。

爱是用心去感受别人的需要。一个人不可能孤立地生活在这个世界上，衣食住行各个方面都离不开他人的辛勤劳动，大家彼此相互依存才构成了我们赖以生存的社会。作为社会的一分子，我们应该心存感激，密切关注社会上的一切人和事，随时准备伸出援助之手，关怀他人，帮助他人，以尽到作为社会成员的一份责任，如此人生才更有意义、更有价值。

【原文】 行高者 名自高 人所重 非貌高

【译文】 德行高尚的人，他自然就有很高的名望。人们所敬重的是他高尚的品行，而不是他的外表容貌是否出众。

像孔子一生，他真正是力行仁道，将圣贤教诲向天下人来宣扬，所以他才有这么大的名气，成为万世师表，为百姓所敬仰，这些都是因为他有真正的德行、学问。夫子有温、良、恭、俭、让的美德，他具备了人格的魅力，所以走到哪里人们都要去亲近他。要是一个人很傲慢、很孤傲或者脾气暴躁，躲之唯恐不及，谁还敢去亲近他呢？但是对温和、谦敬、有礼貌、品德高尚的人，大家不自觉地就想和他亲近，肯定都很喜欢他。群众的眼睛是雪亮的，如果你没有真正的德行，人们不可能对你生起真正的敬仰之心，所以我们要懂得修养自己真实的道德学问。

【原文】 才大者 望自大 人所服 非言大

【译文】 有才能的人，处理事情的能力卓越，声望自然不凡。人们之所以欣赏佩服，是因为他有真才实学，而不是因为他很会说大话。

这个"才"，必须要建立在德行的基础上。一个有德行的人，他所学的才华一定是从利益家庭、利益社会、利益大众这个目的出发，取之于社会，用之于社会，他的才华一定会让人觉悟、让人受益，大家自然会对他很敬重、佩服。假如一个人有才无德，为了一己之利而忘记了道义，那就不可能赢得他人的尊重。一个没有优秀品质和素养的人，要想成才是很难的，即使日后学成，也不能成为"一个高尚的人，一个纯粹的人，一个脱离了低级趣味的人，一个有益于人民的人"。所以真正的人才标准是"德才兼备"，而且必须是德为先、才为后。中国人深知有才无德的人是小人，小人对社会的危害极大，现代社会受西方文化的影响，只知才能而不知道德，值得深思。

【原文】 己有能 勿自私 人所能 勿轻訾

【译文】 一个人有才能和本事，不要自私保守、舍不得付出，要时刻想着服务大众、回报社会。看到别人有才华，应当学习欣赏赞叹，而不是批评、嫉妒、毁谤，不要因为嫉妒而贬低别人。

嫉妒心强的人，看到别人才华高、名望大了，心里不服，于是千方百计地来刁难他、侮辱他，这种行为一定会导致自己身败名裂，最后是自食其果。一个真正有德有才之人，不会因为我们的嫉妒而使他的德行、才华降低，对他的伤害并不大，而对自己的伤害却是非常地严重。所以看到别人有优秀的地方，我们应该懂得赞叹，向他学习，为他高兴，这叫随喜。

【原文】 勿谄富 勿骄贫 勿厌故 勿喜新

【译文】 不要去讨好巴结富有的人，也不要在穷人面前骄傲自大或者轻视他们。不要喜新厌旧，对于老朋友要珍惜，不要贪恋新朋友或新事物。

谚云："贫贱之交不可忘，糟糠之妻不下堂。"夫妻两人有缘走到一起，是多么难得的缘分，在日复一日、年复一年中，彼此互相关怀、照顾，一同孝敬父母、教育子女，携手走过多少的风风雨雨，又一起尝过多少的酸甜苦辣，为这个家都逝去了青春年华。然而在共同经过患难之后，是否能够共甘甜？当我们事业有成之时，如果还能对对方依然如故，不离不弃，彼此尊敬、爱护，同心同德，有情有义，那么这才是夫妻之间的真情真爱。

【原文】 人不闲 勿事搅 人不安 勿话扰

【译文】 别人很忙没空时，不要去打扰他。当别人心情不好、身心欠安的时候，我们不要闲言碎语去干扰他，增加他的烦恼与不安。

与人相处，我们应随时随地注意自己的言行不要影响到别人的正常生活与工作，这是一种做人的美德。如果我们总是以自我为中心来考虑问题，不能替对方着想，譬如说我们要找人帮忙（办事或谈话），不看对方是不是方便就贸然打扰，虽然对方往往碍于情面，不好意思跟你拒绝，但是在心里已经对你形成很不好的印象了，在以后的相处中就会对你敬而远之。所以我们要在平时的生活点滴中学会察颜观色，不等别人说，我们就要能看出他需要什么、不需要什么。纵使是再近的亲人，进退之间，我们也要站在对方的感受上设想，这样大家自然就可以相处得很融洽了。

【原文】 人有短 切莫揭 人有私 切莫说

【译文】 别人的缺点、短处，不要去揭穿。别人有秘密不想让人知道，我们就不要说出来。对于他人的隐私，切忌去张扬，否则很可能为我们自己招来灾祸，这种缺德事是不可以做的。

每个人都有自尊，我们自己不想自尊、面子受到侮辱，那我们也不能够这样对待别人。如果把别人的短处、隐私揭露出来，这样做就跟人家结怨了，自己也把德行败坏了，伤和气又伤厚道，有智慧的人怎么会去干这种傻事呢？我们也不要把别人的短处放在心里，把自己的心当成专装别人短处的垃圾桶。把别人的那些垃圾、缺点全都装在自己的心里，这也是对不起自己啊！

【原文】 道人善 即是善 人知之 愈思勉

【译文】 赞美他人的善行就是行善，当对方听到你的称赞之后，必定会更加勉励行善，进一步把善行提升。

如果是其他人也同时听到你的赞叹，他们也会效法这个善人，所以对所有的人都是好事。因此，能够常常称赞他人的优点、长处、善行，这本身就是行善，这是对大众的勉励，希望大众见贤思齐。现在有一部分人连什么是善都不甚了解，更不要说去道人善了，主要原因就是近百年来中国的传统文化、圣贤教育被严重地破坏了，所以现在要恢复，如果能够把传统文化教育复兴起来，这就是最大的善，叫善中之善。它能够帮助人认识本善，修学恢复本善，这真是叫功德无量啊！

【原文】 扬人恶 即是恶 疾之甚 祸且作

【译文】 到处宣扬他人的过失或缺点，这是最坏最恶的一件事，这是最大的过失。如果指责批评太过分了，还会给自己招来灾祸。

古人讲："口为祸福之门。"常常讲人家的过失、张扬人家恶事的这种行为，最开始可能是因为一念私心，要把别人贬低、打倒，久而久之习惯了，动不动就说人家的过失，可能说的时候就在谈笑之间，自己都没有觉察到是在造恶，就跟很多人结了怨，最后等别人报复的时候，自己都不知道是怎么回事。所以古人以"静坐常思己过，闲谈莫论人非"来惕厉自己，实因口过之患、扬恶之害足以酿成滔天大祸，不可不慎！

【原文】 善相劝 德皆建 过不规 道两亏

【译文】 朋友之间要懂得互相规过劝善，共同建立良好的品德修养。如果有错不能互相规劝，那么两个人的品德都会有亏损。

规劝朋友，一定是在两个人的时候，其他人在场绝对不能讲，这是尊重对方，这样朋友会感恩你，规劝的效果也比较好。因为我们规劝的目的是为了朋友改过、为朋友好，所以这个方式一定要注意。如果方法不对，可能就达不到规劝的效果，弄不好他不但不肯改，甚至还会起抵制、逆反的心理，而且可能会怀恨在心，这样我们不就适得其反了吗？所以跟人交往这些分寸、态度都是非常重要的，不可不慎重啊！

【原文】 凡取与 贵分晓 与宜多 取宜少

【译文】 财物的取得和给予，一定要分辨清楚明白，不可含糊。宁可多给别人，自己少拿一些，才能广结善缘。

古人讲："登天难，求人更难。"所以最好不要向人索取、不要求人。所谓"人到无求品自高"，人的品格修养从哪里来分辨呢？就是看他有没有"求"的心。如果一个人真正能做到与人无争、于世无求，这种人就得大自在了。真正的君子淡泊名利，他所求的是道，不是世间的功名富贵。君子忧道不忧贫，谋道不谋食，他所忧的是自己的道德学问不能够增长、不能够为社会奉献、不能够帮助社会推广圣贤教育来达到安定和谐。所谓"无欲则刚"，他欲望少，因此他就刚强，不管是什么样的曲折、困难、诱惑自然拦不倒他，都不能够阻碍他的志向。所以无求、无取的这种境界，是我们每一个学习圣贤教育的人都应该立志去证得的。

【原文】 将加人 先问己 己不欲 即速已

【译文】 当我们要对人说话或让人做事的时候，必须要先问问自己，别人如果这样对我们，我们能接受吗？喜欢吗？如果我们不希望别人这样对自己，那我们就不应该这样对待别人。

这就是《论语》当中所说的"己所不欲，勿施于人'，这是待人之道，待人就要用这种原则。这是世界上所有宗教、文化乃至联合国都认同的一个原则，在世界上被称为"黄金法则"：

你不愿意别人怎样对待你，你就不该怎样对待别人；你愿意别人怎样对待你，你就该怎样对待别人。如果你用这种存心去和你周围的人相处，自然就能得到大家的欢迎。

【原文】 恩欲报 怨欲忘 报怨短 报恩长

【译文】 受人恩惠要常常记在心里，时时想着报答。别人有对不起自己的事情，应该宽大为怀把它忘掉。如果不小心和人结了怨仇，应请求他人的谅解。怨恨不平的事不要停留太久，过去就算了，耿耿于怀这是对不起自己、自己糟蹋自己，何苦来呢？至于别人对我们的恩德，要感恩在心、常记不忘、常思报答，生活在感恩的世界里，我们的心情多舒服啊！

古人云："受人滴水之恩，当以涌泉相报。"这一生有恩于我们的，不知凡几，想想父母养育之恩、国家赋予我们安定之恩、师长教诲之恩、众生努力生产之恩，这四种恩义，究竟我们感恩、回馈过多少呢？人与人相处难免会发生冲突，如果我们把别人的过失每天都放在心上，那可不好受，这样长此以往下去，只能给自己带来无穷的烦恼和病苦。常言道"可恶之人必有可怜之处"，他也是没有学过做人做事的道理，才会做出没有道义的事情来，我们应该对他生起怜悯心和慈悲心，而当我们肯原谅别人的同时，其实也就是原谅了自己。

【原文】 待婢仆 身贵端 虽贵端 慈而宽

【译文】 对待家中的婢女与仆人（现代社会包括下属、下级在内），要注重自己的品行端正、庄重，并且以身作则，不可轻浮随便。虽然品行端正很重要，但是仁慈宽厚更可贵。

这是讲对待下属之道。孔子说："其身正，不令而行。其身不正，虽令不从。"这是说不论你是哪级领导、长官，如果自身做事正当，不用命令，你的下面人自然会照做。可是如果自身做事不正当，即便你发号施令，下属也是不会服从的。现代社会许多人推崇西方的管理思想，强调机制、信息、网络化管理等，而不知管理最根本处在"人"，以人为本，能以德性来引导人，使其工作自动自发，就是最高级的管理方法。做领导的若能体会下属之劳苦，常常勉励关怀，必能得其忠心。领导与部属的关系，应当建立在彼此信任与相互尊重的基础上，惟有如此才能和睦共事，成就永续的事业。

【原文】 势服人 心不然 理服人 方无言

【译文】 如果对待下属是用权势强逼来压人，强迫对方屈服听你的话，虽然对方表面上不敢反抗，心中难免口服心不服、不以为然，而惟有以理服人，才能让人心悦诚服、没有怨言。

人在拥有权势之后，很容易迷失方向，沉沦威权中仗恃优越，浑浑噩噩不知努力而虚度此生！如果对待下属再太过刻薄，他们就会阳奉阴违，暗地里给你捅纰漏，这就得不偿失。当知权势用之不当足以造作无边罪业，可不慎乎！以势服人非真服，以理服人方无言。要让大众都服你，你就要有公理、有道义存在，这样彼此之间才没有言语的纷争，你的公司、你的团体才有办法和谐。

【原文】 亲仁

【译文】"亲仁"，亲是亲近、学习的意思，亲近那些有道德、有学问、有人生境界、有情操的人，这是讲择师。一个人的学问要有成就，有两个先决要素：一个是好老师，一个是好同学。好老师帮我们指路，将知识、做人做事的道德准则传授给我们，使我们的人生少走很多弯路；好同学能够彼此互相学习、互相帮助。只有这样，我们一生才能够得到幸福的人生、成功的事业乃至敬德修业成就圣贤的人品。

我们时时亲近仁德之人，就能够提升自己的道德学问，所谓"入芝兰之室，久而不闻其香"，你每天接触的都是善人，我们无形当中德行都会提升。但是"入鲍鱼之肆，久而不闻其臭"，假如每天身旁都是狐群狗党，自己的言语、行为就会变得愈来愈粗俗、低级、下流。"学如逆水行舟，不进则退"，在学习的道路上，必须要有良师益友的提携。只有亲近仁德之人才能增长我们的智慧，人生有智慧才会下对抉择，人生才会愈走愈轻松，假如没有做对抉择，那人生会愈走愈沉重，所以"亲仁"非常重要。中国古人说："天地君亲师。"这是因为人伦大道，必靠师而传承，无师则人道衰，故师的作用等同于天地。友以辅仁，亲近良师益友，才能学有所成。人应当有博爱之心，爱一切人，但首先是亲近有仁德之人。

【原文】 同是人 类不齐 流俗众 仁者希

【译文】 同样是人，品行高低、善恶邪正却是良莠不齐。跟着潮流走的凡夫俗子很多，而真正仁慈博爱的君子却很稀少。

一般凡夫俗子心无大志，每天都为着自己的衣食、饮食男女、自私自利而活着。仁者存心仁厚、处处谦卑，能够以身作则，他把一切人一切众生看成是自己，处处能替人设想，没有私心，是真正大公无私的人。那么我们现在想想，自己是仁者还是流俗众呢？如果自己还是自私自利，一天到晚为自己打算，那就是流俗众啊！想当仁者就要放下错误的观念和知见，常常提起圣贤的教训，这是正念。

【原文】 果仁者 人多畏 言不讳 色不媚

【译文】 如果有一位仁德的人出现，大家自然敬畏他，因为他说话公正无私，没有隐瞒，又不讨好他人，所以大家才会起敬畏之心。

仁者他心地清净，与人无争，于世无求，所以他就不会有巴结人的念头，他所说的都是利益大众的话。利益大众的话不一定是好听话，所以一般人跟仁者在一起都觉得很难相处，对仁者也就敬而远之了。古人讲："忠言逆耳利于行。"真正忠言可能不是好听的，但是听了之后能够接受、照做就有好处，因此我们要知道，别人不敢亲近仁者，他就不能提升，我们必须要亲近仁者，这样我们的品德学问才能够提升。

【原文】 能亲仁 无限好 德日进 过日少

【译文】 能够亲近仁德之人，向他学习，就会得到无限的好处，因为他会使我们的道德学问一天天地进步，过失就会逐渐地减少。（在生命中，可以不间断地陪伴我们走完人生的仁者就是圣贤经典，它是最真实、最永恒的仁者！）

我们想要学业、道业有所成就，选择老师至关重要，一定要听其言、观其行，要用圣贤的教诲去观察他，看他是否存心仁厚、处处谦卑并且能够以身作则，看他是不是真做到了。一旦找到了我们由衷佩服的老师，就要用至诚恭敬的心去依教奉行，所谓"一分诚敬得一分利益，十分诚敬得十分利益"，恭敬心才能够受教。

【原文】 不亲仁 无限害 小人进 百事坏

【译文】 不肯亲近仁人君子与圣贤教育，就会有无穷的祸害。因为不肖的小人会趁虚而入，跑来亲近我们，日积月累，我们的言行举止就会受到不良的影响，事情就会弄得一败涂地，最后导致整个人生的失败。

什么是小人呢？就是追求世间名闻利养，搞自私自利，胸无大志，对圣贤教育并不想学习，小是因为他心量小，他的心量只有他自己，这叫小人。什么叫大人呢？大人是心量大，真的心怀天下，心里面装着宇宙一切的众生，他忘了自己，这是仁者。《易经》上讲："方以类聚，物以群分。"人都是一类类的聚起来的，我们如果不努力学习，跟仁者就会越来越远，自然就跟小人混在一起，最后使自己不知不觉也成为小人了。所谓"近朱者赤，近墨者黑"，《朱子治家格言》也讲到"狎昵恶少，久必受其累"，所以人对于环境的选择至关重要，在自己德行还没有相当稳固之前，对于一些比较没有德行的朋友，我们要敬而远之。

《弟子规》是照妖镜也是显微镜，只要用《弟子规》去衡量，好朋友、坏朋友一看便知道。所以家长与其担心孩子以后会交到坏朋友，不如从小就教他落实《弟子规》，把他德行的根基扎稳固。通过学习使他善恶分明，自己懂得抉择正确的朋友，这样你才能真正地高枕无忧。当一个人善恶分明，纵使遇到坏朋友，不仅不会误入歧途，并且他还会"善相劝"，把坏朋友影响过来，做到"德皆建"。因此，为人父母者要深谋远虑，引导孩子更多地接触善友。否则，即使你整日担心，也不见得有什么帮助。因为"亲附善友，如雾露中行，虽不湿衣，时时有润"，让孩子在善友的熏陶下，父母又能够谆谆教诲和以身作则，这样孩子不仅能扎好德行的根，并且还能"根深叶茂"，这样我们的人生才会幸福。

所以"亲仁"这一条非常重要，它告诫我们，人的内在一定要有道德作为基础，用圣贤人的这些智慧，来巩固我们内在的道德思想及修养，以增强明辨是非的能力，使自己在种种诱惑面前能把持住而不受干扰。如果没有得到这些熏习的话，在当今社会，一不小心把持不住，就有可能陷进去而自己都不晓得。尤其是沾染上赌博、色情等一些不良的习气，可以让你一辈子堕落下去，危害相当之大。所以，我们不可一日远离良师益友，不可一日不读书学习。

【原文】 余力学文

【译文】《弟子规》一共讲了七个方面内容，前六个方面讲孝、悌、谨、信、泛爱众、亲仁，这些都是让我们努力去落实而提升自己修养品德的，是讲力行这方面，而学文就是要学习圣贤经典，通过学习能帮助我们力行，这样力行就有了正确的方向，所以学文很重要，文不可不学。文化文化，就是要用文来化我们，学文的目的就是化自己，变化自己的气质，把文化到自己的一举手一投足，化到点点滴滴的生活中去。所以学文和力行是相辅相成、缺一不可的，力行帮助我们学文，学文指导我们更好地去力行。我们学到了圣贤教育，帮助指导我们去生活、工作、处事、待人接物，这是在力行；真正力行了，对于圣贤的教诲，就会有新的悟处，就会有更深入的体验。力行是行门，学文是解门，解行要并重。

【原文】 不力行 但学文 长浮华 成何人

【译文】 不能身体力行孝、悌、谨、信、泛爱众、亲仁这些本分，一味死读书，纵然有些知识，也只是增长自己浮华不实的习气，怎能成为一个真正有用的人呢？如此读书又有何用？

受教育的目的首先在"做人"，做一个有道德的人。古人读书是志在圣贤，而现在人读书是志在赚钱。很多家长和老师只注重孩子的成绩分数，不注重品行教育，结果小孩越学就越傲慢。讲的头头是道，自己没做到，这样就变成伪君子了，因此品德的提升比什么都重要。孩子学能力的真正目的是什么？为什么要学习？这个要谨慎于开始！做家长和老师的一定要有正确的引导观念才行。现代社会受西方文化的影响，教育只是传授知识技能的手段，没有道德的指导，科技知识极有可能被滥用而贻害人类。对个人而言，有才无德会给自己和他人带来极大的痛苦，这是有目共睹的事实。所以，当务之急是努力恢复中国传统伦理道德教育，使每一个人都明白先做人后做事的道理。

【原文】 但力行 不学文 任己见 昧理真

【译文】 如果只是一味地做，而不去学习圣贤教诲，那就会变得自以为是，执著自己的见解，违背了真理，这也是不对的。

人的学问，随着你阅历的丰富、人生的历练，应该要相对提升才对。如果你裹足不前，觉得自己已经学得不错了，任凭自己的想法来做一切事情，就很可能会做出许多不合义理之事。所以有空闲时要不忘展开圣贤的典籍，从圣贤的典籍中反观自照，找出内心与圣贤的差距，随顺圣贤的教诲，依教奉行。通过不断地学习，当我们把圣贤之道真正领会了，把圣贤的教诲转化成自己对世界的认识、体悟，转变成自己处理事情的方法，当我们真正有了这样的智慧以后，在生活当中出现什么问题都可以得心应手、左右逢源，什么问题都可以解决，这样我们的人生旅途就会愈来愈幸福。这是提醒、勉励所有的人，读书要有恒心。

【原文】 读书法 有三到 心眼口 信皆要

【译文】 读书的方法要注重三到：眼到、口到、心到。读书要专注，专注才能够深入领会文章的意思，如此方能收到事半功倍的效果。

有很多孩子每天读到三更半夜，可是考出来的成绩却非常不理想，原因就是不懂得读书的要领。读书最重要的还是在于专心，如果眼睛在看，口也在读，但是心没有专注在课业上，想着其他的事情，也是自看自读。所以古人从小培养孩子的专注力，就是让他背书，这样精神就集中。现在的孩子经常看电视、玩电脑、打游戏，精神不专注，书怎么能读得好呢？

【原文】 方读此 勿慕彼 此未终 彼勿起

【译文】 研究学问要专一、专精才能深入，不能这本书才开始读没多久，又想看其他的书，或是这段还未读完、读通，就又想读另一段，这样永远也定不下心来。学东西不能一知半解，要精益求精。

读书重要是在掌握纲领、真正落实，最忌贪多、贪快。你太躁进，心很浮动，跟学问就不相应。学东西、求学问甚至于求世间的技能都要专而不能杂。现在很多家长让孩子一学就是三、四种才艺，不见得多就一定好。所谓"样样通样样松"，因为多就会乱，杂了就学不扎实，到最后哪一样也没学精，甚至孩子还会产生厌学的心理。所以，我们做家长的确确实实要给孩子正确的引导。

【原文】 宽为限 紧用功 功夫到 滞塞通

【译文】 在定读书计划的时候，不妨宽松一些，这样心里没有压力，但是工夫要用的紧，每天都要努力，不可以懈怠偷懒。日积月累功夫深了，原先窒碍不通、困顿疑惑之处，自然而然就都迎刃而解了。

现在一般孩子读书是为了应付考试，平时不认真学习，不知今日事今日毕，问题累积下来，到临近考试时才开始知道用功，这样就非常被动了。所以读书要有计划，要会规划安排好时间，每天按计划好的内容一定完成，这样才有真正的受用。如果父母能给孩子树立好榜样，每天把家事做完以后就看书而不是看电视，这样孩子从小自然就能养成喜欢看书学习的好习惯了。

【原文】 心有疑 随札记 就人问 求确义

【译文】 求学当中，心里有疑问，要马上把问题记录下来，一有机会就向良师益友请教，务必确实明白它的真义，一定要得到正确的答案才可通过，这是认真学习的态度。

知识是学来的，也是问来的，只有在学中问，在问中学，并与观察思考结合起来，才能求得真知。我们从小就要养成勤学好问的习惯，有了问题，随时随地请教别人。只要他确实能给你启发、给你帮助，不管年长年幼、地位高低，都可以成为你的老师，古人所说的"能者为师"就是这个道理。但是，最主要还是靠自己先去探究，实在没有办法的时候，再请问别人，这样印象才会更深刻。

【原文】 房室清 墙壁净 几案洁 笔砚正

【译文】 书房、卧房都要保持清洁、干净，墙壁也要干净，给自己创造一个良好的读书环境。桌面上笔墨纸砚等文具要放置整齐，不得凌乱。触目所及皆是井井有条，这样才能静下心来读书。

现在孩子会自己整理房间书桌的非常少，几乎都是父母替他们整理。家长认为只要你学习好，什么都不用你管。这样就造成了孩子的生活自理能力非常差，从而给他以后的家庭、事业、人际关系带来许多的障碍。如果孩子是在这种教育理念下长大成人结婚生子，婚后夫妻经常会因为家务活谁都不想承担、生活习惯不好而争吵不断，甚至结婚没两年就闹离婚。究其原因，都是家长从小舍不得让孩子学习做家事，不教他们自理，一味地照顾、迁就，最终使孩子养成了懒惰与不知感恩的心理。所以有远见的父母，一定从小就要有意识地锻炼孩子这些基本的生活能力，自己的事必须自己做，以便他们长大后能从容地面对各种挑战。

【原文】 墨磨偏 心不端 字不敬 心先病

【译文】 古人写字使用毛笔，写字前先要磨墨，如果心不在焉，墨就会磨偏了。写出来的字如果歪歪斜斜，就表示你浮躁不安，心定不下来。

汉字是传承我们中华文明的重要载体，是我华夏子孙传古颂今的宝贵财富。古人说："意在笔先，心正则笔正。"字如其人，一个人写字不认真，把字写得乱七八糟、歪七扭八，证明他的心没有专注在这个字上。这一笔写到哪里，到哪里该停，到哪里该顿，心里也没个底。同时也反映出他办事不认真、没规矩、心情浮躁。所以一定要把字写好，这样不仅继承发扬了民族的精华，还能培养自己认真严谨的作风。这些都是从我们平常的行为造作当中，看到自己的心态。

【原文】 列典籍 有定处 读看毕 还原处

【译文】 书籍课本应分类，排列整齐，放在固定的位置，读诵完毕须归还原处。

"动物归原"，这也是一个必不可少的良好习惯。无论我们用了什么东西，用完之后，要记得随手放回原位，这样不论是下次使用还是别人使用，都知道去哪里找，节省时间，提高效率。这样做事情便会有始有终，有条不紊。做父母的要做出很好的榜样来教导自己的小孩，自己看哪一本，桌上就放哪一本，不看的我们要放回原位，整整齐齐，恭恭敬敬，下一次要看时很快就可以找到。同时也要教导孩子，书要怎么排列比较整齐、好看、好拿，这才是治学的态度。

【原文】 虽有急 卷束齐 有缺坏 就补之

【译文】 即使在有急事的时候，看完书也要把它顺手合上，放回书架原处，要养成这种良好的习惯。遇到书本有残缺损坏时，应立刻修补好，保持完整，这是对书的恭敬、爱护。（古人一书难求，故有修补之举。）

虽然今天得到书比古代容易多了，但是我们也要存着恭敬之心来爱惜这些书籍。在翻阅的时候要轻轻地翻，不要很粗鲁，以免折坏，也不要随便在书里乱画，把课本涂得脏兮兮的，从小就要建立起爱护书籍的观念。如果你处处都能仔细小心，无形中就培养了你做事井井有条、少出差错、稳重安详的能力，这都是平时练出来的功夫。

【原文】 非圣书 屏勿视 蔽聪明 坏心志

【译文】 不是传述圣贤道理言行的书籍以及有害身心健康的不良书刊，都应该摒弃不看。因为书里面不正当的事理会蒙蔽我们的聪明智慧，会败坏我们纯正的志向，使我们的身心受到污染，心志变得不健康。

当今社会是信息社会，但并不是信息知道的越多就越聪明、人生就越幸福，现在不健康的电脑网络内容画面、电影电视节目以及教我们杀盗淫妄的小说、故事、报章杂志等一些不良的出版物，污染特别严重，要防止自己受到污染，更要防止孩子受到污染。所以身为父母，一定要经常查看你的子女是否在接触这些不健康的内容，因为这些对孩子的身心伤害的确是非常之大。不必要的信息要尽量摒弃，专心于自己应做之事，才能心情宁静。因此，孔子说的"非礼勿视，非礼勿听，非礼勿言，非礼勿动"是非常科学的。

【原文】 勿自暴 勿自弃 圣与贤 可驯致

【译文】 如果我们学习、生活中遇到困难，或人生的道路行程中受到挫折时，不要自暴自弃，也不必愤世嫉俗，看什么都不顺眼，多对自己问几个为什么？更应该检查自己的言行与过错，及时纠正失误，发奋向上，努力学习，不怕挫折，将失败看作是成功之母。任何美好的结局都要经过艰辛的努力才能得到，圣贤的境界虽高，要孩子自信，相信自己的能力去实现奋斗的目标，循序渐进努力刻苦去面对竞争，是可以收到成效的。（孟子曰："舜何人也，予何人也，有为者亦若是！"）

人对自己要有信心，所谓"天生我材必有用"。人一生首先要立定志向，"学贵立志"，有了目标、方向，再通过精进不懈地努力，成圣成贤不是遥不可及的事，只要有信心，及坚强的意志，终能达到成功的顶点。有道是："天下无难事，只怕有心人。"愿我们彼此相互勉励，共同携手向圣贤之道迈进！

一个为人父母者真正的成功在哪里？当他离去的时候，孩子还是非常懂事，离开父母的时候，孩子还能够遵照父母给予的正确人生态度去做人做事，能为国家、社会做出奉献，这是家庭教育的成功。孩子如同父母的心头肉，哪有父母不爱自己孩子的？但给予孩子的爱，是帮他还是害他，的确值得我们省思。可曾想过，当有一天孩子离开父母走入社会，谁又能像父母一样疼爱顺从他呢？纵然父母愿意一辈子照顾着子女，又能呵护到几时呢？这就如同温室里的花儿，一旦搬到室外，恐怕就要枯萎了。所以，孔夫子说："人无远虑，必有近忧。"

所谓"至要莫若教子"，人生第一大事是要把孩子教育好，要对国家、对社会、对家庭尽责。假如我们的孩子没培育好，你这一生会不会幸福？一个人有没有福报，一个人的人生能不能够过得心安理得，健康的幸福生活，要看他的中、晚年取决于孩子懂不懂事、孝不孝顺。假如养育出来的孩子不懂事，我们后半辈子会很难熬！不知道孩子今天又会给我上演哪一出戏，来让我收拾残局？

试想想，一个孩子如果没有受过《弟子规》的教育，任由着自己的习气来成长，长大以后，这个习气已经变得根深蒂固了。所以，当他走入社会，在工作单位里与领导、同事的关系一定不可能处得好，结婚后跟另一半结合在一起，常常都是看别人毛病，又怎么可能有幸福快乐呢？以后如果又生了孩子，这个孩子能教得好吗？因此，要知道一个孩子的成长，如果没有这种良善的教育，吃亏的绝对不只是这一个孩子啊！他会影响身边所有的人，甚至影响到孩子的下一代。所以，学习《弟子规》对家庭教育、培养孩子善良品质、身心健康成长至关重要，注重培养孩子的爱心，是从小在孩子心灵中撒下善良的种子。天才有赖于健康的家庭教育，这是我们对家庭、对社会的天责。

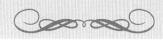

记者专访——刘少雄畅谈博爱基金会发展

在中华人民共和国六十华诞的喜庆中迎来了澳门回归十周年，华侨华人第三次聚濠江联谊大会的胜利召开。《中华儿女》记者在澳门联谊大会召开期间，在新时期华侨华人社团的发展方向论坛会上，采访世界教科文卫组织专家、安徽省人民政府参事，刘少雄博爱基金会会长刘少雄时，刘会长论述了基金会的初始阶段及基金会的服务理念。

在世界经济瞬息万变，经济全球化的深入发展中，世界多极化趋势不断增强。面对国际国内大环境机遇和挑战并存的新形势下，社会公益事业在世界范围内以基金会为代表的非营利性民间组织发展迅速，在某些方面已成为市场经济自由竞争的减震器，调和剂。特别是在我国经济社会大转型的新时期，为防止社会贫富的差距不断扩大，社会公益服务，慈善救助在促进社会公平，维护社会稳定等方面的独特作用日显突出。在新的发展时期，慈善事业已成为构建和谐社会的重要力量。

刘少雄博爱基金会在安徽省人民政府参事室、省民政厅、省侨联的领导重视支持，20年来始终坚持服务社会公益事业的理念，得到党和国家有关领导人的关心重视和港澳知名人士及社会各界的大力支持。多年来，在资助教育（希望工程、春蕾计划、侨心工程），抗洪赈灾（灾区救助、送医送药、重建家园），务实助贫（资助贫困山区修通扶贫公路），资助中医药、科技文化事业的发展等方面做出了积极的努力。在开展为社会慈善服务的活动中，基金会的服务理念是："为社会需要支助的人奉献爱心，尽力而为，量力而行，真情实意用心去做，以尽一个公民的责任和义务。在服务中亲自体会做一件善事，就是对自己心灵的一次净化，亦是一次体悟人生的学习"。第八、九届全国人大副委员长王光英关心重视社会公益事业的健康发展。王光英说："国家强盛、社会和谐匹夫有责。博爱基金会资助社会弱势群体，支助科技、文化、教育的公益事业、要做好、做善，使之发扬光大"。刘少雄多次聆听其教诲，"将心怀祖国的崇高理想的热忱，为科教兴国作出无私的奉献""心怀祖国，情系中华会""为弘扬中华民族团结友爱，热心社会公益事业的传统美德。本会积极发挥专家团队的资源优势，拓展联谊渠道，团结海内外广大侨胞、侨社、侨团及慈善团体、凝聚社会各方面力量。在服务中不断加强自身建设，认真履行职能，按照国家倡导造福人民，有益社会的阳光事业工作思路，为社会慈善事业办实事。基金会本着"博爱精神，慈善救助"促进慈善文化的发展为宗旨。为营造先进科学文化的健康发展，务实助贫，扶助弱势群体，推动环境保护，赈灾救助，资助科技文化，医药卫生，教育。体育事业的发展。基金会在服务社会公益事业中，不断学习借鉴各社会团体及基金会好的经验，增进友谊合作共事。在国家公益事业基金会发展政策的指引下，我们广泛开展提升素质，提高能力，创建学习型、创新型、和谐型的公益组织建设，以促进基金会的可持续发展。在积极参与社会公益活动的工作中，基金会认真学习贯彻党和国家在推进改善民生为重点的社会建设中提出的"社会救助与慈善事业，也是中国特色社会保障体系的重要组成部分，具有不可替代的促进社会和谐的特殊功能，应当支持加快发展"的有关精神。积极探索基金会公益作用的新领域、新途径。继续为我国在公益事业、社会保障中发挥积极的作用，为建设和谐社会做出新的贡献。

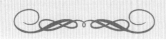

悬壶联谊的壮阔情怀

我一直在寻找刘少雄先生，从台前到幕后，从世俗到前沿。

他像春日里天边一缕淡淡的曙光，虽然离我们很远很远，但却给我们带来了新的希望；像夏日荷池中一朵盛开的莲荷，笑迎旭日，亭亭玉立，出污泥而不染；又像秋风中一派飘香迷人的丹桂，用心孳育着生命，为心中的夙愿，把爱洒向人间；更像冬日里冰魂雪魄中的苍松翠柏，勇立山巅，傲霜斗雪，四季常青。

悉知刘先生的大名，是在未拜访先生之前，这不仅仅因为他是国内著名学术型中医保健专家，为国内外高层人士做医疗保健，在中医领域取得的巨大成就。更重要的是，他作为一名深受海外华人华侨、港澳同胞欢迎的医疗保健专家，利用自己在中医保健医疗领域海内外的影响，他以亲情、友情、乡情为纽带，广泛开展海内外联谊，增进情谊，凝聚侨心，汇集侨智，发挥侨力，捐建"侨心工程"，为社会公益事业的发展做出了积极努力。

自古安庆出文人学术雅士。刘少雄除却安庆雅士固有的宽广胸襟和高风亮节之外，骨子里更潜藏着人生历练之后的内敛。刘先生气质儒雅、含蓄稳重而又睿智练达，其实，那是他的一种可贵精神气质，而与这种精神气质相交呼应的，是他那种成熟的广博思想。作为一直行走于保健、侨联、政界多年的知名人士刘少雄以他特有的思想和行为，为自己的辉煌人生勾勒出了一份庄重、雄伟而又大度的内涵。

或许刘先生自己是中医养生家、中医保健专家，60多岁的他，看上去却相当年轻，精神烁跃，气宇轩昂。感知他的精神世界丰富而又广阔。刘先生学识渊博，既有高深的"天人合一"的哲学思想，又有草根性文化渊源。与之交谈，使我真切感受到的这一切，都是他努力拼搏、积极奉献所焕发出来的人格魅力和特有的精神力量……

一、精研岐黄术

"夫医者，非仁爱之士，不可托也，非聪明理达，不可任也；非廉洁淳良，不可信也。是古今用医，必选名姓之后，其德能仁恕、博爱，其智能宣畅曲解……如此乃为良医"。

——南朝杨泉《物理论》

世界卫生组织在世界保健会议上曾经给人类健康问题提出了十条标准，归纳总结就是这样一个经典型的定义：健康不仅仅是不生病，而是身体机能上、心理和社会适应状态完好。

有以下焦虑和抑郁两大种心理症状的，请注意——

焦虑：表现为烦躁，不安、易怒、恐慌，可能伴有失眠、噩梦等症状……

抑郁：表现为悲观、冷漠，无望、无助、孤独、空虚。轻率等……

有以下24种躯体症状的，请留意——浑身无力、容易疲倦、头脑不清爽、思想涣散、头痛、面部疼痛，眼睛疲劳、视力下降、鼻塞眩晕、起立时眼前发黑、耳鸣、咽喉异物感、胃闷不适、颈肩僵硬、早晨起床有不快感。睡眠不良、手足发凉、手掌发粘、便秘、心悸气短、手足麻木感、容易晕车、坐立不安、心烦意乱……

还有这样一个个令人心痛的案例——名扬中外的香港武打传奇明星李小龙神秘猝死；美国"超级女飞人"依娜突发心脏病猝死；著名的小品演员高秀病救人"成了刘少雄先生"文革"十年的主要生活和最大乐趣。由于他经常带领乡村医生用"一根针、一把草"治病救人无数，临近县、市的老百姓都称他为华佗再世"。

在精研岐黄、履步杏林、探寻人生真谛方面，它遵循古贤和老师教诲："欲做精金美玉的人品，定从烈火中锻来，思立掀天揭地的事功，须向薄冰上履过"。同时，刘少雄在研读《论语》中体悟认为：《论语》中"仁者爱人"的思想是为医者必不可少的职业素质。

医者，父母心，这对医者提出了苛刻的要求。仁心仁术，是行医之本。十二心，每个人都有，而仁术呢？刘少雄对仁术更为重视，临床上不可廖误，事关人命，救人济世，方乃为人道，无有忧时，方能"仁者安仁"！所以，他时时要求自己："心志要苦，意趣要乐，气度要宏，言动要谨"。为医者，必须精益求精。

刘少雄说，每一个人，无论是年老还是年少，都应该好好关注自己的生命——生命至重，生命至贵。我们自己的健康、快乐、长寿的问题是生命最根本问题，亦是服务于社会的一种资源。健康是人类最大的财富，是人生幸福的第一需求。

刘少雄给人看病是在拉家常中进行的。他经常说，人也像一部机器需要保养，如果保养得好，可活到90—120岁。中国人自古代就通过练功修养，强身健体，延年益寿，追求寿命的延长。华佗、扁鹊、李时珍都通晓经络穴位，善用中草药偏方，而太极拳、五禽戏、易筋经、八段锦等内外修养之类导引行气练功也早已被人们所应用，所传承。

随着社会的文明进程，国家、社会、民众对防病"未雨绸缪、防患未然"的意识逐渐增强，健康延年是人们的美好向往。养生保健、提高生活质量，是上古延续下来的"治未病"的长寿之道。刘少雄遵循"大医精诚"，以仁爱之心福泽苍生。

他继承了世代相传的中医临床经验，经过几十年的苦心钻研、修炼，他的"少雄平衡保健学"独树于医学之林。上世纪60年代，刘少雄在农村医疗工作中，就不断进行了应用点穴按摩、针灸、中草药、平衡保健防病机理等方面的探讨，并向民间名老中医学习，研究民间医学；70年代初，在全国高校体育保健学术会上，发表了《运动平衡保健增强学生体质》的论文，深受好评；80年代，在深圳、广州全国保健养生按摩班上主讲《点穴平衡保健提高免疫力》经络学研究成果，备受专家学者的关注。

针对人体健康状况，刘少雄运用天柱点脊养生保健术，采用整体综合调节的方法，通过多途径，多环节作用于人体的各系统、各靶点，使其整体水平、器官水平、细胞、亚细胞水平及分子水平都得到相应的调整，以达到人体内环境的动、稳、态协调平衡。

先生学识丰厚，在全面研究古籍医学的基础上，刘少雄还集合自己总结出来的中医保健养生理论，撰写大量中医养生医疗方面的论文著作，在省、全国、国际学术会议上发表论文60多篇，受到国内外专家学者的重视和好评。医学上，溶中医养生、针灸、民间医学为一体。在治疗常见病、疑难杂症有丰富的临床经验，疗效独特。特别值得一提的是，他总结前人经验，经过多年实践，整理成《中国天柱养生秘要》，包括内丹阴阳采气图、运气定时点穴法、智能开发增慧功、常见慢性病的中医保健养生康复等等许多功法、医方，还开班讲学传授，使本已失传的天柱养生功得以继承、发扬、光大。他还通过各种方式传授，据有关资料记载，学习此功者目前已超过 50 多万人。他所撰写的《刘氏平衡保健学》《点穴平衡保健提高免疫力》《中医保健针灸提高免疫力预防艾滋病的探讨》《中医保健手法平衡阴阳抗衰老的机理》等学术论文均受到专家学者的广泛关注。他发明的"太乙五行保健球""乾坤保健带"荣获国家专利，开发研制的"华佗茯苓茶""仙道回春茶"获首届金榜技术产品博览会金奖，当代科技之星评选委员会授予他"当代科技之星"荣誉称号。

中医保健养生、民间医学、中草药是中华民族强身健体、疗疾防病的国粹。刘少雄继承了传统中医气功的精华，对中医保健养生疗法、保健养生及心身三调的修炼方法等，如静功、动功、练功反应、练功效应、保健养生康复、养生防治更年期综合症的保健疗法、养生医疗的适应人群等中医保健疗法做过不少科学的探讨，然而，从中华古文明"天人合一"整体观的合理髓核中，汲取了现代科学、医学、哲学等成果。并总结了儒、道、释诸子各家养生之术，建立了一整套完整而严密的中国天柱医药文化理论体系。中医养生，贵在一种"心""静"心"是一种精神，是禅宗思想的一种境界，而"静"则是一种意境。它在日常生活中随时随地可以进行，不拘泥形式。刘少雄就从这些日常生活中不断寻找、挖掘，整理出了适应每个节令的不同的健身方法，还根据劳动人民的生活习惯，在劳动之时或空余时间，也归纳出多种不需要任何辅助手段就能完成的养神健身法。特别值得一提的是，刘少雄先生将养生保健与艺术美术书法紧密结合在一起，将构成人体正常生理活动基础的"精，气、神"完美地结合在一起，进行合理地调理，达到完美的"形归气、气归精、精归化"的效果，这一科学养生方法，得到了国内外很多著名书法家。画家的充分肯定。对弘扬民族传统文化精神、推崇中医保健养生范围做出了贡献。

中医养生在刘少雄的不懈努力下，在中医学领域，现已成为了一门相对完整的科学治疗体系，能使一些慢性伤残者、病残者、老衰病者、慢性病及急性病后遗症病人生理功能和精神状态得到有效的恢复，更能从练身养性，到体育竞技的动静合一、形神兼养、以及动、静养神康复法等方面，是亚健康状态人群提高生活质量，增强自身免疫机制的科学服务体系。

多年来，刘少雄还根据运动生理、心理的调整，对应用中医体育保健的科学做了不少研究性的探讨。他结合中医养生保健理论，运用点穴推拿法，对运动员提高竞技水平、恢复疲劳十分有效。他曾被国家队运动健儿多个项目部门聘为保健顾问，对中国体育事业的发展做出了积极的努力。

20 世纪八十年代，国家体委批准，应射击、游泳、田径等国家队的邀请，刘少雄应用中医体育保健、中医养生保健的方法，为中国第六届、第七届、第八届全运会、第三届亚洲游泳锦标赛、第十一届亚运会，第七届亚洲射击锦标赛及奥运会集训，给国家队一些运动员做赛前镇静、赛后调整运动疲劳的恢复以及运动创伤的防治等，开展了运用性的支援服务。在与教练、运动员的共同努力下，他运用中医养生保健方法，为运动员适应环境、稳定情绪、激发潜能，支援运动员提高成绩，更有效地发挥竞技水平，进行了科学的实践，受到了国家队教练和运动员的好评和欢迎。多名运动员在获得奖牌后，第一个将鲜花送给的不是教练，而是刘少雄。第十一届亚运会期间，中国奥运会第一枚金牌得主许海峰，多次亲临刘少雄下榻的饭店，看望刘少雄，并代表国家射击队，专程前来安庆市中医院以表谢意。第十一届亚运会后，国家射击队专门来函赞扬："刘少雄同志在亚运会期间运用中医保健按摩手法，为射击运动员许海峰、李金豹、李对红、王丽娜、张英洲、周丹红等进行肩、腰伤病的治疗，收到了立竿见影的效果。同时为不少运动员进行了镇静性的保健按摩，对保证以适宜的兴奋度参加比赛起了积极有效作用。刘少雄医师为中国射击队在亚运会中获得大胜做出了积极的有益贡献"。

中医保健养生，它不仅属于中国，也属于世界。怎样让中医养生、为提升人体健康素养、开发智能及增强人体的免疫机制，以便让中医药文化走向世界，服务于人类的健康事业为旨意。刘少雄先生积极利用出席国际学术会议、受邀讲学、访问学者等机会，广泛开展对外联谊工作。在出席日本、新加坡、巴黎、比利时、美国、加拿大等国际学术会及中医与针灸走向世界国际学术研讨会上，刘少雄的中医养生保健以及对某些慢性疾病的独特中医疗效的研究发展，显得格外引入注目，每次也因此结交了不少国际友人。他曾先后为许多国家高层官员、国际知名人士、海外华人华侨和港澳同胞治病保健，受到他们的热烈欢迎，并享有较高的知名度。荷兰海牙中医针灸治疗中心在邀请信中，高度赞扬他的论文报告和现场表演"给大会光辉的成绩奠下了重要的物质基础"，对他表示由衷地"敬佩和祝贺"，并特邀他去荷兰观光访问。在他的案头上放着一封不久前从泰国寄来的一封信："我早就从同行和报纸上久仰您的大名……尤其使我感到惊奇和信服的是：您只用中医信息诊法，便能十分准确地诊断我和我家人的健康状况；而且还以中医点穴手法"气针"为我膝下的足三里穴保健治疗，您的功夫让我这前后有十七年临床经验的医生惊讶，但却不得不心服口服。请允许我以个人的名义和泰国前警总监、诗述·玛杏他拉铁警上将，发出这封邀请信，望您能尽快来泰国。"

刘少雄的学术成果，国内外数十家报刊杂志、电台、电视台。人民日报（海外版）多次作过报道，1996年，刘少雄在比利时布鲁塞尔原子球中召开的世界人极年会上作了中医保健关于"扶正培本、平衡阴阳、防止艾滋病之探讨"的学术报告，他以新的思想、新的观念、新的成果获得大会优秀论文奖，为祖国争得了荣誉。

二、诚奉博爱心

"每帮一次人，就净化一心灵"

"很辛苦，很开心"

——这是刘少雄博爱基金会崇尚的一句话

安庆是座历史文化名城，雄踞长江北岸，很早以前，这里就是皖西南政治、经济、文化中心和军事重镇，既有江城要塞的磅礴气势，又有江南水乡的诗情画意。由于历史和自然的原因，市辖八县（市）中有 4 个是国家重点扶贫县。在这里，经济落后，教育事业步履艰难，而知识和人才的贫乏又直接制约了经济发展和脱贫致富的进程。刘少雄先生看在眼里，急在心里。多年来他一直在积极实施一项奉献社会、捐资助教的"希望工程"。

刘少雄先生运用中医养生保健学术平台，积极弘扬中华文化，坚持以人为本，悬壶联谊，以情感人，择善而从，见贤思齐，吸纳万方精神，以心交友，以周到细致和善的服务，联谊海内外各界人士及亲朋好友爱国家、爱家乡，为家乡社会公益事业的发展做出了积极的贡献。

为贯彻科教兴国方针，拓展海外联谊，资助教育，刘少雄自筹资金建立了"刘少雄博爱基金会"，他运用血缘、亲缘、业缘等海外渠道，积极联系亲朋好友，以中医保健特长为基础，本着"爱国、爱社会、爱生命以及为人与人的友爱、慈善和谐"和弘扬"博爱精神、慈善救助"的宗旨，为捐资助学奔波于海内外，不辞劳苦。

刘少雄是名联谊工作者，毕竟不是建筑设计专家。为了对每一个捐资人负责、对每一间教室负责、对每一个孩子负责，建校过程中，每个细节，刘少雄都亲自参与讨论。可是，实施各项建校工程并不是像当初想象的那么简单，这里有各种矛盾不断出现，有欢笑，也有泪水。这期间，刘少雄真切感受到，一个人要做善事、办好事，不但要有胆略，更要有博大胸怀。从每项建校工程的选址、设计、建材的质量，到施工，质检、验收等，每个细节他都慎之又慎，躬力亲为。为防范"豆腐渣"工程，他呕心沥血，按章办事，铁面无私。在工作中，他积极依靠当地各级政府领导，团结协作，深入群众，廉洁自律，平易近人，形成了独特的人格魅力。通过他牵线搭桥，先后引进了"香港东方古代科学研究会""香港尖东狮子会""香港务实助贫基金会"和"香港金兰观"等社会团体的无私捐赠。据介绍，刘少雄博爱基金会是 1991 年成立的，中国第一所希望小学——宿松希望小学就是该基金会建设的。自 1991 年以来，刘少雄博爱基金会共筹集资金 1000 多万元，在安庆市辖贫困山区，兴建了 30 多所希望小学，结对资助贫困学生 3800 多名，帮助 60 多户受水灾的农户重建家园，修建了 2 条山区扶贫公路。目前，基金会成员虽不到 10 人，但爱心激励下的干劲却很足。下一步目标：他们希望基金会走出地方成为全国公益团体，让国内更多需要帮助的人受益，为和谐社会的建设做贡献，充分发挥基金会"公益性"、"慈善性"的积极作用。

为学校的危房改造、工程选址、质量验收及慰问师生，他无数次冒酷暑、顶严寒奔波于莽莽的大别山区。太湖县河口乡坐落在皖西南边陲的山区，平均海拔 700 多米，该乡一万多人口居住在崇山峻岭之间，生活极其贫困。1995 年，刘少雄多次深入该乡实地采访，看见校园破旧拥挤，教室阴暗潮湿，门窗破旧，墙壁斑剥，心情非常沉重，经过多方联系，刘少雄终于迎来了香港东方研究会陈敬德主席和邱观森会长，二位客人也被这山区原始的生态环境所陶醉，被村民纯朴的民风所感染，被山村孩子渴望求知的眼神所感动，毅然决定慷慨解囊捐资建学。宿松县陈汉乡益生希望小学的师生们永远不会忘记，那年农历腊月二十四的晚上 7 点多钟，当地的人们正在家中过小年，而刘少雄先生冒着大雪，历时 8 个多小时，从合肥将香港转赠给学校的工程款和两部日立牌彩电、两部声宝牌录放机送到了学校，他还自己掏钱给值班的老师——赠送红包，祝大家春节快乐。1998 年夏天，受长江上游洪水和本地区强降水的影响，安庆市受到了百年不遇的特大洪涝灾害。刘少雄博爱基金会积极开展了援助灾区、抗洪赈灾、重建家园的各项活动。这期间，刘少雄不分昼夜地与海外热心公益事业的朋友联系，积极向他们通报灾情。同时，他多次深入灾区视察水淹实况和看望慰问被洪水围困的村民。路被冲垮了，他就绕道。没有道，他就乘船。到灾区后，他就投入到问寒问暖、抗灾自救的工作中去，经常是废寝忘食。临别时，他将身上所有的钱都留下，塞在村民的手里。在他的奔波、努力下，香港东方古代科学研究会、香港务实基金会、香港金兰观在前期捐款的情况下又捐款 20 万元，刘少雄个人捐款也达 37000 元。

无情洪水让宿松、望江两县的灾民永远不会忘记，而乘着一叶小舟带着香港朋友冒险来到圩堤上来慰问看望的刘少雄先生，更让这些住在帐棚里的灾民难以忘怀。此后不久，圩堤上的重灾民均得到无偿捐助，于那年秋天住进了安全舒适的新房。

振兴中华的希望在教育，刘少雄发挥"侨"的优势，为家乡的教育做出巨大贡献。安庆市妇联实施的"春蕾计划"，经刘少雄的介绍，在港澳地区产生了很大的影响，得到了港澳同胞的大力支持，他们中的很多人都积极资助了这一计划。2000 年，刘少雄代表博爱基金会再次向安庆市"春蕾计划"资助 120 名女童。

2008 年 4 月 4 日，刘少雄博爱基金会相关负责人一行到南京来出差，看到《现代快报》上一篇题为《30 位烈士的亲人已找到，他们能来雨花台扫墓吗？》文章后，刘少雄会长被文章内容深深打动。想到雨花台烈士后人清明想来祭拜先烈都在为盘缠发愁，他为之深深忧愁，立马与副会长刘晓鸿等人商量后，当即拍板决定帮助他们圆这个梦，于是就火速给快报打来电话。随后，刘少雄博爱基金会与快报达成协议，先捐助 15 万元多退少补。第二天，带着爱心，博爱基金会会长刘少雄及常务副会长任安利等人又专程赶到了南京，送去祝福，送去问候。

"现代快报刊登的雨花台烈士寻亲一文，从头到尾我看了多遍，很感动……雨花台，是革命烈士的牺牲地，是青少年的爱国主义教育基地，这是一件很有教育意义和能唤起社会有爱心的人士参与社会公益事业的好事。"刘少雄说。

为弘扬中华民族"一方有难，八方支援"的优良传统，在向四川汶川地震灾区献爱心的活动中，他要求基金会的全体人员积极地在各自岗位上捐款捐物，支援灾区。刘少雄首先打电话给安庆市侨联，表示将工资捐资 5000 元。同时他还利用身为香港金兰观永远名誉会长的工作便利，以友情联谊金兰观的同仁，然后由金兰观会长关佑行一行二人亲自前往四川灾区捐款 200 万元。

他始终不忘自己是炎黄子孙，始终不忘家乡的父老乡亲，充分利用他在国内外担任众多职务的有利条件，广交朋友，以"侨"联谊，积极宣传安庆的经济发展和优越的资源环境及区位优势，先后邀请了一批又一批海内外知名人士和经济界实业巨子到安庆参观考察、旅游观光，开展多方位的交流与合作，为安庆的招商引资、经济发展和社会公益事业做出了积极贡献。近10多年来他还利用出席国际学术会讲学的机遇，在欧美、东南亚19个国家和地区建立了友好协作点，为拓展新时期侨联"二个服务"创造了条件，受到了安庆市委、市政府和社会各界的好评，多次被评为安庆市、安徽省海外联谊会先进工作者。1999年出席第六次全国归侨侨眷代表大会，并荣获全国侨务工作先进个人光荣称号，2004年又被评为全国侨联系统先进工作者。在人民大会堂受到了党和国家领导人的亲切接见和颁奖。全国人大常委会副委员长王光英多次接见刘少雄，给中医保健养生予以充分肯定："中医气功，造福人类"。对博爱基金会资助社会弱势群体、支持科技、文化、教育等公益事业给予高度评价，并欣然题字："心怀祖国，情系中华"；前全国政协主席李瑞环题道："能取诸家长，善走自己路"；全国政协副主席、澳门中华总商会会长马万祺先生曾为他题书道："悬壶联谊、造福桑梓"；还有致公党主席罗豪才、全国人大常委会副委员长傅铁山、彭佩云、全国政协副主席马文瑞等一大批党和国家领导人都亲切接见刘少雄，勉励他努力发扬祖国中医养生文化，支持社会公益事业，并与其合影留念。

由于他在中医保健医疗方面取得的突出贡献，2003年被聘任世界教科文卫组织专家成员、世界针灸学会联合会外联部主任；他在十多年时间担任荷兰国际中医针灸研究院副院长，美国华佗中医学院教授、香港东方古代科学研究会中医药名誉顾问，工作中任劳任怨，由于成就突出，2007年，他被安徽省人民政府聘请担任省政府参事。

刘少雄是一位始终居于幕后的传奇英雄，事务尤其繁忙，除却要参加许多公益活动之外，先生本身还是安徽省人民政府的参事，政务繁多。他不是企业家，没有博击商海沉浮的实录，没有叱咤风云于商场的故事，我们更为关注的倒是他不计回报、奉献社会的理由与本源所在——尽一个公民回报社会之责。

刘少雄博爱基金会，坚持以人为本，与时俱进。为弘扬中华民族的优良传统，为服务于社会的公益事业，他们能从身边的事做起，每年能参与和协助需要帮助的社会公益活动，务实的去做每一件"量力而行、尽力而为"的事。

"每帮一次人，就净化一次心灵"，这是刘少雄博爱基金会崇尚的一句话，

"尽管我们很辛苦，能为公益事业做贡献，我们很开心！"

10多年以来，扶贫济困，在当今这个物欲横流的社会，这种可敬可赞的爱心壮举，足以令人惊叹不已。只是，出乎我们的意料，当这位爱心使者真实的坐在我们面前时，我们却忽而又发现了他作为一个性情中人的另一面！

他非常低调务实，展示给我们的是谦逊与质朴。"其实我真的没做什么，我只是觉得我应该去帮助那些贫困人群……"这是先生与我们交谈时说的第一句话。

"应该！"我们清晰的抓住了他言语中的这个词语，作为一个世界著名的保健专家，在个人事业大展宏图的此时，完全可以象某些先富起来的人那样尽情享受生活，而不必整日为了一些与自己本不相识的人们而奔走、而奉献、而付出。不过，正是"应该"这个词，一下让他的形象更为显得与众不同起来！

记得有句俗语曾经这样说过："有修养的人把自己掩藏起来，他的名字还是在世界上传扬；把桂花装进瓶子里，它的香气还是射向四方。"其实，他十多年如一日这种举动又何尝不是如此呢？

因为他的努力，一个个贫困学子重圆了求学梦；因为他的努力，一个个贫苦的人摆脱了困境；因为他的努力，一个个深受病魔折磨的人们重获了健康；因为他的努力，一个个孤寡老人，感受到了生活的希望……

这种努力，其实就是在呼唤；他以实际行动，在向社会传递着一种文化，而这种文化的核心，便是利他主义价值观。"利他"，就是处处为他人着想，只有如此，才能减少冲突，调和矛盾，使社会呈现一种稳定和谐的状态。而弘扬这种文化所要达到的境界，也便正是要在全社会造成浓郁，"人文关怀"的氛围。

这种努力，其实就是一种大爱！

这种爱，像太阳一般温暖，像春风一般和煦，像清泉一般甘甜……

这种爱，比父爱更严峻，比母爱更细腻，比友爱更纯洁……

"小爱存心，大爱无痕！上善若水，润物无声！"

我忽然明白贾平凹笔下的刘少雄先生"……一脸高古，颇有神仙风骨……只视查病情，盖世华佗遂鹊起……"的句子来。

行文至此，请允许我以这样一首诗来作为本文的结尾，或许，只有它，才能最真切的表达出这位著名中医保健大师、全国侨联先进工作者的心路历程——

别人所遇到的困难，哪怕是一丁点，也要牢记心头；

自己给予别人的，哪怕再巨大，也要早早忘记；

处处想着去帮助别人，让爱心荡漾；

总是惦记着别人的回报，心灵的负荷太过沉重；

每日一言：做善事要不思回报！

人生顿悟：精研岐黄克顽疾，悬壶联谊福苍生！

后 记

　　慈善文化是促进社会公益事业发展的重要动力和支柱，没有慈善文化作为深层底蕴和支撑，慈善事业犹如"无根的浮萍"。因此，任何一个国家和民族在发展公益事业的过程中，必须高度重视慈善文化的培育与建设。慈善文化内涵丰富，形成慈善文化的环境归根结底有赖于经济的发展和社会的进步。本书是作者对慈善文化学习体会的初探，在组稿出版中得到刘少雄博爱基金会港澳顾问：古宣辉、刘宇新、刘耕、谢瑞玲、陈敬德、陈再升、黄智帮等贤达，以及顾问：刘浩、王志高、徐景仁、梁热、邱江辉、李朝友、吴诸添、吴向明、张德培、刘越香、周传节、周连远，执行会长刘晓鸿、副会长余昱岩、赖运宏、汤晓平，理事会张天镜等爱心人士的关心支持，在此深表谢意。编著《中国慈善文化与养生》力图引起社会对现代慈善公益事业发展、慈善与养生的探讨，为弘扬中华民族慈善仁爱精神贡献一份绵薄之力。

　　附录：2009年《中华儿女》杂志社：伟大祖国六十华诞、澳门回归十周年专刊、61—62页刘少雄畅谈博爱基金会发展、2009年新华出版社出版《皖江之子》喜迎祖国六十华诞书中45—58页，2012年《中华儿女》杂志社：中国国医大师专刊41—49页悬壶联谊的壮阔情怀文中，介绍了刘少雄博爱基金为慈善公益事业捐资活动的感人事迹。

安庆市政府幼儿园保健医生　周淑华

中国高级营养师　刘晓俊